临床实验室质量管理实践指南

主　编　王华梁　居　漪
副主编　曹　尉　周　靖　徐　翀
主　审　杨颖华

上海科学技术出版社

内 容 提 要

检验医学在临床医疗服务中发挥着越来越重要的作用。当前,医疗决策所需信息的 70% 以上来自临床实验室的结果报告。检验结果的准确与否直接影响临床结局,为获得准确、可靠、持续稳定的结果,建立一套贯穿整个临床实验室活动的质量管理体系、持续提高检验质量,成为每个临床实验室核心工作之一。

本书是对 2018 年制定的《上海市医疗机构临床实验室质量管理规范》的实践指导。全书共 8 章,分别解读了临床实验室质量管理和技术管理的总体要求,以及临床血液体液、临床化学、临床免疫、分子诊断和实验室信息管理等 6 个专业领域的特殊要求。

本书适用于上海市各级医疗机构从事检验医学的专业人员和相关行政职能部门的工作人员,也可作为其他省市临床实验室工作者、医学教学人员及体外诊断医疗器械生产和供应单位的参考书。

图书在版编目(CIP)数据

临床实验室质量管理实践指南 / 王华梁,居漪主编
. -- 上海 : 上海科学技术出版社,2022.1
 ISBN 978-7-5478-5520-1

Ⅰ. ①临… Ⅱ. ①王… ②居… Ⅲ. ①临床医学-医学检验-实验室管理-指南 Ⅳ. ①R446.1-62

中国版本图书馆CIP数据核字(2021)第207459号

临床实验室质量管理实践指南
主 编 王华梁 居漪
副主编 曹尉 周靖 徐翀
主 审 杨颖华

上海世纪出版(集团)有限公司
上海科学技术出版社 出版、发行
(上海市闵行区号景路 159 弄 A 座 9F - 10F)
邮政编码 201101 www.sstp.cn
上海锦佳印刷有限公司印刷
开本 787×1092 1/16 印张 17
字数 360 千字
2022 年 1 月第 1 版 2022 年 1 月第 1 次印刷
ISBN 978 - 7 - 5478 - 5520 - 1/R · 2405
定价:98.00 元

编 者 名 单

主　编
王华梁　居　漪

副 主 编
曹　尉　周　靖　徐　翀

主　审
杨颖华

编　委（以姓氏笔画为序）

王　青	王　寅	王华梁	王庆忠	王雪亮
王敬华	方慧玲	朱　凯	朱　俊	朱宇清
朱岭峰	许　卓	许　蕾	李　卿	杨颖华
肖艳群	宋　颖	欧元祝	金中淦	周　靖
居　漪	赵　强	徐　翀	郭晓俊	唐立萍
诸佩超	黄维纲	曹　尉	葛丹红	蒋玲丽
鲍　云	缪颖波			

编写秘书
李　羽

前　　言

随着检验医学科学技术的飞速发展,临床实验室出具的报告对临床疾病诊治发挥着越来越重要的作用。为了实现准确和及时的检验服务,临床实验室对整个检验活动中各个环节的管理就显得尤为重要,需要以符合质量规范的方式运行,形成完整的临床实验室质量管理体系,以达到预期用途需要的检验结果的分析质量要求。

关于临床实验室管理规范,有《医疗机构临床实验室管理办法》(卫医发〔2006〕73号文)和等同采用国际标准化组织(ISO)15189 的国家标准 GB/T 22576《医学实验室质量和能力的专用要求》。上海市临床质量控制中心根据国家规范并结合上海市临床实验室的实际情况,于 2018 年制定了《上海市医疗机构临床实验室质量管理规范》(以下简称《质量管理规范》)。这些规范为实验室提供了"做什么"的原则,而对每个实验室来说,"怎么做"可能更是需要解决的问题。本书的目的就是对《质量管理规范》中涉及的每一个条款,给出"怎么做"的具体实用的指导,帮助临床实验室建立质量管理体系,保障医疗质量和安全。

本书的前两章是对临床实验室质量管理和技术要求的总体解析。第一章涵盖了组织和管理责任、文件控制、不符合的识别和控制、纠正和预防措施、持续改进、评估和审核、管理评审等管理方面的 16 个要求内容;第二章涉及了人员、设施和环境条件,检验前、中、后过程,结果的质量保证,结果报告和发布等技术方面的 10 个要求内容。第三章到第八章分别介绍了临床血液体液、临床化学、临床免疫、分子诊断和实验室信息管理等 6 个专业领域的特殊要求。本书不仅可作为对《质量管理规范》的解读,还可作为 ISO 15189 实验室认可的参考读物。期望本书能为致力于提高临床实验室管理的人员提供既符合规范又切实可行的管理策略和实施方案,让他们更好地运用相关知识为临床服务。

由于编者水平有限,希望广大同道多提意见和建议。需要注意的是,规范标准、管理理论都在不断更新,要想持续提高管理能力,仅仅学习本书是不够的。

本书的编写是基于上海市临床检验中心和上海市各级医疗机构临床实验室同道长期致力于临床实验室质量管理的基础之上,在此一并表示感谢!

编　者

2021 年 7 月

目　录

第一章 管理要求

第一节 组织和管理责任(条款号:4.1)

一、组织(条款号:4.1.1)

【基本要求】

1. 总则(条款号:4.1.1.1)

医疗机构应当按照卫生行政部门核准登记的临床实验室(医学检验科)下设专业诊疗科目开展临床检验项目,提供临床检验服务。新增检验医学专业或超出已登记的专业范围开展临床检验项目,应当按照国家的有关规定办理变更登记手续。

需要准入或备案的临床检验技术如临床基因扩增(polymerase chain reaction,PCR)检测项目、人类免疫缺陷病毒(human immunodeficiency virus,HIV)检测项目等按有关规定通过验收合格后方可开展检测工作。

医学实验室(以下简称"实验室")在其固定设施、相关设施或移动设施开展工作时,均应符合本规范的要求。同一医疗机构内的临床实验室应集中设置,统一管理。

2. 法律实体(条款号:4.1.1.2)

实验室或其所在组织应是能为其活动承担法律责任的实体。

3. 伦理行为(条款号:4.1.1.3)

管理层应确保:

(1)不卷入任何可能降低在能力、公正性、判断力或诚信性等方面的可信度的活动。

(2)管理层和员工不受任何可能对其工作质量产生不利的不正当的商业、财务或其他压力和影响。

(3)利益竞争中可能存在潜在冲突时,应公开且适宜地做出声明。

(4)有适当的程序确保员工按照相关法规要求处理人类样品、组织或剩余物。

(5)维护信息的保密性。

4. 实验室主任(条款号:4.1.1.4)

实验室主任应由具有相应资质的人员担任,应经过临床检验质量管理和安全等相关培训并取得相应的合格证书。实验室主任的职责应包括与实验室提供服务相关的专业、学术、顾问或咨询、组织、管理及教育事务。实验室主任应至少是所在机构生物安全委员会有职权的成员。实验室主任可将选定的职能和(或)职责指定给合格人员,但实验室主任对实验室的全面运行及管理承担最终责任。实验室主任的职能和职责应形成文件。实验室主任(或指定人员)应具有必需的能力、权力和资源,以满足本规范的要求。

实验室主任(或指定人员)应:

(1)根据所在机构赋予的职能范围,对实验室实行有效领导,包括预算策划和财务管理。

(2)与相应的监管部门、相关行政管理人员、卫生保健团体、所服务的患者人群以及正式的协议方有效联系并发挥作用(需要时)。

(3)确保有适当数量的具备所需的教育、培训和能力的员工,以提供满足患者需求和要求的实验室服务。

(4)确保质量方针的实施。

(5)建立符合良好规范和使用要求的安全实验室环境。

(6)在所服务的机构中发挥作用(适用且适当时)。

(7)确保为试验选择、利用实验室服务及检验结果解释提供临床建议。

(8)选择和监控实验室的供应方。

(9)选择受委托实验室并监控其服务质量。

(10)为实验室员工提供专业发展计划,并为其提供机会参与实验室专业性组织的科学和其他活动。

(11)制定、实施并监控实验室服务绩效和质量改进标准。

(12)监控实验室开展的全部工作以确定输出给临床的相关信息。

(13)处理实验室员工和(或)实验室服务用户的投诉、要求或建议。

(14)设计和实施应急计划,以确保实验室在服务条件有限或不可获得等紧急或其他情况下能提供必要服务。

(15)策划和指导研发工作(适当时)。

(16)指定若干适当的人员承担实验室安全相关的管理职责。

【具体操作】

1. 总则(条款号:4.1.1.1)

(1)实验室需严格按照《医疗机构临床实验室管理办法》(2020修订,发布文号:国卫办医函〔2020〕560号)的有关规定,建立和完善技术应用的规章制度和操作规范,确保医疗安全。

(2)实验室需按照《上海市医疗机构临床基因扩增检验实验室验收及分子诊断新技

术评估流程》申请,并递交最新版《上海市医疗技术临床应用能力技术评估申请书》。

2. 法律实体(条款号:4.1.1.2)

在质量手册中描述实验室及其所在组织的业务范围、组织机构代码证、法律责任等。

3. 伦理行为(条款号:4.1.1.3)

(1) 实验室应在质量手册中体现公正性声明且包括上述[基本要求]中内容的(1)、(2)和(3)点,确保有程序文件来保证公正性的实施。

(2) 通过执行检验后样品处理程序,确保员工按照相关法规要求处理人类样品、组织或剩余物。

(3) 通过执行客户保密程序,确保信息的保密性。

4. 实验室主任(条款号:4.1.1.4)

实验室主任的资质需提供相应的证明文件。职责的规定和履行需有文件性支持。主任是实验室质量和安全的第一责任人,新任科室主任应接受相应的临床检验质量管理和安全等相关培训,如由上海市临床检验中心每年举办的临床实验室质量管理能力提高学习班,掌握从科室管理者的角度,运用相应的权限、资源配置保证实验室高质量、安全地运行。

【注意事项】

1. 伦理行为(条款号:4.1.1.3)

质量手册中需有信息保密性的规定,制定程序文件以规定保密的范围、要求和流程等。

2. 实验室主任(条款号:4.1.1.4)

对于上述各职责,实验室主任可将具体某项工作授权给实验室内其他人。主任对整个科室的运行和管理负有最终责任。

二、管理责任(条款号:4.1.2)

【基本要求】

1. 管理承诺(条款号:4.1.2.1)

实验室管理层应通过以下活动提供建立和实施质量管理体系的承诺的证据,并持续改进其有效性:

(1) 告知实验室员工满足用户要求和需求以及满足法规和本规范的重要性。

(2) 建立质量方针。

(3) 确保制定质量目标和策划。

(4) 明确所有人员的职责、权限和相互关系。

(5) 建立沟通过程。

(6) 指定一名质量主管(或其他称谓)。

（7）实施管理评审。

（8）确保所有人员有能力承担指定工作。

（9）确保有充分资源以正确开展检验前、检验和检验后工作。

（10）按照规定报送医疗质量安全相关信息。

2. 用户需求（条款号：4.1.2.2）

实验室管理层应确保实验室服务，包括适当的解释和咨询服务，满足患者及实验室服务使用方的需求。

3. 质量方针（条款号：4.1.2.3）

实验室管理层应在质量方针中规定质量管理体系的目的。实验室管理层应确保质量方针：

（1）与组织的宗旨相适应。

（2）包含对良好职业行为、检验适合于预期目的、符合本规范的要求以及实验室服务质量的持续改进的承诺。

（3）提供建立和评审质量目标的框架。

（4）在组织内传达并得到理解。

（5）持续适用性得到评审。

4. 质量目标和策划（条款号：4.1.2.4）

实验室管理层应在组织内的相关职能和层级上建立质量目标，包括满足用户需求和要求的目标。质量目标应可测量并与质量方针一致。实验室管理层应确保落实质量管理体系的策划以满足要求和质量目标。实验室管理层应确保在策划并改变质量管理体系时，维持其完整性。

5. 职责、权限和相互关系（条款号：4.1.2.5）

实验室管理层应确保对职责、权限和相互关系进行规定并文件化后在实验室内传达。此应包括指定一人或多人负责实验室每项职能，指定关键管理和技术人员的代理人。

6. 沟通（条款号：4.1.2.6）

实验室管理层应有与员工进行沟通的有效方法；应保留在沟通和会议中讨论事项的记录。实验室管理层应确保在实验室及其利益方之间建立适宜的沟通程序，并确保就实验室检验前、检验、检验后过程以及质量管理体系的有效性进行沟通。

7. 质量主管（条款号：4.1.2.7）

实验室管理层应指定一名质量主管，不管其是否有其他职责，质量主管应具有以下职责和权限：

（1）确保建立、实施和维持质量管理体系所需的过程。

（2）就质量管理体系运行情况和改进需求向负责实验室方针、目标和资源决策的实验室管理层报告。

（3）确保在整个实验室组织推进理解用户需求和要求的意识。

【具体操作】

1. 用户需求(条款号：4.1.2.2)

实验室就其所提供的服务是否满足用户需求建立用户反馈评审程序,收集用户反馈信息,提高服务质量。具体可包括但不限于《医护人员满意度调查表》《门诊患者满意度调查表》《反馈信息记录表》等等。

2. 质量方针(条款号：4.1.2.3)

(1)质量方针是由实验室管理层正式发布的关于质量方面的宗旨和方向。应针对如何满足用户和其他相关方的需求和期望制定出组织的质量方针。质量方针应是实验室的愿景和使命的反映。用户和相关方可包括临床医护人员、行政人员、受检者以及支付受检者诊疗费用方(如医保局和保险公司等)。

(2)质量方针可包括质量、效率、服务和改进。例如"改进",制定和实施有效的改进措施,确保质量体系得到持续改进,为临床、受检者、客户提供优质服务,为员工提供培训机会,不断提高员工的技术能力、服务能力和工作能力。质量方针是组织质量活动的纲领,需要对实验室员工进行宣贯,保证全体成员能够正确理解和实施。例如,对质量方针的阐明如下："公正"：保证检测的独立性、客观性和公正性；"科学"：保证检测的先进性、有效性和科学性；"准确"：保证检测的可靠性和准确性；"及时"：保证检测的及时和周到。

3. 质量目标和策划(条款号：4.1.2.4)

(1)质量目标通常依据质量方针制定。质量方针提出满足用户需求的意图和方向,质量目标则是实现此意图和方向所需要达到的具体要求。比如临床危急值报告及时率、门诊患者常规检验报告周转时间达标率、住院患者常规检验报告周转时间达标率等。

(2)质量目标应可测量,比如参加室间质评/能力验证合格率≥95%。

4. 沟通(条款号：4.1.2.6)

通过制定实验室沟通程序,确保实验室内各职能和层次间,以及与其利益相关方之间的有效沟通,范围涵盖检验前、检验中和检验后过程,维持体系的有效性。比如包括沟通内容、沟通方式等。

5. 质量主管(条款号：4.1.2.7)

应细化质量主管的职责和权限。

【注意事项】

1. 用户需求(条款号：4.1.2.2)

反馈信息收集好后要定期评审,编写评审报告,并监督实施效果。

2. 质量方针(条款号：4.1.2.3)

需要建立程序来确保质量方针的可执行,如持续改进程序、管理评审程序等。

3. 质量目标和策划(条款号：4.1.2.4)

质量目标中需包括生物安全事故和医疗安全事故的相关要求。

4. 沟通(条款号:4.1.2.6)

(1)运行实验室沟通程序需形成记录,并且对沟通的效果定期评审。

(2)质量监督结果输入年度管理评审。

第二节 质量管理体系(条款号:4.2)

一、总则(条款号:4.2.1)

【基本要求】

实验室应按照本规范的要求,建立、文件化、实施并维持质量管理体系并持续改进其有效性。

质量管理体系应整合所有必需过程,以符合质量方针和目标要求并满足用户的需求和要求。

实验室应:

(1)确定质量管理体系所需的过程并确保这些过程在实验室得到实施。

(2)确定这些过程的顺序和相互关系。

(3)确定所需的标准和方法以确保这些过程得到有效运行和控制。

(4)确保具备所需的资源和信息以支持过程的运行和监控。

(5)监控和评估这些过程。

(6)实施必要措施以达到这些过程的预期结果并持续改进。

二、文件化要求(条款号:4.2.2)

【基本要求】

1. 总则(条款号:4.2.2.1)

质量管理体系文件应包括:

(1)质量方针和质量目标。

(2)质量手册。

(3)本规范要求的程序和记录。

(4)实验室为确保有效策划、运行并控制其过程而规定的文件和记录。

(5)适用的法规、标准及其他规范文件。

2. 质量手册(条款号:4.2.2.2)

实验室应建立并维护一份质量手册,包括:

(1)质量方针或其他引用之处。

(2)质量管理体系的范围。

(3)实验室组织和管理结构及其在母体组织中的位置。

（4）确保符合本规范的实验室管理层（包括实验室主任和质量主管）的作用和职责。

（5）质量管理体系中使用的文件的结构和相互关系。

（6）为质量管理体系而制定的文件化政策并指明支持这些政策的管理和技术活动。所有实验室员工应能够获取质量手册及其引用的文件并能得到使用和应用这些文件的指导。

3. 程序和文件（条款号：4.2.2.3）

实验室应围绕质量管理和安全管理，建立有效的程序和文件，满足分析前、中、后各环节的质量要求，持续改进检验质量；满足安全管理、预防安全事故发生和应急措施实施的需要。程序和文件由科室负责人（科主任）签字确认，做到现行有效。

实验室管理文件应包括但不限于以下文件或程序：

（1）组织和人员管理方面的文件，应包括实验室各类人员的岗位职责、岗位培训、继续教育以及定期考核评估的文件或程序。

（2）提供实验室服务的协议及对协议进行评审的文件或程序。

（3）检测项目委托、受委托实验室的选择与评估，以及委托检验结果报告的文件或程序。

（4）外部服务和供应的选择和评价的文件或程序。

（5）对服务对象投诉处理的文件或程序。

（6）对差错事故及不符合工作的纠正及预防措施的文件或程序。

（7）记录的管理文件或程序，其中应包括记录的修改、保存及期限等要求。

（8）内部审核和管理评审的文件或程序。

（9）环境、设施管理方面的文件或程序。

（10）仪器、设备的采购、验收、使用、维修、校准的相关文件或程序。

（11）检验项目及仪器设备标准操作程序的建立和管理的文件或程序。

（12）检验试剂及其他相关消耗品的采购、验收、保管、领用及使用的文件或程序。

（13）样品的采集、运送、接收、处理及保存方面的文件或程序。

（14）检验方法的选择、确认或验证的文件或程序。

（15）检验结果质量保证方面的文件或程序。

（16）检验报告管理的文件或程序，其中包括结果的发放方式，报告的格式和内容，以及有关保护受检者隐私的规定。

（17）信息管理文件或程序，以及应急预案文件。

（18）安全管理相关的文件或程序，包括但不限于消防安全、生物安全、危化品使用等文件或程序，以及应急预案文件。

（19）风险评估和风险控制程序，以持续进行危险识别、风险评估和实施必要的控制措施。

【具体操作】

对于临床实验室来说，主要工作是为临床诊断和治疗提供实验数据，其最终结果主要

7

体现在检测报告上。能否向临床提供高质量（准确、可靠、及时）的报告，得到受检者和临床的信赖与认可，是临床实验室建设的核心问题。

为了满足临床医护人员对检验报告的质量要求，仅仅靠对实验样品本身的控制是不够的。因为影响检验结果的因素很多，诸如医护人员对检验项目的了解、样品采取过程各环节控制、仪器设备、环境设施是否符合实验要求、量值溯源、样品管理、检测方法、人员素质等多种因素，为了保证实验报告的质量，必须对影响因素进行全面管理，控制范围应涉及样品检验的全过程，也就是以体系的概念去分析、研究上述质量形成中各项要素的相互联系和相互制约的关系，整体优化，处理好各项质量活动的协调和配合，实验室必须掌握质量体系的运行规律，及时分析解决体系中出现的问题，并注意解决内外环境变化时体系的适应性问题，使得质量体系有效的运行。

质量体系由组织结构、程序、过程和资源四部分组成。

组织结构的本质是实验室职工的分工协作关系，目的是为实现质量方针、目标，内涵是实验室职工在职、责、权方面的结构体系。组织结构对实验室所有从事对质量有影响的人员明确规定其责任、权限的关系，从整体的角度正确处理实验室上下级和同级之间的职权关系，把质量职权合理分配到各个层次及部分，明确规定不同部门不同人员的具体职权，建立起集中统一、步调一致、协调配合的质量职权结构。

程序是进行某项活动所规定的途径。实验室为了保证组织结构能按预定要求正常进行，除了要进行纵横向的协调设计外，程序的设计也非常必要。程序性文件是实验室人员工作的行为规范和准则。它明确规定与某一程序文件对应的工作由哪个部门去做、由谁去做、怎样做、使用何种设备、需要何种条件下去做等等。程序有管理性的和技术性的两种，一般称的管程序性文件都是指管理性的，即质量体系文件。技术性程序一般指作业指导书。

过程是将输入转化为输出的一组彼此相关的活动。从过程的定义可以理解为，任何一个过程都有输入和输出，输入是实施过程的依据或基础，输出是完成过程的结果，完成过程必须投入适当的资源和活动。过程是一个重要的概念，有关实验室认可的国际标准化组织（International Organization for Standardization，ISO）标准或导则都是建立在"所有工作是通过过程来完成的"这样一种认识的基础之上的。例如在检验科所进行的每一项样品的检测，就是一组相互关联的与实施检测有关的资源、活动和影响量。影响量是指对检测结果有影响的各种因素。检测过程的输出为测量结果，即向临床发出检验报告，我们用测量结果和其不确定度是否符合预先规定的要求，来衡量测量过程的质量。因此在检验报告形成的全过程中，任何一个小过程或相关过程的输出质量都会影响过程的最终输出结果，所以要对所有质量活动过程进行全面控制，即全面的质量管理体系。

资源包括人员、设备、设施、资金技术和方法，衡量一个实验室的资源保障，主要反映在是否具有满足检验工作所需的各种仪器设备、设施和一批具有丰富经验、有资历的技术人员和管理人员，这是保证高质量报告的必要条件。

【注意事项】

（1）在质量管理体系实施中所有政策、计划、过程、程序和作业指导书等均应形成易于理解并付予实施的文件，实行文件化管理通过培训等方式传达至所有相关人员。

（2）质量管理体系文件组成：外来文件包括适用的法规、标准及其他规范文件；内部文件由质量手册、程序文件、作业指导书及质量和技术记录四个层次文件组成。其中质量手册为政策性文件，质量手册和程序文件为支持性文件，质量和技术记录为证据性文件。

（3）程序文件：程序文件是质量手册的支持性文件（第二层文件），是质量手册中相关要素的展开和明细表达，具备较强的操作性，是质量手册的延伸和注解，它描述了实施质量管理体系所需的相互关联的过程和活动。程序文件内容包括目的、适用范围、职责程序、支持文件、质量记录表格、技术记录表格等。

（4）作业指导书：是程序文件的支持性文件（第三层文件），是技术人员从事具体工作的指导文件。

（5）记录是第四层次文件，分为两类，即质量记录和技术记录，是证据性文件，用于为可追溯性提供文件，提供验证和预防措施、纠正措施的证据。质量记录包括评估、内部审核、管理评审、纠正措施和预防措施、人员培训教育、采购活动等的记录；技术记录包括原始观察记录等各类填写的表格、导出数据、开展跟踪审核的足够信息、校准记录、人员签字记录、已签发出的每份检测报告（包括外部的和内部的）的副本、合同、工作单、工作手册、核查表、工作笔记、控制图、客户信函、文件和反馈信息等。

第三节　文件控制（条款号：4.3）

【基本要求】

实验室应控制质量管理和安全管理的文件并确保防止实验室人员意外使用废止文件。

实验室应制定文件化程序以确保满足以下要求：

（1）质量管理体系的所有文件，包括计算机系统中维护的文件，经授权人员审核批准后发布。

（2）所有文件均须授权发布、有标题、每页唯一识别号、当前版本的日期和（或）版本号、页码和总页数（如"第1页共5页""第2页共5页"）。

（3）现行有效文件清单及其发放记录。

（4）使用地只有现行授权的适用文件。

（5）如果实验室允许在文件再版之前对其进行手写修改，则须有修改程序和权限。在修改处清晰标记、签名并注明日期。修订的文件在规定期限内发布。

（6）文件的修改可识别。

（7）文件易读。

（8）定期评审和按期更新文件，确保文件适用。

（9）受控的废止文件应标记为废止并注明日期。

（10）在规定期限或按照适用的要求，至少保留一份受控的废止文件。

【具体操作】

（1）此条款规定了实验室应建立文件的控制和管理程序，包括文件控制的范围以及文件的编写、审批、发布、使用、变更、作废和销毁的控制要求。

（2）确定文件的范围：质量管理体系文件分为外来文件和内部文件两个部分。外来文件主要指各种法律法规、标准、准则和提供检验程序的书籍文献或操作说明书等；内部文件包括质量手册（第一层次，纲领性文件）、程序文件（第二层次，支持性文件）、标准操作规程（第三层次，实施性文件）、记录表格（第四层次，证据性文件），以及规章制度和安全管理文件等。明确文件的组成结构，实现分级管理。

（3）文件的标题和唯一性识别号。

1）文件的标题内容可包括单位、部门、主题、版本号、修订号、页码和总页数、发布日期和实施日期、授权发布信息等；落款的内容可包括编写者、修订者、审核者、批准者的姓名和日期。

2）实验室应建立文件的唯一性识别号，规定其编码规则，页眉、页脚和页面设置的要求，统一的文字和图表字体、字号和段落要求。

3）记录表格视同文件统一管理。

（4）文件的审批：纳入受控范围的文件在发布之前应经授权人员审批后使用。授权应按照职责权限作出明确规定。

（5）文件的分发和回收。

1）实验室应编制文件的总目录清单（能识别文件的更改和当前的修订状态，证明其现行有效）和文件的分发的控制清单，确保对管理体系有效运行起重要作用的各个场所及岗位的相关人员能够获取和使用现行有效文件。

2）在分发时应在文件上注明文件的受控状态，受控文件应有受控标识，可加盖"受控"章并标注分发号，并做分发记录。

3）分发新版文件时，应将旧文件收回。

（6）文件的修改。

1）文件的修改包括修订、删除、新增和换版。实验室应建立相应的程序进行控制，履行申请、审核和批准程序，并注明变更的原因，变更的文件内容需在文件修订页上予以说明，经原审查责任人进行审查和批准后尽快发布。

2）如果实验室允许在文件再版之前对其进行手写修改，实验室应建立相应的修改程序、权限和发布期限。在修改处清晰标记、签名和日期，按照规定的发布期限尽快发布。

（7）文件评审定期评审和按期更新文件。

1）为保证所有文件的现行有效性，实验室应制定文件评审的计划，组织各部门按计划进行文件评审。

2）评审应定期进行，原则上每12个月至少一次。

3）评审内容包括但不仅限于以下内容：① 文件的符合性：对体系文件内容与相关法律法规、行业标准等上级要求是否符合进行评审。② 文件的适宜性：与实际工作内容是否相符，如职责是否清晰，是否存在重叠、交叉、缺失情况进行评审。③ 文件的有效性：针对体系文件的描述是否清楚，如部门接口是否顺畅、流程节点是否明确、所使用的仪器和方法是否更新等情况进行评审。④ 文件的一致性：质量手册、程序文件、作业指导书和质量记录中的表述内容是否一致，程序文件中是否引出相应的作业指导书和质量记录以及引用的内容是否相对应，是否存在漏项和缺项等情况进行评审。

4）评审后的文件应按照文件修改的要求及时修订和更新。

5）评审的情况和结果应有记录。

（8）文件的废止。

1）为防止误用废止文件，受控废止的文件应标记为废止并注明日期。

2）在规定的期限或若出于法律的需要或知识保存目的，可保留受控的一份废止文件，并应有适当的标记予以有效识别，如加盖"作废留档文件"章。

（9）计算机中的文件的控制。

1）按照文件控制的要求并根据计算机系统的特点，制定程序以规定保存在计算机内的文件的修改和控制方法，如设置只读文件、设定修改权限等。

2）计算机中的文件的编写、审核、批准发布以及修改和唯一性标识应满足本条款的基本要求。如建立电子文档管理系统的实验室，也应满足本条款的基本要求。

3）保存在计算机内以电子形式存储的管理体系文件应注意安全保护，只有授权人员方可上传、更新和废止文件，一般人员只能阅读和填写记录，无权下载、打印、编辑和修改文件。

4）保存在计算机系统中的文件应定期备份。备份的电子文件应注意保存，防止丢失和损坏。

【注意事项】

（1）受控文件的范围不是包括实验室所有文件，而仅是实验室中构成质量管理体系和安全管理的文件才要纳入受控范围。

（2）简易操作卡、上墙文件等需注意满足本条款的基本要求。

（3）电子文件的修改，不能在电子版上直接修改，而是采取另外发布文件新版本的方式进行修改，原电子文件按作废文件处理并保留备份。

（4）对于同时发布纸质和电子的文件，并且均作为受控文件使用的，需注意两种版本的同步，以免执行者无所适从。

第四节　服务协议(条款号：4.4)

一、建立服务协议(条款号：4.4.1)

【基本要求】

实验室应制定建立提供实验室服务协议的程序,并对其进行评审。

实验室收到的每份检验申请均应视为协议。

实验室服务协议应考虑申请、检验和报告。协议应规定申请所需的信息以确保适宜的检验和结果解释。

实验室执行服务协议时应满足以下要求：

(1)应规定并把理解客户和用户(包括临床医师、卫生保健机构、第三方付费组织或机构、制药公司和受检者)、实验室服务提供者的要求形成文件,包括使用的检验过程(条款号：5.4.2和条款号：5.5)。

(2)实验室应有能力和资源满足要求。

(3)实验室人员应具备实施预期检验所需的技能和专业知识。

(4)选择的检验程序应适宜并能够满足客户需求(条款号：5.5.1)。

(5)当协议的偏离影响到检验结果时,应通知客户和用户。

(6)应说明实验室委托给其他实验室或顾问的工作。

【具体操作】

实验室应编写服务协议的管理程序,此程序内容主要包括：实验室对服务协议的管理要求、实验室评审委托检验申请的内容和要求。此程序主要用于确保服务协议的合法有效,并通过对协议的评审确保实验室有能力和资源按时履行服务协议,并规定协议出现偏离时的处理流程。

对实验室而言,收到的每份检验申请均应视为协议。协议是临床实验室与各临床科室或其他医院签订的检验委托书、合同、检测工作计划方案和书面、电话或口头形式达成的有文字记录的检测内容和要求,如：检验申请单、采集手册、危急值报告制度、双方约定的报告时限等。

服务协议在签订前,应考虑到检验整个过程出现的各类需要双方沟通的内容,包括申请所需的信息等,如：原始样品的量、受检者准备、样品保存时间和保存条件、样品运送说明、样品接收标准、周转时间、检验程序、参考区间、危急值报告流程、报告方式等。

在执行服务协议时应满足的要求,可建立一些相应的记录表格,如：客户需求表、服务协议偏离记录表、客户沟通记录等,这些要求也是协议评审需要关注的内容。

【注意事项】

客户需求的理解应记录并及时沟通。

检验申请作为协议,因此服务协议管理程序的相关表格,应包含检验申请单。

要注意区分服务协议(条款号:4.4)和受委托实验室的检验(条款号:4.5),前者是实验室提供服务的能力和资源,后者是实验室在无法满足客户需求时,经客户同意,将检验委托至其他实验室检验。值得注意的是,实验室将检验项目委托至受委托实验室,必须根据条款号:4.4.1[基本要求](6)的要求,对客户说明。

二、服务协议的评审(条款号:4.4.2)

【基本要求】

实验室应评审服务协议的所有内容。评审记录应包括对协议的任何修改和相关讨论。

实验室服务开始后如需修改协议,应重复同样的协议评审过程,并将所有修改内容通知所有受影响方。

【具体操作】

在充分理解客户要求的前提下,实验室在协议制定时应对服务协议所涉及的所有内容进行评审以确保能满足客户的要求,除双方约定事项之外,主要是对实验室内部技术能力、方法程序、资源、人力等进行评审。评审目前所使用的检验方法是否符合客户的需求,如客户要求检验方法、检验项目为实验室尚未建立的,要考虑实验室是否有足够的能力与资源去建立,同时还要考虑实验室现有人员能否满足增加的检验工作量,仪器设备、试剂耗材的供应是否能及时到位等。协议的任何修改和相关讨论都应包含在评审记录内。

在服务过程中若有协议变更,影响到检验结果的,应重新评审并通知相关人员并保留书面通知记录,同时保留审查与讨论的记录。重新评审的流程与第一次评审的要求和内容一致。

实验室将检验项目委托至受委托实验室检验时,应首先根据条款5.4的要求评审受委托方的能力。对于人员的能力评审可通过人员能力评定表或人员技术档案实施,对仪器设备或试剂等的评审应考虑客户要求的检出限,报告时限等。

【注意事项】

评审时应注意与客户沟通的内容,尤其是要确保客户能按实验室要求提供有效的样品。

第五节　受委托实验室的检验(条款号:4.5)

一、受委托实验室和顾问的选择与评估(条款号:4.5.1)

【基本要求】

实验室应制定选择与评估受委托实验室和对各个学科的复杂检验提供意见和解释的

顾问的程序。该程序应确保满足以下要求：

（1）在征求实验室服务用户的意见后（适用时），实验室应负责选择受委托实验室及顾问，监控其工作质量，并保留其资质和质量保证等文件，确保受委托实验室或顾问有能力开展所申请的检验。

（2）应定期评审和评估与受委托实验室和顾问的协议，以确保满足本规范的相关要求。

（3）应保存定期评审的记录。

（4）应维护一份所有受委托实验室和征求意见的顾问的清单。

（5）应按预定时限保留所有委托样品的申请单和检验结果。

【具体操作】

（1）实验室应有有效的文件化程序，以评估与选择受委托实验室和对组织病理学、细胞病理学及相关学科提供意见的顾问。必要时，在征求实验室服务用户的意见后，实验室管理层应负责选择、监控受委托实验室及顾问的工作质量，并确保受委托实验室或受委托顾问有能力进行实验室所要求的检验。实验室管理层对受委托实验室应进行全面评估，受委托实验室的质量管理体系应满足受托项目的检测能力要求，当无能力验证结果的受委托项目应评估其实验室间比对结果。

（2）应定期评审与受委托实验室的协议，以确保：

1）受委托实验室能符合各项相关法律法规要求且没有利益冲突。

2）充分明确包括检验前及检验后程序在内的各项要求，形成文件并易于理解。

3）选择的检验程序适用于其预期用途。

4）明确规定各自对解释检验结果的责任。

5）评审记录的保存应符合国家、区域或地方要求。

（3）实验室应对所有其委托的实验室及所有委托的样品进行登记并保存相应记录。应将对检验结果负责的实验室（委托实验室或受委托实验室）名称和地址提供给实验室服务用户。在病历和实验室永久文档中应保留实验室报告的复件。

【注意事项】

实验室在评审受委托实验室相关文件时应关注样品运输的条件，包括温度、时间及生物安全等是否满足要求，并在实施时对其进行定期跟踪和记录。

二、检验结果的提供（条款号：4.5.2）

【基本要求】

委托实验室应负责确保将受委托实验室的检验结果提供给申请者，除非协议中有其他规定。

如果由委托实验室出具报告，则报告中应包括受委托实验室或顾问报告结果的所有必需要素，不应做任何可能影响临床解释的改动，报告应注明由受委托实验室或顾问实施的检验。

应明确标识添加评语的人员。

实验室应考虑周转时间、测量准确度、转录过程和解释技巧的要求,采用最适合的方式报告受委托实验室的结果。当需要受委托实验室和委托实验室双方的临床医生和专家合作才能对检验结果进行正确解释和应用时,应确保这一过程不受商业或财务的干扰。

【具体操作】

(1) 应由委托实验室而非受委托实验室负责确保将受委托实验室的检验结果提供给申请者。若由委托实验室出具报告,则报告中应包括受委托实验室所报告结果的所有必需要素,不应做任何可能影响临床解释的改动。受委托实验室所报告结果的所有必需要素包括但不限于以下内容:

1) 受委托实验室的名称,必要时(如有数个不同执业点时)包括地址。

2) 所有由受委托实验室完成的检验的识别。

3) 原始样品采集的日期。

4) 原始样品类型。

5) 测量程序(适当时)。

6) 以国际单位制单位〔International System of Units (Système International d'Unités, SI)〕或可溯源至 SI 单位,或其他适用单位报告的检验结果。

7) 生物参考区间、临床决定值等。

8) 报告人及报告日期。

(2) 必要时,委托实验室和受委托实验室可根据受检者具体情况及地方的医学环境,选择性地对受委托实验室的检验结果做附加解释性评语,应明确标识添加评语者,并确保这一过程不受商业或财务的干扰。

【注意事项】

委托实验室采用适合的方式报告受委托实验室的结果,应符合国家、地方法律法规的相关规定。

第六节　外部服务与供应(条款号:4.6)

【基本要求】

实验室应制定选择和购买可能影响其服务质量的外部服务、设备、试剂和耗材的程序(条款号:5.3)。

实验室应按照自身要求建立选择标准,选择和批准有能力稳定供应外部服务、设备、试剂和耗材的供应商,但可能需要与组织中的其他部门合作以满足本要求。

应维持选择和批准的设备、试剂和耗材的供应商清单。

购买信息应说明所需购买的产品或服务的要求。

实验室应监控供应商的表现以确保购买的服务或物品持续满足规定标准。

【具体操作】

实验室应编写外部服务与供应的管理程序,此程序包括选择外部服务、设备、试剂和耗材的原则,采购的流程、验收内容和拒收原则、供应商评价要求以及过程中涉及的记录等内容。

实验室外部服务和供应通常包括:对仪器设备及辅助设备的校准检定、水电煤热和通讯等的供应、实验室房屋设计建造或改造、外部教育培训、仪器设备试剂耗材的供应、仪器设备安装调试维修保养等。

在招标或采购前,应说明需采购产品或服务的详细要求,可建立外部服务和供应需求表,此记录也可用于验收时的依据。实验室应根据外部服务与供应管理程序的要求和流程选择和批准有能力供应外部服务、设备、试剂和耗材的合格供应商,程序或流程应根据医院实际情况编写,很多实验室采购是医院不同部门合作的结果,应在程序中完整体现。

实验室应维持供应商清单,首先建立获准供应商清单,并根据情况动态地更新。获准供应商清单内容至少应包括所有设备、试剂和耗材名称、相应的供应商名称、物品规格、物品单位、单价、记录日期和批准者的签字。

对供应商的表现实验室应加以监控,确保购买的服务或物品持续满足规定标准,应对供应商表现进行持续的评价。评价可分为资料资质评审、产品验收、服务评价等。资料资质评审通常至少包括:供应商名称、地址、法人代表、供应商联系方式、供应商生产、经营或销售许可证、采购物品的国内市场准入证明、授权代理书、采购物品名称及规格、产品质量合格证、供应商的服务承诺及保证、廉洁承诺书等。产品验收主要针对影响检验结果的仪器设备、试剂耗材等,仪器设备的验收通常至少包括:仪器设备的型号外观等是否符合采购要求、供应商提供的安装调试报告、仪器设备的使用说明书、供应商对实验室使用人员进行有效的操作培训、实验室在使用前对仪器设备的性能验证结果是否符合实验室提出的需求等。试剂耗材的验收通常至少包括:在接收时,应关注外包装有无渗漏、运送条件是否符合要求、规格和数量、产品标识、生产批号和有效期、使用说明书等,试剂耗材等在使用前应进行验证,使用时和使用后也应可通过实验室内部质量控制监控其质量。供应商的服务评价通常包括:送货及时情况、售后响应情况等。对表现符合实验室要求的供应商应立即纳入获准供应商清单。

【注意事项】

供应商的表现应输入管理评审[条款号:4.15.2 10];实验室应保存供应商的选择和表现记录,以及获准供应商清单(条款号:4.13 1)。

实验室应在评价后及时将合格的供应商信息维护入清单。

第七节　咨询服务（条款号：4.7）

咨询服务

【基本要求】

实验室应建立与用户沟通的以下安排：

（1）为选择检验和使用服务提供建议，包括所需样品类型、临床指征和检验程序的局限性以及申请检验的频率。

（2）为临床病例提供建议。

（3）为检验结果解释提供专业判断。

（4）推动实验室服务的有效利用。

（5）咨询科学和后勤事务，如样品不满足可接受标准的情况。

【具体操作】

临床实验室应提供其检测范围内的咨询服务，其咨询主要来自临床医护人员和受检者。

（1）临床实验室设立咨询小组（或指定咨询人员），负责医疗咨询的日常工作。咨询人员应具备适当的理论和实践背景，如可能应当由具有临床和实验室知识的检验医师组成。

（2）临床实验室规定医学咨询服务的方式，可包括但不限于：① 主动向临床医护人员和受检者提供咨询服务，可通过讲课、宣传册和网络等方式提供；② 主动与临床医护人员进行交流和沟通，可通过电话、座谈会和满意度调查等方式；③ 委派咨询小组成员参与查房、会诊和病例讨论等；④ 为受检者设立咨询服务平台；⑤ 检验报告单上提供实验室电话号码和通讯地址，接受口头、书面、电话、微信、网络留言、信函等不同形式的咨询。

（3）临床实验室规定咨询服务的内容，可包括但不限于：① 向临床科室提供开展检验项目的种类、参考区间、临床意义、回报时间等信息，应包含委托检验的检验项目，并定期更新；② 向临床科室提供样品采集指南等信息；③ 对临床科室根据诊治工作需要，要求开展的新项目积极研究予以回应，条件具备可开展的予以开展，条件不具备或因其他原因暂不开展的应联系委托实验室；④ 应主动向临床科室宣讲介绍新开展的项目，并提供新开展项目的方法原理及临床意义等信息；⑤ 开展细菌学及抗生素药敏试验的实验室应定期向临床提供近期常见致病菌及耐药情况信息；⑥ 帮助临床医师选择检验项目、提供检验项目的组合及对检验结果作出解释和专业判断；⑦ 根据受检者病情及检验结果向临床医师提供进一步检查建议；⑧ 就受检者采样前注意事项进行咨询指导；⑨ 向受检者提供临床咨询，但需事先获得受检者的临床信息。

（4）临床实验室制定文件化程序，对临床咨询活动的每一项活动进行记录。记录内容包括但不限于咨询服务的用户、咨询的具体内容、给出的咨询意见、负责当次咨询服务的实验室人员等。

【注意事项】

（1）对检验结果做专业判断的人员应具备适当的理论和实践背景及经验，经由专业判断能力评估并合格。临床实验室人员不能提供诊断结论，诊断性临床检验报告（例如骨髓形态学、流式细胞术白血病免疫分型报告等）应当由执业医师出具。

（2）临床实验室提供咨询服务应把握以下内容，可包括但不限于：

1）解释检测结果参考区间须注意以下几个问题：① 生物属性带来参考区间的差异；② 检测方法不同引起的差异；③ 临界值的问题。

2）解释检测结果注意检测方法的灵敏度及特异度，目前几乎没有一个项目其灵敏度及特异度都达到百分之百，都存在一定的假阴性或假阳性。

3）检测结果在参考区间上下限以外，但处于与医学决定性水平之间，应结合临床或重复检查，以便作出正确的临床判断。

4）解释检测结果应结合受检者情况，通过组合测试，综合分析以提供比较正确的解释。

5）解释病毒性感染疾病检测结果应注意"窗口期"问题。

6）检测结果与临床不符时，应考虑样品质量问题包括样品采集、运输、保存及服用药物等影响。

7）检测结果与上次结果有差异时，解释前应分析是真实变化还是实验误差引起。

（3）临床实验室任何成员不应拒绝咨询者所提出的业务范围内的问题。不能解答时，可上报科主任，由科主任或指定医疗咨询人员解答。

第八节　投诉的解决（条款号：4.8）

【基本要求】

实验室应制定处理来自临床医师、患者、实验室员工或其他方投诉或反馈意见的程序；应保存所有投诉、调查以及采取措施的记录（条款号：4.14.3）。

【具体操作】

实验室应建立投诉受理和处理的程序，包括投诉的来源、投诉的受理、投诉的处理及相关过程的记录等，其中还应包含投诉处理的措施的验证、涉及不符合的情况下不符合报告的填写及输入管理评审等。投诉受理记录的内容应包括投诉者的信息、投诉的来源（临床医师、受检者、实验室员工或其他方投诉）、所投诉的对象、投诉的内容、接待投诉者的时间、地点、人员和方式、投诉的性质（有效投诉和无效投诉）、投诉的分类（检验质量、服务态度）、是否受理等。对于无效投诉，应与投诉者进行沟通，并保留沟通记录。对受理的投诉应记录处理过程和结果,投诉处理记录主要包括:对投诉的调查、对投诉的原因分析、制定的处理措施、对所采取的措施进行的验证等。

【注意事项】

投诉的来源包含实验室员工,在编写投诉受理和处理的程序时应予以注意。

有多种渠道的投诉来源,如:受检者或其家属可能通过医院内部管理部门或上级行政管理部门表达不满,临床医护人员也可能通过实验室负责人提出意见,媒体对相关事件的报道等。

投诉处理所采取的措施应进行验证并保留记录。投诉的处理措施须征求投诉者的意见,并得到其认可,务必保留投诉者确认措施的记录。

如投诉涉及管理体系中的不符合时,应根据实验室不符合识别的程序进行处理。

第九节　不符合的识别和控制(条款号:4.9)

【基本要求】

实验室应制定识别和管理质量管理体系发生不符合的程序,质量管理体系包括检验前、检验和检验后过程。

该程序应确保:

(1)指定处理不符合的职责和权限。

(2)规定应采取的应急措施。

(3)确定不符合的程度。

(4)必要时终止检验、停发报告。

(5)考虑不符合检验的临床意义,通知申请检验的临床医师或使用检验结果的授权人员(适用时)。

(6)收回或适当标识已发出的存在不符合或潜在不符合的检验结果(需要时)。

(7)规定授权恢复检验的职责。

(8)记录每一个不符合事项,按规定的周期对记录进行评审,以发现趋势并启动纠正措施。

可用不同方式识别不符合的检验或活动,包括医师的投诉、内部质量控制指标、设备校准、耗材检查、实验室间比对、员工的意见、报告和证书的核查、实验室管理层评审、内部和外部审核。

如果确定检验前、检验和检验后过程的不符合可能会再次发生,或对实验室与其程序的符合性有疑问时,实验室应立即采取措施以识别、文件化和消除原因。应确定需采取的纠正措施并文件化(条款号:4.10)。

【具体操作】

实验室应制定不符合识别和控制的程序,不符合的识别和控制应涵盖整个质量体系,包括检验全过程。不符合,就是未满足要求,泛指实验室的管理或技术活动不满足要求,通常包括不符合实验室检验过程的任何步骤、不符合本规范的要求、不符合实验室质量管理体系的要求、不符合申请检验的临床医师的要求等。

该程序的内容和要求包括:规定处理不符合的人员及其权限、停发检验报告后恢复检验职责的人员及流程、识别不符合后应采取的措施、如何确定不符合的程度(可参考《CNAS-GL08实验室认可评审不符合项分级指南》)、不符合影响检验结果时的处理流程、记录的要求及记录的评审等。

在不符合识别和控制的程序中应写明各种不同来源的不符合的识别方式,对于检验全过程中可能再次发生的不符合,应明确采取的纠正措施,并修改相应的质量手册、程序文件或操作规程等管理文件。

发现不符合应立即停止相关工作,查找分析原因,采取纠正措施(条款号:4.10)等,并编制不符合项报告。不符合项报告应至少包括:不符合项事实描述、不符合事项对应文件或标准的条款、识别人员和责任人确认,不符合的类型、不符合原因、纠正措施、预计完成时间、纠正措施的完成情况、纠正措施的验证等。

【注意事项】

纠正措施完成后,应注意不要遗漏纠正措施的验证。

如检验结果已经发布,应评估不符合项对检验结果的影响,在必要时收回检验报告,并以适当方式进行标记。此过程应形成记录。

无论不符合项的来源如何以及是否得到有效纠正均应输入管理评审。

第十节 纠正措施(条款号:4.10)

【基本要求】

实验室应采取纠正措施以消除产生不符合的原因。纠正措施应与不符合的影响相适应。

实验室应制定文件化程序用于:

(1)评审不符合。

(2)确定不符合的根本原因。

(3)评估纠正措施的需求以确保不符合不再发生。

(4)确定并实施所需的纠正措施。

(5)记录纠正措施的结果(条款号:4.13)。

(6)评审采取的纠正措施的有效性(条款号:4.14.5)。

注:日常工作中如遇到质量问题,应认真查找原因,采取纠正措施,并做好记录。

【具体操作】

(1)实验室应制定纠正措施控制程序,以便识别和评审不符合工作。

（2）不符合的识别途径，包括但不限于：① 日常监督管理；② 内部审核；③ 管理评审；④ 外部审核；⑤ 内、外部质量控制；⑥ 仪器核查或校准；⑦ 客户申诉或投诉；⑧ 客户的反馈（满意度调查）；⑨ 员工的建议或意见等。

（3）不符合事实的描述：应简明扼要，要描述观察到的事实，包括时间、地点、人物、文件编号、设备编号等。

（4）纠正和纠正措施的区别：

1）纠正是指针对已发现的不合格所采取的措施。纠正措施是指为消除已发现的不合格或其他不期望情况的原因所采取的措施。纠正措施的目的是防止不合格的再次发生。

2）纠正是直接针对不合格进行的处置；纠正措施是针对不合格的原因进行的处置。

3）纠正无须原因分析；纠正措施必须原因分析。

4）纠正不能防止类似问题再次发生；纠正措施能防止类似问题再次发生。

（5）评审不符合。评审和分析不符合的影响和严重程度，根据具体情况采取纠正和（或）纠正措施。纠正和纠正措施的选择，需要考虑几个因素：① 能否实施纠正，有的不符合不具备实施纠正的条件，例如，以前漏记的实验室温湿度记录、实验室检测原始记录等；② 不符合的发生频率；③ 不符合的严重程度；④ 纠正后再度发生的概率。实验室发生不符合，首先需要考虑纠正，即采取应急措施以控制和纠正不符合、处置不符合的后果；大多数情况下，可同时采取纠正和纠正措施，即先纠正，再分析原因和实施纠正措施。

（6）原因分析。不符合的根本原因一般有两种情况：① 某某岗位人员（或部门）对某某法规、认可准则或行业标准认识不到位（体系性不符合）；② 某某岗位人员（或部门）未严格执行某某体系文件要求（实施性不符合）。

（7）纠正措施（计划）。一般分三个步骤：一是组织某某岗位人员（或部门）学习某某体系文件要求（或某某法规、认可准则或行业标准），提供学习记录；二是针对该不符合项实施纠正，提供相应证据材料；三是举一反三检查，是否有类似问题发生。

（8）评审所采取的纠正措施的有效性。一般针对纠正措施实施情况进行评审，分四个步骤：一是某年某月某日，已经组织某某岗位人员（或部门）学习某某体系文件要求（或某某法规、认可准则或行业标准），见编号为某某的培训记录表及编号为某某的培训效果评估表；二是某年某月某日，已经完成针对该不符合项的纠正，见编号为某某的证据材料；三是某年某月某日，已经完成举一反三的检查，未发现有类似问题发生。四是结论，纠正措施已实施完成，材料齐全，信息完整，措施有效。

（9）纠正措施记录。纠正措施应有记录，一般包括不符合事实的描述、原因分析、制定纠正措施的方案和拟完成时间、完成情况（附见证材料）、跟踪验证和评审措施的有效性（签署关闭意见）。

【注意事项】

（1）经评估，有些不符合是偶然发生的，或问题还不严重，或危害性较小，不采取纠正措施也不会带来太大的风险,则仅需纠正。

(2)纠正措施在描述时应尽量使用量化指标,避免主观的描述,如"提高、加强、注意"等用词。

(3)评审所采取的纠正措施的有效性,主要评审有无类似不符合的存在(举一反三)、是否得到消除或再度发生。

第十一节 预防措施(条款号:4.11)

【基本要求】

实验室应确定措施消除潜在不符合的原因以预防其发生。预防措施应与潜在问题的影响相适应。

实验室应制定文件化程序用于:

(1)评审实验室数据和信息以确定潜在不符合存在于何处。

(2)确定潜在不符合的根本原因。

(3)评估预防措施的需求以防止不符合的发生。

(4)确定并实施所需的预防措施。

(5)记录预防措施的结果(条款号:4.13)。

(6)评审采取的预防措施的有效性。

【具体操作】

(1)预防措施是指为消除潜在不符合或其他潜在的不期望情况的原因采取的措施。实验室应制定预防措施控制程序,应包括条款号:4.11[基本要求]1)~6)的内容。

(2)实验室应主动识别来自检测技术方面或管理体系方面所需的改进和潜在的不符合原因,在此基础上确定预防措施。识别的方法包括对原先的运作程序的评审、风险分析和实验室数据趋势分析(包括能力验证结果数据)等。例如,实验室在参加实验室间质量评价时,回报结果中某一项目的5个检测结果均在靶值的一侧(偏高或偏低),虽然能力评定结果整体是满意的,但是可能存在系统误差的可能,此时实验室应根据结果进行排摸和分析,并采取预防措施,避免问题的发生。

(3)预防措施的流程一般包括启动阶段和实施与控制阶段。

1)启动阶段就是准备阶段,要做好策划、调研、数据资料分析、培训以及在此基础上制定出具体的预防措施计划,并做好风险评估。

2)实施和控制阶段。在实施过程中,也会出现一个潜在不符合有多个原因存在,相应的预防措施方案也会有多个,应从中选择最有可能预防不符合发生的措施;同时要做好跟踪验证,评审预防措施的有效性。通过制定、执行和监控这些措施计划,借机改进。

(4)预防措施的记录。可以参照纠正措施的记录来实施。

【注意事项】

预防措施目的是为了预防潜在的不符合工作发生,化解可能发生的风险。应注意与纠正、纠正措施的区别,纠正和纠正措施是被动实施的,纠正不能防止类似问题再次发生,纠正措施能防止类似问题再次发生;预防措施是主动实施的,可降低不符合发生的风险。

第十二节　持续改进(条款号:4.12)

【基本要求】

实验室应通过实施管理评审,将实验室在评估活动、纠正措施和预防措施中显示出的实际表现与其质量方针和质量目标中规定的预期进行比较,以持续改进质量管理体系(包括检验前、检验和检验后过程)的有效性。改进活动应优先针对风险评估中得出的高风险事项。适用时,应制定、文件化并实施改进措施方案;应通过针对性评审或审核相关范围的方式确定采取措施的有效性(条款号:4.14.5)。

实验室管理层应确保实验室参加覆盖患者医疗的相关范围及医疗结果的持续改进活动。如果持续改进方案识别出了持续改进机会,则不管其出现在何处,实验室管理层均应着手解决。实验室管理层应就改进计划和相关目标与员工进行沟通。

【具体操作】

(1) 改进的识别。首先实验室要会识别持续改进的机会。持续改进的机会主要来自两方面,即问题和目标。

1) 问题可以来自许多方面,如受检者和医护人员的投诉、内部质量控制、设备校准、耗材检查、实验室间比对、员工意见、报告和证书检查、实验室管理评审、内部审核和外部机构评审等。

2) 目标可以是管理体系质量目标、技术目标、服务目标、培训目标、风险管理等。前者是被动改进,后者是主动改进。

(2) 持续改进需要全员参与,一旦发现持续改进的机会,应立即制定文件化的改进措施实施方案,包括所需的资源,并就改进计划和相关目标与员工充分沟通。

(3) 持续改进的方法。目前持续改进常用的有以下两种方法。

1) 双循环法:双循环中的第一环是大家熟知的 PDCA 循环,即计划(plan)、执行(do)、检查(check)行动(act)。双循环的第二环是 SDCA 循环,即标准化(standard)、执行(do)、检查(check)、行动(act)。执行 PDCA 后,如果发现改进结果非常满意,完全达到了改进目标,此时就应该启动第二个环,通过标准化等手段将成果固化,并在相应范围内实施;实施后及时评估检查,根据评估检查的结果决定下一步行动,如完善或提升标准、修订制度、优化流程等。

2) 流程优化法:对现有工作流程的梳理、完善和改进过程,称为流程优化。流程优化的主要途径是设备更新、材料替代、环节简化和时序调整等。流程优化一般来说可采用下列步骤：① 描述现状；② 分析当前流程中存在的问题；③ 制定解决方案，重新设计流程；④ 执行新流程并检验效果。

（4）实验室应提供持续改进措施的实施的有效性证据，如实验室质量方针和质量目标实现情况的记录；实验室数据趋势分析未满足要求的情况得到改善的情况记录；利用质量监督、内部审核的结果发现管理体系薄弱环节而采取纠正措施、预防措施的记录；通过风险管理发现不同程度风险等级事项而采取措施的记录；管理评审中针对管理体系适宜性和有效性全面评价而改进的记录等。

【注意事项】

改进活动可以是日常的监督中发现的问题的及时改进，也可以是重大的、突破性的改进项目。

第十三节　记录控制（条款号：4.13）

【基本要求】

实验室应制定文件化程序用于对质量和技术记录进行识别、收集、索引、获取、存放、维护、修改及安全处置。

（1）应在对影响检验质量的每一项活动产生结果的同时进行记录。

注1：只要易于获取并可防止非授权的修改，记录的媒介可采用任何形式或类型。

（2）应能获取记录的修改日期（相关时，包括时间）和修改人员的身份识别。

（3）实验室应规定与质量管理体系（包括检验前、检验和检验后过程）相关的各种记录的保存时限。记录保存期限可以不同，但报告的结果应能在医学相关或法规要求的期限内进行检索。

注2：从法律责任角度考虑，某些类型的程序（如组织学检验、基因检验、儿科检验等）的记录可能需要比其他记录保存更长时间。

（4）应提供适宜的记录存放环境，以防损坏、变质、丢失或未经授权的访问（条款号：5.2.6）。

注3：某些记录，特别是电子存储的记录，最安全的存放方式可能是用安全媒介和异地储存（条款号：5.10.3）。

（5）记录至少应包括：

1）供应商的选择和表现，以及获准供应商清单的更改。

2）员工资格、培训及能力记录。

3）检验申请。

4）实验室接收样品记录。

5）检验用试剂和材料信息（如批次文件、供应品证书、包装插页）。

6) 实验室工作簿或工作单。

7) 仪器打印结果以及保留的数据和信息；无仪器打印结果的检验项目应有原始记录，记录信息至少应包括检测日期、方法、试剂品牌、批号、有效期、检验结果和检验者。

8) 检验结果和报告。

9) 仪器维护记录，包括内部及外部校准记录。

10) 校准函数和换算因子。

11) 仪器和耗材使用情况。

12) 质量控制记录。

13) 事件记录及采取的措施。

14) 事故记录及采取的措施。

15) 风险管理记录。

16) 识别出的不符合及采取的应急或纠正措施。

17) 采取的预防措施。

18) 投诉及采取的措施。

19) 内部及外部审核记录。

20) 实验室间比对结果。

21) 质量改进活动记录。

22) 涉及实验室质量管理体系活动的各类决定的会议纪要。

23) 管理评审记录。

所有上述管理和技术记录应可供实验室管理评审利用（条款号：4.15）。

【具体操作】

（1）记录是阐明所取得的结果或提供所完成活动的证据的文件。记录为可追溯性提供证据性文件，还可为纠正措施、预防措施的验证提供证据。

（2）实验室应制定记录控制程序，对质量和技术记录进行识别、收集、索引、获取、存放、维护、修改及安全处置等各环节加以控制。

（3）记录可分为质量记录和技术记录。质量记录是指质量管理运行过程和结果的记录，主要包括内部审核记录、纠正措施和预防措施记录以及管理评审记录等。技术记录是包括检验前、检验和检验后过程所得数据和信息的过程参数，如申请检验记录、样品接收记录、检验原始记录、仪器设备校准记录、员工记录、质量控制记录以及发出的报告等。

（4）记录是一种特殊形式的文件，应满足条款文件控制的相关要求，还应做到：

1) 格式和内容清晰、信息充分、内容完整和结果明确。

2) 应提供适宜的记录存放环境，应有防水、防火、防霉、防盗、防蛀等措施，根本目的是防止记录损坏、变质和丢失。

3) 应明确规定记录的保存期限。不同类型的记录保存期限应根据法律法规、客户、法定管理机构和认可准则的要求以及实验室的具体情况作出明确规定。例如 ISO15189 认可的医学实验室重要的质量记录根据中国合格评定国家认可委员会（China National Accreditation Service for Conformity Assessment，CNAS）的要求规定一般为六年；根据《上海市检验检测条例》第 25 条规定，检验检测活动的原始记录和检验检测报告至少保存六年，法律、法规有专门规定的，依照其规定。

（5）对影响检验质量的每一项活动产生结果的同时进行记录。实验室无仪器打印结果的检验项目应有原始记录，应记录在事先设计的记录表格中，内容至少应包括检测日期、方法、试剂品牌、批号、有效期、检验结果和检验者；仪器设备或信息系统自动采集的数据应注意备份和安全保护，其数据的任何更改，应由授权人员进行修改。

（6）对记录的所有改动应有改动人的签名或等效标识，包括修改的日期。

（7）电子记录的控制。电子记录是指任何文本、图表、数据、声音、图示的或其他的以电子形式表现的信息的组合，它的建立、修改、维护、归档、检索或分发是由计算机系统来完成的。

1）电子记录的识别：对检测工作中的记录做好识别和收集工作，可通过数据采集系统或人工对需要收集的记录进行收集和贮存。电子记录一般有以下来源：① 由自动设备或数据采集系统产生。自动化设备通过自动检测直接产生原始数据，其一般是通过电子方式记录和输出。② 由人工输入电子设备或信息系统产生。如在一个布置有专用检测网络的实验室，其某些检测数据由检测人员检测后直接输入到电子文件或数据库中。③ 由纸质文件转换而成。如为方便管理和查询，将纸质文件扫描或拍照而转换成电子文件，如图像文件、PDF 文件格式等，但严格说来此并非电子记录，只是纸质记录的影像文件，对其管理并不涉及电子签名和更改问题，但需要保护。

2）电子记录的索引和查询：电子记录应有分类和识别，以便对其进行索引和存取等管理，可以通过如唯一性标识、任务名称、关键词、任务时间、委托单位、相关人员、检验结果或检验结论等特征很容易地查询到我们想要的记录。

3）电子记录的安全保护和保密：电子记录的技术保护措施包括：① 签署技术。对电子记录进行签署的目的在于证实该份文件确实出自作者，其内容没有被他人进行任何改动。原始记录的电子签名与手写签名具有同等的“唯一性”及“不可更改性”。② 加密技术。采用加密技术可以确保电子文件内容的非公开性数据。加密的基本过程就是对原来为明文的文件或数据按某种算法进行处理，使其成为不可读的一段代码，只能在输入相应的密钥之后才能显示出本来内容，通过这样的途径达到保护数据不被人非法窃取、阅读的目的。③ 身份验证技术。为了防止无关人员进入系统对文件或数据访问，有些系统需要对用户进行身份验证，如文件管理系统使用管理员代码验证等。对复杂网络环境下的安全认证需要更加复杂的认证方式，如：数字证书、动态口令、智能卡、生物识别等多种认证方式，或是这些方式的组合。有了身份验证就可以对不同人员赋予不同的文件操作权限，实现对检测机构的人员权限管理。④ 防火墙。这也是一种访问控制技术，它是在某个机构的网络和外界风格之间设置障碍，阻止对本机构信息资源的非法访问，也可以阻止机要信息、专利信息从该机构的网络上非法输出。⑤ 防写措施。目前在许多软件中可以将文件设置为"只读"状态,在这种状态下,用户只能从计算机上读取信息,而不能对其做任何修改在计算机外存储器中,例如只读光盘(CD – ROM)只能供使用者读出信息而不能追加或擦除信息,这种不可逆式记录介质可以有效地防止用户更改电子文件内容,保持电子文件的原始性和真实性。

　　4)电子记录保护的管理措施和要求:① 电子记录的形成要规范,信息的记录内容要完备,格式要规范清晰,能够被系统正确识别而不会发生错误。② 电子记录的复核要仔细。除对技术内容进行复核外,还要关注电子文档的格式规范性。③ 建立严格的保管制度。要选用稳定性好的记录载体,对其载体的存放条件、系统运行环境、文件的读写要进行严格控制,并定期对载体、计算机系统进行检查,对文件的转换或拷贝要注意其原始性,防止失真。对文件定期进行备份。对计算机和网络系统进行病毒防护。④ 加强对电子记录利用活动的管理。电子文件入库载体不得外借,只能以拷贝的形式提供利用。对电子文件的利用实行权限控制,防止无关人员对电子文件系统的非法访问。文件管理系统应对从电子记录形成、收集、存取、整理、归档,到电子记录的保管、利用的全过程进行管理,即所谓"电子记录的全过程管理"。⑤ 电子签名的控制:每一电子签名应是唯一对应单独一个人的,并且不能被再使用、或再分配给其他任何人。电子签名要保证仅被他们真正的所有者使用。电子签名要能够被验证其真实性。⑥ 电子文档相应设备过时的对策。电子文档的管理,会遇到记录载体不耐久,读写档案信息的软硬件技术过时等大问题,应采取适当的措施,如文档的格式转换或拷贝、保留生成电子记录的软件,将电子文件与纸质文件一起保存,或将电子记录转化成纸质记录。

　　5)电子记录的更改:对记录的所有改动应有改动人的签名或等效标识,包括修改的日期。电子存储的记录也应采取同等措施,以避免原始数据的丢失或改动。对于纸质记录来说,以上要求容易实现。对电子记录则要有相应的方法和规则:① 对改动后的数据或信息要能够比较容易地识别,且能够清楚知道替换哪些数据或信息。② 后来增加的信息均要清晰标明。③ 如有必要能够标注更改记录的理由。④ 电子记录管理系统要保证不能删除已形成的记录上的任何信息,包括后来改动或附加的信息,对记录的更改只能通过增加信息的方式来实现。⑤ 每次更改之后均要更改人进行电子签名,无电子签名的记录不予承认。

【注意事项】

　　(1)记录是一种特殊形式的文件,应满足文件控制(条款号:4.10)的相关要求。

　　(2)实验数据原始记录为试验人员在试验过程中记录的原始观察数据和信息,而不是试验后所誊抄的数据。实验室不能随意用一页白纸来保存原始记录。

　　(3)电子签名的安全性应得到足够的保护。电子记录上签署的电子签名应该链接到它们各自的电子记录以保证电子签名不能够被删去、拷贝或其他方面的转移以至于使用普通手段伪造一个电子记录。

第十四节　评估和审核(条款号：4.14)

一、总则(条款号：4.14.1)

【基本要求】

实验室应策划并实施所需的评估和内部审核过程以：

(1) 证实检验前、检验、检验后以及支持性过程按照满足用户需求和要求的方式实施；

(2) 确保符合质量管理体系要求；

(3) 持续改进质量管理体系的有效性。

评估和改进活动的结果应输入到管理评审(条款号：4.15)。

注：改进活动见条款号 4.10、4.11 和 4.12。

【具体操作】

(1) 审核是指为获得审核证据并对其进行客观评价，以确定满足审核准则的程度所进行的系统的、独立的并形成文件的过程。内部审核是第一方审核，用于内部，由实验室自己或实验室的名义进行。评估是指根据预定的准则，去衡量方案已有或将有的效果，以决定其可行性，供选择或改进的参考。

(2) 实施评估和内部审核过程在实施前应形成书面策划，内容至少包括目的、依据、实施主体、时间安排和具体的实施方案。主要目的是为了证实检验前、检验、检验后以及支持性过程满足客户需求和要求，确保符合质量管理体系要求，并不断持续改进其管理体系的有效性。

(3) 评估和内部审核活动的结果可以为实验室管理体系的改进提供价值信息，因此应提交管理评审。

二、申请、程序和样品要求适宜性的定期评审(条款号：4.14.2)

【基本要求】

授权人员应定期评审实验室提供的检验，确保其在临床意义上适合于收到的申请。

适用时，实验室应定期评审血液、尿液、其他体液、组织和其他类型样品的采样量、采集器械以及保存剂的要求，以确保采样量既不会不足也不会过多，并正确采集以保护被测量。

【具体操作】

(1) 对申请、程序和样品的要求进行定期评审的人员应由实验室主任进行授权。

(2) 应定期评审实验室提供的检验：

1) 评审提供的检验的项目信息：包括项目名称及英文缩写、检测方法的原理、对样品类别的要求、项目的参考区间、检验项目的临床意义、检验项目的敏感性和特异性、结果回报时间、检测频率(如每天检测或每周二、四检测等)。

2) 评审提供的检验的服务信息:应结合各自实验室的特点,至少包括对医师、护理人员及受检者的信息指导,检验申请,样品采集、转运、接收和不合格样品的处理等。

(3) 适用时,应定期评审血液、尿液、其他体液、组织和其他类型样品的采样量、采集器械以及保存剂的要求。

1) 评审的时机:① 当已有检验方法有更新或修改了检验程序;② 新的检验项目引入;③ 检验项目的组合申请。

2) 评价的关键点:① 是否满足检验方法或检验程序的要求;② 是否满足质量指标的要求和临床需要;③ 是否满足其他要求,如足够的人力物力的支持,技术支持,供应品和服务的可获得性,适当的安全措施和职业安全和卫生管理指南等。

【注意事项】

采样量的定期评审要考虑复检和追加检验项目等因素。

三、用户反馈的评审(条款号:4.14.3)

【基本要求】

实验室应就所提供服务是否满足用户需求和要求征求用户反馈信息。反馈信息的获取和使用方式应包括:在实验室确保对其他用户保密的前提下,与用户或其代表合作对实验室的表现进行监督。应保存收集的信息以及采取措施的记录。

【具体操作】

(1) "用户",通常包括受检者和实验室服务的使用方,如临床医护。"用户的需求"主要是实验室的服务和对咨询的解释和指导建议等。

(2) 实验室应建立相关规定,定期向用户征求反馈信息,以满足用户需求和要求。

(3) 反馈信息的获取方式一般包括:① 满意度调查;② 邀请参观实验室并提出意见;③ 面对面沟通座谈会;④ 电话、邮件等信息化工具的沟通交流等。

(4) 反馈的信息内容包括:① 选择的检验项目和使用,包括申请检验的频率、所需样品类型、样品量和样品采集的方式以及检测周转时间(turn-around time, TAT)等;② 检验结果的解释;③ 检验的质量;④ 服务效率等。

(5) 可以通过以各种方式征求的用户反馈信息,使用并分析这些意见,不论是正面的还是负面的,这有利于改进实验室的管理体系,改进检验质量和对客户的服务质量。

(6) 实验室应保留收集的反馈信息以及采取的相应措施的记录。

【注意事项】

与用户或其代表合作的前提是确保其他客户的机密不受损害,还要保证进入实验室人员的人身安全,并且不会对检验结果产生不利影响。

四、员工建议（条款号：4.14.4）

【基本要求】

实验室管理层应鼓励员工对实验室服务任何方面的改进提出建议。应评估并合理实施这些建议，并向员工反馈。应保存员工的建议及实验室管理层采取措施的记录。

【具体操作】

（1）实验室管理层应建立提出改进建议的相关途径和激励机制，鼓励员工对实验室活动的任何方面提出改进建议。

（2）实验室可成立合理化建议评审小组，应及时分类汇总和评估这些建议的合理性，并向员工反馈是否采纳，并按照激励机制进行奖励。

（3）合理化建议范围一般包括管理制度或方法、成本、效率、安全防范、工作程序、新项目的开展、员工绩效、员工培训、网络信息化管理以及文化建设和团队凝聚力等。

（4）被采纳的员工建议应按照改进的流程组织实施，并保存相应的记录。

五、内部审核（条款号：4.14.5）

【基本要求】

实验室应按计划定期实施内部审核以确定质量管理体系的所有活动（包括检验前、检验和检验后过程）是否：① 符合本准则要求以及实验室规定要求；② 已实施、有效并得到保持。

注：正常情况下，宜在一年内完成一次完整的内部审核。每年的内部审核不一定要对质量管理体系的全部要素进行深入审核，实验室可以决定重点审核某一特定活动，同时不能完全忽视其他活动。

应由经过培训的人员审核实验室质量管理体系中管理和技术过程的表现。审核方案应考虑到过程的状态和重要性、被审核的管理和技术范围，以及之前的审核结果。

应规定审核的准则、范围、频率和方法并文件化。

审核员的选择和审核的实施应确保审核过程的客观和公正。只要资源允许，审核员应独立于被审核的活动。

注：参见 GB/T19011/ISO19011。

实验室应制定文件化程序，规定策划、实施审核、报告结果以及保存记录的职责和要求（条款号：4.13）。

被审核领域的负责人应确保识别出不符合时立即采取适当的措施。应及时采取纠正措施以消除所发现不符合的原因（条款号：4.10）。

【具体操作】

（1）明确内部审核的目的，一是验证实验室运作持续符合本基本要求以及实验室规定的要求，即符合性检查。二是内部审核中发现的不符合项可以为管理体系的改进提供有价值的信息，应将这些不符合项作为管理评审的输入。

（2）内部审核应依据文件化的程序每年至少实施一次。内部审核程序应规定策划、实施审核、报告结果以及保存记录的职责和要求。内部审核的周期和覆盖范围应当基于风险分析。

（3）内部审核应当在年初制定年度审核方案，应规定审核的准则、范围、频率和方法。审核方案应考虑到过程的状态和重要性、被审核的管理和技术范围，以及之前的审核结果。每次内部审核还应制定具体的实施计划，计划包括：审核范围、审核准则、审核日程安排、审核依据（如组织的质量手册和审核程序）和审核组成员的名单。

（4）质量主管是内部审核的策划者和组织者，并可能担任审核组长。

（5）实验室的内审员应经过有效培训，至少包括本基本要求、自身管理体系的培训以及评审方法和技巧的培训，考核合格。审核员的选择和审核的实施应确保审核过程的客观和公正，应避免审核与自己相关的实验室活动。

（6）审核组长应向每一位审核员明确分配所审核的管理体系要素或职能部门，具体的分工安排应当由审核组长与相关审核员协商确定。审核员需准备所需使用的工作文件，如用于评价质量管理体系要素的检查表、不符合项记录表等。审核的时间安排应当由每一位审核员与受审核方一起协商确定。

（7）审核的实施包括内部审核首次会议、实施现场审核、审核发现、开具不符合项报告、末次会议、后续的纠正措施及关闭和内部审核报告。

1）首次会议：应当介绍审核组成员，确认审核依据，明确范围，说明审核程序，解释相关细节，确定时间安排，包括具体时间或日期，以及明确末次会议参会人员。

2）现场审核：审核前应按照审核依据编制审核表；审核时应收集客观证据的调查过程涉及提问、观察活动、检查设施和记录。审核员检查实际的活动与管理体系的符合性。

3）审核发现：所有审核发现都应当予以记录；注明不符合项，并对其进行深入的调查。

4）开具不符合项：审核组应依据客观的审核证据确定不符合项和改进建议，可按照纠正措施和预防措施流程进行。

5）末次会议：审核组应组织实验室管理层和被审核部门的负责人召开末次会议，报告审核发现和审核组的结论，确保管理层清楚地了解审核结果。

6）后续的纠正措施及关闭：确定的不符合项，并与受审核方商定的纠正措施以及完成时间。纠正措施的制定应基于问题产生的根本原因，继而实施有效纠正措施和预防措施。商定的纠正措施期限到期后，审核员应当尽早检查纠正措施的有效性。质量负责人应当最终负责确保受审核方消除不符合项及并予关闭。

7）内审报告：质量负责人应当对内部审核的结果和采取的纠正措施的趋势进行分析，并形成报告，下次管理评审时输入。报告应当总结审核结果，并包括以下信息：审核组成员的名单、审核日期、审核部门或场所及详细情况、运作中值得肯定的或好的方面、确定的不符合项及其对应的相关文件条款、改进建议、商定的纠正措施及其完成时间和完成情况等。

【注意事项】

(1) 每年的内部审核不一定要对质量管理体系的全部要素进行深入审核,实验室可以决定重点审核某一特定活动,同时不能完全忽视其他活动。

(2) 需要时,质量负责人要按照日程表的要求和管理层的需要实施附加审核。

六、风险管理(条款号:4.14.6)

【基本要求】

当检验结果影响患者安全时,实验室应评估工作过程和可能存在的问题对检验结果的影响,应修改过程以降低或消除识别出的风险,并将做出的决定和所采取的措施文件化。

当实验室生物因素或其他理化因素对操作人员安全有潜在影响时,实验室应有正式的风险评估体系,除所要求的对工作场所的正式风险评估之外,应用安全核查表也是记录和将评审计划文件化的适宜方法,危险废物处置、风险评估、安全调查记录和所采取行动的记录应可查阅,保存期限按相关要求执行。

【具体操作】

风险管理的核心过程是风险因素的识别、风险估计、风险评价、风险控制、监控风险及故障调查等的持续过程(图1-1)。

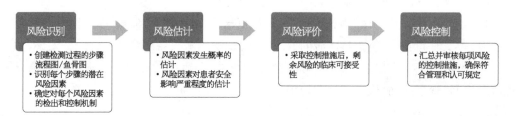

图1-1 风险管理流程

1. 选择需要进行风险评估的检验过程

要对一个检验过程进行明确的定义和范围界定,一般为一个检测项目的整个检测过程,包括分析前、分析中和分析后。理论上,实验室所有检测项目都应进行风险评估,但由于资源、人员精力有限,一般选择不好控制的检测项目或临床意义比较大的项目进行评估。

2. 风险评估小组的建立

风险评估小组一般由质量负责人筹建并负责,应根据所要评估的项目(的检验过程)选择评估人员。小组成员应至少满足以下条件:① 应有小组成员具有相关过程及其失效影响的知识,一般为相应专业组的操作人员,并具有一定的工作经验。② 小组成员的知识和经历应具有交叉互补性,如不同的教育、学历、工作、岗位背景等。

3. 实施过程

(1) 选定待评估检验项目(程序)后,先绘制相应检测项目的检测流程图。

(2) 收集检测项目的相关信息。

根据检验过程流程图,按照检测项目"信息采集索引表"(表1-1)的框架目录,进行系统的信息收集,主要为风险因素的评估准备条件。

表1-1 信息采集索引表

分 类	来 源	信 息
质量管理规定	管理部门认可机构	● 国家或地区法律法规或行业标准 ● 实验室认可组织的具体准则要求 ● 管理部门对相关仪器、检测系统的失效声明或通知,规定的质量控制程序
检测项目临床评价	实验室	● 检测项目的临床应用情况,如检测项目的临床作用及意义(如用于疾病的筛查、诊断或监测等),检测项目是急诊项目还是普诊项目,检测项目的生物参考区间、医学决定水平及危急值 ● 由于该检测项目效果错误或发送延迟,而对受检者安全造成影响的危险因素 ● 这些危险因素对受检者安全造成危害的程度,检测项目的临床意义
实验室信息	实验室	● 实验室操作环境的温湿度条件和变化、是否满足要求以及这些变化可能对检测过程的影响 ● 水质、电力的条件和变化,是否满足要求以及可能对检测过程的影响;实验室试剂耗材储存环境是否满足要求、对检测过程的影响 ● 操作人员的培训经历及能力证明,操作人员是否由经验或能力识别潜在失效、解决可能发生的问题,明了可能影响检测过程的因素,操作人员是否有能力进行维护、校准、质控操作 ● 该项目样品检测量(或检测频率),对于涉及人工干预的过程(如样品稀释、结果计算审核等)过低的样品量可能不足以支持操作人员技能的维持,而过高的样品量容易导致失误
检测系统信息	厂商	● 检测系统的应用范围、检测过程、技术指标、检测系统性能指标、系统维护、操作环境要求、系统的局限性以及警示性说明等 ● 实验室对检测系统所作的性能验证,如精密度、准确性、参考区间、可报告范围等 ● 试剂、校准品、质控品或其他耗材的存储条件(温度、湿度、避光性)及操作说明 ● 样品的处理要求及上机说明 ● 厂家的降低风险建议,通过厂家提供的这些信息可以从中得到已知的风险及其控制措施,有利于实验室结合实际情况及自身经验找出与本实验室相关的特殊风险及其控制措施、检测系统的应用范围(包括该检测系统的局限及警示说明)
实验室的外部评价	实验室	● 公布的评价报告,如外部评审报告等 ● 来自实验室用户的反馈等

(3) 风险识别:具体操作流程如下。

1) 召开评估小组会议,按照检验过程的步骤流程图,逐步评估可能存在的失效模式;通过对每个失效模式的可能原因进行深入分析。必须注意:过程中的一个组分的失效模式可能引起过程内部另一活动的失效,成为另一个失效模式的原因。

2) 对于所辨识的每种失效模式应收集厂家已提供或实验室已采取的控制措施,如室内质控、在试剂的条码中包含试剂效期编码、自动分析仪内部加入了可以监测样品质量的模块(如溶血、脂血、高胆红素)、实验室信息系统中设置提示程序来提示异常结果(生理学异常或超出设置的阈值)、进行差值校正(受检者不同时间样品监测数据的差值)等。

3) 建立《风险因素核查表》,将上述信息填入,包括失效模式所在过程步骤、该步骤的功能描述、潜在失效模型、失效效应、失效原因、已有的控制措施、责任人、能否控制、发生概率、严重程度、可接受性、风险等级(量化值)。

(4) 风险估计:风险估计包括危害程度和发生概率两个方面。发生概率的估计应以实验室日常不良事件记录为基础,而严重度的估计应与临床共同协商决定,需要考虑的关键有：① 临床医生如何使用该结果；② 确认检测结果提供哪些信息；③ 临床医生在处理结果前获得确证结果的概率；④ 结果引起临床决策的时间；⑤ 根据结果会对受检者采取哪些干扰措施；⑥ 不正确的干扰对受检者产生何种危害；⑦ 危害的严重程度。将风险估计结果与可接受风险标准进行比较，评价风险的可接受性。

（5）风险评价：对风险的评价可以通过风险分级来实现，风险的分级可参考公式"风险等级＝发生概率×严重程度"，但是必须注意依据公式计算所得的数据大小不作为风险临床可接受性的依据，只帮助确定不可接受风险的轻重缓急。实验室可以接受可忽略或者轻微失误风险的后果，除非这类失误经常发生。相反，实验室不能接受具有潜在致命性失误风险的严重后果，即使其发生概率极低。当危害不可能被消除或者显著减少时，为受害者提供残留危害后果的相关信息，可被视作减轻风险的措施。

1）对于可接受的风险，可在程序中继续使用；对于不可接受的风险，要采取控制措施达到以下三个目的：一是提高风险因素的检出能力；二是降低风险的发生概率；三是减小风险因素的危害程度。对于一些失效模式，在将其作为"不可接受"风险因素前，需要进行风险效益分析，以免造成资源的不必要浪费。

2）对不可接受风险采取控制措施后，还要对残余风险的可接受性进行评价，若可接受则继续运行，若不可接受则要重新进行风险评估步骤。

（6）形成风险评估报告：将《风险因素核查表》中不可接受风险进行汇总后形成《风险评估报告》，包括但不限于编号、过程步骤、风险因素、严重程度、发生概率、可接受性、已有控制措施、已有控制措施的局限性、已有控制措施的有效性、新制定的控制措施、剩余风险的临床可接受性等，这些是制定质量控制计划的基础。

七、质量指标（条款号：4.14.7）

【基本要求】

实验室应建立质量指标以监控和评估检验前、检验和检验后过程中的关键环节，以改进实验室的服务质量。选择的质量指标包括计划—实施—检查—行动环中各个阶段的信息指标，这包括对医疗功效、患者和工作人员安全及机构风险有显著影响的检验全过程中的关键过程指标和支持性过程指标。

实验室应对每个所选择的质量指标建立可操作性的定义，负责追踪每个指标的人员共同处理以下每个项目：指标的确认，指标的目的、范围、权力，指标强调的领域，指标算法，指标监测和指标审核。

实验室应用文件记录每项指标的特定数据收集计划，应考虑如下项目：负责收集数据的成员、测量的频率、数据的类型、抽样计划、确认研究、外部参考文献、目标和阈值、预试验的开展。

应策划监控质量指标的过程，包括建立目的、方法、解释、限值、措施计划和监控周期。某些质量指标如按不同病区或样品采集地点分别计算，有助于发现该指标所反映质量缺陷的来源，及时与来源部门沟通，并加以整改。

应定期评审质量指标以确保其持续适宜。

注：监控非检验程序的质量指标，如实验室安全和环境、设备和人员记录的完整性。以及文件控制系统的有效性等，可以提供有价值的管理信息。

注：实验室宜建立系统监控和评估实验室对患者医疗贡献的质量指标（条款号：4.12）。

实验室在咨询用户后，应为每项检验确定反映临床需求的周转时间。实验室应定期评审是否满足其所确定的周转时间。

【具体操作】

（1）质量指标的选择和建立：实验室应按照卫生行业标准《临床实验室质量指标》（WS/T496-2017）选择和建立实验室质量指标，包括检验前、检验中和检验后过程，以及支持过程四个方面。也可以在管理体系其他方面设置质量指标。

（2）质量指标的可操作性定义：实验室应建立文件化的操作程序（SOP），对每个所选择的质量指标建立可操作性的定义。

1）质量指标相关检测项目选择的原则包括：① 样品检测量大的项目；② 非常规检测的项目；③ 新开展的项目；④ 易对受检者或临床等有一定影响的项目。

2）授权相应指标的追踪人员。

3）每个项目指标的要素应包括：指标的定义、选择目的、范围、计算方法、目标值、指标负责人、数据收集人、数据验证人、收集频率及分析频率、指标评审方式等，可设计质量监控指标计划表。

4）指标和目标值选定理由符合临床实际和相关行业标准，改进目标参照国际国内或同行标杆水平。

（3）数据收集记录过程：每个实验室应用文件记录每项指标的特定数据收集计划，包括上述所建立的可操作性定义、被监测活动的明确范围及其与实验室的相关性。需要考虑如下项目：负责收集数据的成员、测量的频率、数据的类型、抽样计划、确认研究、外部参考文献、目标和阈值、预试验的使用等。

（4）质量指标的监控：实验室应对质量指标的实施情况进行监控，各项指标负责人制定指标监控计划，包括建立目的、方法、解释、限值、措施计划和监控周期。

1）各项指标负责人进行数据收集、验证、分析和改进工作，按监控频率将指标分析报告提交至质量主管。质量主管汇总、审核、分析质量监控指标数据，完成月报表，落实上报和反馈。

2）某些指标不同来源如不同病区或样品采集点，可分别进行分析和监控，可及时发现质量缺陷的来源，及时整改。

（5）质量指标的定期评审。

1）实验室通过收集所有可得的数据以及分析与设定行动值是否一致，即目标值的达标率进行评审，建议时间为每月一次。通过评审，没有达标的，应及时分析并加以改进；已经达标的，应评审质量指标的适宜性。

2）与用户进行咨询和充分沟通，通过与用户的评审来重新考量所建立和选择的质量指标的合理性。如周转时间 TAT,需定期与用户进行沟通,定期评审是否满足了用户的需求。

【注意事项】

(1)实验室宜建立系统监控和评估实验室对患者医疗贡献的质量指标。

(2)质量指标的可操作性定义除了要确保履行与选择特定指标相关的目的外,还应确保数据收集的持续性。

八、外部机构的评审(条款号：4.14.8)

【基本要求】

如果外部机构的评审识别出实验室存在不符合或潜在不符合,适当时,实验室应采取适宜的应急措施、纠正措施或预防措施,以持续符合本准则的要求。应保存评审以及采取的纠正措施和预防措施的记录。

【具体操作】

(1)外部机构的评审一般是指第三方的审核。外部机构包括但不限于卫生行政管理部门、市临床检验中心、疾病预防控制中心、卫生监督所、中国合格评定国家认可委员会(ISO15189 认可)等。

(2)实验室应利用外部机构的评审的结果所发现的管理体系的薄弱环节(不符合或潜在不符合),通过汇总和评估,采取适宜的应急措施、纠正措施或预防措施实施改进。

(3)外部机构的评审的结果应作为管理评审的输入,并加以评审。

(4)保存相应的评审和采取措施的实施记录。

【注意事项】

注意举一反三,利用外部机构的评审的结果持续改进整个实验室管理体系。

第十五节　管理评审(条款号：4.15)

【基本要求】

实验室管理层应定期评审质量管理体系,以确保其持续的适宜性、充分性和有效性以及对患者医疗的支持(条款号：4.15.1)。

(1)管理评审的输入(条款号：4.15.2)：管理评审的输入至少应包括以下评估结果信息。

1)对申请、程序和样品要求适宜性的定期评审(条款号：4.14.2)。

2)用户反馈的评审(条款号：4.14.3)。

3)员工建议(条款号：4.14.4)。

4)内部审核(条款号：4.14.5)。

5）风险管理（条款号：4.14.6）。

6）质量指标（条款号：4.14.7）。

7）外部机构的评审（条款号：4.14.8）。

8）参加实验室间比对计划（PT/EQA）的结果（条款号：5.6.3）。

9）投诉的监控和解决（条款号：4.8）。

10）供应商的表现（条款号：4.6）。

11）不符合的识别和控制（条款号：4.9）。

12）持续改进的结果（条款号：4.12），包括纠正措施（条款号：4.10）和预防措施现状（条款号：4.11）。

13）前期管理评审的后续措施。

14）可能影响质量管理体系的工作量及范围、员工和检验场所的改变。

15）包括技术要求在内的改进建议。

（2）评审活动（条款号：4.15.3）：评审应分析不符合的原因、提示过程存在问题的趋势和模式的输入信息。

评审应包括对改进机会和质量管理体系（包括质量方针和质量目标）变更需求的评估。

应尽可能客观地评估实验室对患者医疗贡献的质量和适宜性。

（3）评审输出（条款号：4.15.4）：应记录管理评审的输出，包括下述相关管理评审决议和措施。

1）质量管理体系及其过程有效性的改进。

2）用户服务的改进。

3）资源需求。

注：两次管理评审的时间间隔不宜大于12个月。质量体系初建期间，评审间隔宜缩短。

应记录管理评审的发现和措施，并告知实验室员工。

实验室管理层应确保管理评审决定的措施在规定时限内完成。

【具体操作】

（1）评审的定义：对客体实现所规定目标的适宜性、充分性或有效性的确定（GB/T 19000－2016）。

（2）管理评审相对于内部审核有着本质的区别。内部审核是由质量主管通过成立内审组，按照既定的质量方针、目标、政策和程序对质量体系的运行情况实施符合性验证，对发现的不符合采取纠正措施。而管理评审是由管理层通过质量体系各个方面的运行情况来评定既定的质量方针、目标、政策和程序的适宜性、充分性和有效性，并加以改进。

（3）管理评审的主体是实验室管理层，包括实验室主任、副主任、质量主管、技术管理者和各专业负责人以及关键质量管理人员。质量主管负责确保所有评审工作依据规定的程序系统地实施，确保管理评审所确定的措施在规定的时间内完成，并记录管理评审的结果。

（4）实验室应在每年年初制定管理评审的方案策划，由最高管理者或授权人员审核批准后实施。

（5）实验室管理层根据既定的日程表和程序系统的实施管理评审，对实验室管理体系和检验活动的有效性进行评价。

1）管理评审的策划首先要识别管理评审的输入，包括本基本要求内的 15 项内容。

2）在管理评审时，一般通过会议的形式进行，由各专业和相关负责人针对 15 项内容逐一分析和汇报，分析不符合的原因、存在问题的趋势、工作的变化和需求、对患者医疗贡献的质量和适宜性以及改进。

（6）管理评审的输出是评审活动的结果，应当包括：① 质量方针、中期和长期目标的修订，包括制定下一年度的目标；② 正式的措施计划，包括完成拟定的对管理体系和（或）目标的运作的改进的时间安排；③ 用户服务的改进；④ 资源需求等。

（7）质量主管最终将本次管理评审形成报告，由最高管理者批准后发布，并在实验室内部传递和沟通。

（8）质量主管负责确保评审所产生的措施按照要求在适当和约定的日程内得以实施。在定期的管理会议中应当监控并跟踪验证这些措施及其有效性。

（9）实验室应当保存所有管理评审的记录。

1）记录包括管理评审的输入、会议纪要、输出报告等，报告应明确指出所需采取的措施，以及措施的负责人和完成期限。

2）质量主管应当负责确保评审产生的措施予以记录。

【注意事项】

（1）管理评审的典型周期是 12 个月。质量体系初建期间，评审间隔尽量缩短。

（2）策划的结果要形成文字材料预先发给与会人员，以便提前做好充分准备。

（3）如是第一次管理评审，则可能没有外部机构的评审，可以不必作为该次管理评审的输入。

第十六节　应急预案和补救措施（条款号：4.16）

【基本要求】

临床实验室应制定消防、放射、生物安全事故、危险品、危险设施等意外事故的预防措施和应急预案，有职业暴露后的应急措施、处理过程和记录。定期开展应急演练，有演练的记录和影像资料。

实验室应建立应急方案，当检测系统、通讯或计算机信息系统出现故障时的应急预案及恢复补救措施，并做好记录。

注：实验室的环境和设施的生物安全、化学危险品管理、消防要求以及用电要求管理可参照以下标准或要求：生物安全要求可参照《生物安全实验室建筑技术规范》(GB50346‐2011)以及《实验室生物安全通用要求》(GB19489‐2008)；化学危险品管理要求可参照《常用化学危险品贮存通则》(GB15603‐1995)；消防安全要求可参照《医疗机构消防安全管理》(WS308‐2009)，实验用电安全要求可参照《管理、医疗、护理人员安全使用医用电气设备导则》(GB/T17995‐1999)以及《医用电气设备第1部分：安全通用要求》(GB9706.1‐2007)。

【具体操作】

（1）实验室应制定生物安全事故、消防、放射、危险品、危险设施等意外事故的预防措施和应急预案，要求可参照各相关的管理文件。

（2）应有职业暴露后的紧急处理和应急措施，并对处理过程有详细记录。

（3）实验室应定期开展包括生物安全和消防安全在内的各应急预案的演练并形成记录，应保存演练记录和演练的影像资料。

（4）实验室应制定当检测系统出现故障时，保障临床样品检测结果的及时性的应急预案及补救措施，当无法及时报告时，应告知客户。处理过程应有详细记录。

（5）实验室应制定当通讯或计算机信息系统出现故障时，保障检测数据可靠性及完整性的应急预案及补救措施，并有详细记录。

【注意事项】

（1）作为检测系统出现故障时的应急保障系统，应满足相关的质量管理要求，如两个检测系统间检测结果的可比性。

（2）实验室宜提供相关设施以保障检测结果不受电力供应等因素影响。

第二章　实验室技术要求

第一节　人员(条款号：5.1)

一、总则(条款号：5.1.1)

【基本要求】

实验室专业技术人员配备须与其开展工作相适应,并应制定人员管理程序,保留所有人员满足要求的证明资料。

【具体操作】

(1)实验室应按照检验工作类别和工作量,配备足够的与其所承担任务相适应的管理人员和技术人员。

(2)实验室应制定人员管理程序,规定其岗位职责,并对其进行与其岗位相适应的教育、培训。

(3)实验室应建立所有技术人员档案,内容包括专业技术人员的相关授权、教育和专业资格、培训、技能、经验和能力评定的记录,并包含授权和(或)能力确认的时限。

【注意事项】

(1)实验室应该有足够的人力资源,能够保证履行实验室任务。

(2)人员管理程序应该符合所在实验室实际,保留相关的证明材料。

二、人员资质(条款号：5.1.2)

【基本要求】

实验室技术人员应具有相应的专业学历,并取得相应的专业技术职务任职资格。

实验室管理层应将每个岗位的人员资质要求文件化。该资质应反映适当的教育、培训、经历和所需技能证明,并且与所承担的工作相适应。

实验室技术人员按规定需要持证上岗的,如临床基因扩增(PCR)、HIV初筛、生物安全操作等,应取得相应的证书。

实验室技术人员操作各类仪器设备应经过相关培训,考核合格并授权后方能操作。

为检验专业判断和为用户提供建议等咨询服务的人员应具备适当的理论和实践背景及经验。

注:专业判断的形式可以是意见、解释、预测、模拟、模型及数值,并符合国家、区域、地方法规和专业指南。

实验室样品接收人员应经培训合格后方可从事该岗位工作。负责医疗机构内部样品运送的检验人员、临床护理人员或工勤人员;负责不同医疗机构之间样品运送的专职人员,如医疗机构指定的运送人员、医学检验实验室收样人员以及符合生物安全要求并具有资质的专业物流公司的配送人员,均应经培训合格后方可从事该岗位工作。

【具体操作】

(1)临床实验室的工作人员,一般应是检验专业毕业或者是其他相应专业技术人员,经岗位实习,满足岗位的技术操作能力,获得检验系列职称的技术人员;具有检验工作的经验,满足某一岗位的技术操作能力。

(2)有些技术需要获得指定部门颁发的上岗证方可上岗操作,并确保定期验证,如高压灭菌锅操作、临床基因扩增实验技术、HIV初筛实验技术、生物安全上岗证等。

(3)有颜色障碍的人员不能执行某些涉及辨色的试验,如微生物检验染色、菌种鉴定,血液体液检测细胞、病原体的染色镜检,免疫检验的即时检验(point-of-care testing,POCT)检测等。

(4)实验室人员应熟悉生物安全操作知识,实验室辅助人员(如:实验室工勤人员等)必须进行一定的培训,应具备相应的生物安全知识和操作技能。基于生物安全考虑,实验室工作人员应定期进行健康状况监测,并建立相关档案。包括定期体检记录、职业暴露记录、免疫接种情况等。

【注意事项】

(1)实验室技术人员的资质应符合法规要求,特别是有些技术需要获得指定部门颁发的上岗证方可上岗操作,如临床基因扩增实验技术、HIV初筛实验技术等。

(2)新进人员的岗前培训应该有计划,有考核,有记录,有存档。

(3)对在培员工、签约人员、外聘技术人员和关键支持人员等应进行适当的监督,以确保这些人员是胜任的,并依据实验室的质量体系要求工作。

三、岗位描述(条款号: 5.1.3)

【基本要求】

实验室应对所有人员岗位的职责、权限和任务进行描述。

【具体操作】

实验室所有工作岗位的资质要求和岗位职责应该在文件中有相关规定。采用相应的表格和文字描述可以比较直观地体现。实验室人员的岗位职责一般按具体的实验室实际,结合职称和职务综合制订岗位职责,如:检验科负责人、生化组长、门诊血常规窗口、某某仪器操作员、传染病检验、微生物检验、质量管理员、信息管理员、临床沟通、科研等。

【注意事项】

具体的工作岗位的设定,应反映实际工作内容。

四、新员工入岗前介绍(条款号:5.1.4)

【基本要求】

实验室应有向新员工介绍组织及其将要工作的部门或区域、聘用的条件和期限、员工设施、健康和安全要求(包括生物安全、信息安全、火灾和应急事件)以及职业卫生保健服务的程序。

【具体操作】

根据要求,由合适的人员承担相应的介绍,可能涉及包括人事、后勤、生物安全等相关责任人。

【注意事项】

(1)入岗前介绍内容应充分有效。

(2)保存相关记录。

五、培训(条款号:5.1.5)

【基本要求】

临床实验室负责人应组织实验室人员进行学习和培训,有相应的学习培训制度、计划和记录,并定期对学习培训计划的有效性进行评估。实验室应为所有员工提供至少以下内容的培训:

(1)质量管理体系。

(2)所分派的工作过程和程序。

(3)适用的实验室信息系统。

(4)健康与安全,包括防止或控制不良事件的影响。

(5)伦理。

(6)患者信息的保密。

实验室应对在培人员应始终进行监督指导。

【具体操作】

(1)实验室应建立学习培训制度。制度应该明确不同人员、不同部门的职责范围。

（2）制度应明确培训的目的，培训的形式，工作流程，考核和记录，材料归档等内容。

（3）一般应该按照年度制定培训目标，按照科室和员工的需求制定培训计划，并组织落实。

（4）实验室培训各类人员包括在培人员、签约人员、额外技术人员和关键支持人员等，培训的类别包括上岗培训、在岗培训（包括继续教育）、转岗培训和特殊岗位培训等内容。

（5）每年至少组织一次标本采集与运送培训，对象包括医师、护士、工人、实习/进修人员等。针对不同对象开展针对性的培训。

（6）培训内容根据管理人员和检测人员岗位的不同而不同。包括：专业知识，专业技能；国家有关质量、认证、计量、检测等法律、法规、条例知识；所在实验室质量管理体系、所分派的工作过程和程序、适用的实验室信息系统、健康与安全，包括防止或控制不良事件的影响、伦理、受检者信息的保密、外语和计算机知识等。

（7）培训的方法方式，可以是集中授课、参观考察和参加国家有关部门组织的宣贯会、经验交流会，以及个别辅导等。

（8）实验室应对培训计划的有效性进行评价，一般至少一年一次，要包括培训计划的完成情况、未完成计划的情况说明。

【注意事项】

（1）要制定切实可行的员工培训制度，并保证内容完备。

（2）应定期制定培训计划，并在期末对培训计划的有效性进行评估。

（3）应按照制度要求填写和保存相关记录。

六、能力评估（条款号：5.1.6）

【基本要求】

实验室应根据所建立的标准，评估每一位员工在适当的培训后，执行所指派的管理或技术工作的能力。

应定期进行再评估。必要时，应进行再培训。

可采用以下全部或任意方法组合，在与日常工作环境相同的条件下，对实验室员工的能力进行评估：

（1）直接观察常规工作过程和程序，包括所有适用的安全操作。

（2）直接观察设备维护和功能检查。

（3）监控检验结果的记录和报告过程。

（4）核查工作记录。

（5）评估解决问题的技能。

（6）检验特定样品，如先前已检验的样品、实验室间比对的物质或分割样品。

【具体操作】

（1）实验室应制定各类岗位人员的能力评估制度，包括评估内容、标准、时间周期和方法。

（2）能力评估频次。应每年评估员工的工作能力。对新进员工在最初 6 个月内应至少进行 2 次能力监督审，保存评估记录。当职责变更时，或离岗 6 个月以上再上岗时，或政策、程序、技术有变更时，应对员工进行再培训和再评估，合格后才可继续上岗，并记录。

（3）能力评估内容。宜设计能充分体现员工对分析前质量控制、仪器维护和保养、仪器的质量性能指标、质控、异常结果处理、结果报告等专业判断能力的评估内容，包括员工应试状态的操作能力、常态下的操作能力、分析原因和提出整改措施的能力。

（4）能力评估方式。实验室可采用上文所列的一种或任意方法组合，在与日常工作环境相同的条件下，对实验室员工的能力进行评估。

（5）能力评估不合格处理。当能力评估不合格时，应立即停止该员工所涉及的仪器或项目操作，及时分析不合格原因，针对原因及时制定相关培训计划并实施培训，培训后进行能力的再评估。

（6）能力评估结论表述。实验室可以通过分数或等级进行评定，也可参照以下方式评定：

1）没有或稍有经验。

2）有一些经验，还需要时间和帮助。

3）胜任，能独立完成操作人员。

4）胜任，能独立完成操作，并能对其他人员进行指导的人员。

（7）人员培训与能力评估记录。人员培训和能力评估文件应规定记录的保存要求：该记录的保存责任人、保存方式、保存地点、查看权限、保存周期。

1）个人培训记录的管理：每次培训结束后应完成以下记录并保存在员工的培训档案中：书面测试材料、由培训人员完成的直接观察清单或任何书面测试的文件（案例学习、测试材料及其他）、评审记录、评审报告（如：日志、测试记录）或盲样测试结果、效果评估记录。

2）集体培训记录的管理：应包括观看录像或阅读某些资料、所有受训人员签到单、效果评估记录。

3）能力评估记录的管理：每次能力测试结束后，应该完成能力评估表并保存在员工档案中。

【注意事项】

（1）实验室所建立的对员工执行所指派的岗位工作能力的评估标准。

（2）采用多种形式做好实验室相关人员能力评估。

（3）能力评估不合格处理应具有针对性。

（4）培训记录应该完备。

七、员工表现和评估（条款号：5.1.7）

【基本要求】

除技术能力评估外，实验室应确保对员工表现的评估考虑了实验室和个体的需求，以保持和改进对用户的服务质量，激励富有成效的工作关系。

注：实施评估的员工宜接受适当的培训。

【具体操作】

实验室可以根据实验室和个体的需求，如实验室的社会责任、科研教育能力和学科发展，员工的性别、生理和心理健康、工作氛围、民族等需要注意的地方进行评估，激励富有成效的工作关系。

如承担政府为下级医院卫生技术人员培养的指令性任务，应制订相关的制度、培训方案，并有具体措施予以保障。与受检者密切接触的应参加纠纷防范及处理的专门培训。与致病菌接触的岗位应进行传染病防治知识和技能培训。

【注意事项】

（1）员工的表现应该考虑了实验室和个体的需求。

（2）保留相关评估记录。

八、继续教育和专业发展（条款号：5.1.8）

【基本要求】

应对从事管理和技术工作的人员提供继续教育计划。员工应参加继续教育。应定期评估继续教育计划的有效性。

员工应参加常规专业发展或其他的专业相关活动。

【具体操作】

实验室应根据不同年龄、职称、职务的员工特点，结合国家和所在地卫生管理部门的要求，在员工学历教育、职场发展等方面建立有针对性的继续教育计划。按照计划，分步实施，并对实施有效性进行评估，同时做好相关记录。

员工应参加所在行业国家法规、标准、新技术、新方法、质量控制、专业学会等相关专业性的活动。

检验人员获得技术职称后，必须每年参加专业继续教育培训，获得继续教育学分（Ⅰ类学分和Ⅱ类学分），不同的职称要求不同的学分数，以获得在职期间维持学术水平和技术能力的证明，并作为技术职称晋升的依据。可以参考国家和所在地关于卫生从业人员继续医学教育的现行文件执行。

【注意事项】

（1）应有针对性、可操作性的继续教育和专业活动计划。

（2）做好计划有效性的评估（至少每年1次）。

（3）保存实施过程的记录。

九、人员记录（条款号：5.1.9）

【基本要求】

应保持全体人员相关教育和专业资质、培训、经历和能力评估的记录。这些记录应随

时可供相关人员利用,并应包括(但不限于)以下内容:

(1) 教育和专业资质。

(2) 证书或执照的复件(适用时)。

(3) 以前的工作经历。

(4) 新员工入岗前介绍。

(5) 当前岗位的培训和使用医学(临床)实验室设施的潜在风险的相关培训。

(6) 能力评估。

(7) 继续教育和成果记录。

(8) 员工表现评估。

(9) 事故报告和职业危险暴露记录。

(10) 免疫状态(与指派的工作相关时)。

【具体操作】

(1) 实验室应对所有技术人员建立档案,内容包括所有人员(包括签约人员)的教育背景、专业资格、培训、经历及能力记录档案。

(2) 记录档案应该保持对人员的动态化管理。包括入职、上岗、任职职务和职称变化、继续教育情况。

(3) 定期(至少每年1次)对实验室人员档案进行完备性核查。

【注意事项】

(1) 人员档案应包括实验室所有人员。

(2) 记录档案应包括上文所有要素。

(3) 应定期核查,并留下记录。

第二节 设施与环境条件(条款号:5.2)

一、总则(条款号:5.2.1)

【基本要求】

实验室应分配开展工作的空间。其设计应确保用户服务的质量、安全和有效,以及实验室员工、患者和来访者的健康和安全。实验室应评估和确定工作空间的充分性和适宜性。

在实验室主场所外的地点进行的原始样品采集和检验,例如,实验室管理下的床旁检验,也应提供类似的条件(适用时)。

【具体操作】

实验室设施和环境条件是检测工作的物质基础,对检测结果的有效性和准确性有很大影响。具备必要设施并对环境条件进行有效监控,是确保检测工作顺利进行的首要条件。

（1）实验室总体布局和局部安排应最大限度地减少潜在的对样品污染和对人员的伤害。

（2）对进入和使用影响检测质量的区域应加以控制,确定控制的范围,并予以明确标识。应注意配备防突然停电的设施[如 UPS 和（或）双路电源等],以保证关键设备的正常工作。

（3）实验室应根据各自的特点,制定相应的安全管理制度,制定实验室安全管理制度的目的是为了做好实验室用电安全、生物安全、化学品安全和设备使用安全等工作,确保实验室财产和工作人员的人身安全。实验室安全管理制度中应规定各个场所、各个工作流程及不同工作性质人员的安全准则,开展安全制度与流程管理培训,相关人员应知晓本岗位的职业风险和预防措施,实验室全体人员应遵照执行。

（4）在实验室主场所外的地点进行的原始样品采集和检验（如床旁检验）,按相关专业规定的要求执行。

【注意事项】

对实验室设施和环境条件进行总体规划和布局时,同时要考虑实验室水电煤、通风、空气净化和生物安全等方面因素,更要实现"以人为本"的宗旨。

二、实验室和办公设施（条款号：5.2.2）

【基本要求】

实验室空间布局和检验流程应满足检验质量的需求,分区明确,流程合理。实验室及相关办公设施应提供与开展工作相适应的环境,以确保满足以下条件:

（1）对进入影响检验质量的区域进行控制。

注：进入控制宜考虑安全性、保密性、质量和通行做法。

（2）应保护医疗信息、患者样品、实验室资源,防止未授权访问。

（3）检验设施应保证检验的正确实施。这些实施可包括能源、照明、通风、噪声、供水、废物处理和环境条件。

（4）实验室内的通信系统与机构的规模、复杂性相适应,以确保信息的有效传输。

（5）提供安全设施和设备,定期验证其功能并作记录。

示例：应急疏散装置、冷藏或冷冻库中的对讲机和警报系统,便利的应急淋浴和洗眼装置等。

【具体操作】

实验室应进行安全风险评估,在不同的控制区域,应制定相应的防护措施和警示标志。

（1）实验室布局设计要求办公区、辅助工作区和防护区要分离。办公区包括更衣室、办公室、教室、会议室、休息室、清洁通道和卫生间等。辅助工作区包括办公区与防护区之间的过道、实验室内二次更衣区、实验试剂储存区、淋浴室等。防护区包括实验室检测工作区、各类功能操作间、菌毒种库、样品储存区、污物高压和清洗室以及污物通道等。

（2）检测实验室布局需重点关注的因素：

1）应保护医疗信息、受检者样品、实验室资源，防止未授权访问。

2）样品转运和人员流动（人员、样品和气体流向通畅）。

3）灵活性（考虑未来发展的需要）。

4）安全性（门禁，喷淋和洗眼装置，洗手池独立专用，紧急撤离和疏散出口，防护区任何安全罩和生物安全柜的放置应尽量远离出口处和主通道）。

（3）实验室应有足够的、温度适宜的贮存空间（如冰箱），用以分别保存临床样品和试剂，设置目标温度和允许范围并记录；依据所用分析设备和实验过程对环境温湿度的要求，制定温湿度控制要求并记录；依据用途（如试剂或生化仪用水等），制定适宜的水质标准（如电导率要求）并定期检测。实验室地面应防滑、无缝隙，实验台表面应不透水、耐腐蚀、耐热，实验台应牢固。为易于清洁和安全，各种实验台和设备间应保持一定间隙。实验室应设洗眼和冲淋等装置，在实验过程中，受检者样品或试剂不慎溅入眼内或身体裸露部位应立即用洗眼或冲淋装置冲洗。

（4）对有特殊要求的工作区域（如临床微生物学实验室、无菌室、传染病实验室、分子诊断和分子病理实验室、计算机房等）必须按相关专业的要求合理布局，配备设施，以保证检测工作的质量。

（5）对进入和使用影响检测结果的区域应加以控制，确定控制的范围，并予以明确标识（如设置门禁，工作人员进入实验区域需按规定穿工作服或防护服，外来人员进入实验区域需按规定登记和穿规定的临时工作服等）。

（6）实验室一般环境条件（温湿度等）控制应根据下列原则确定：

1）按检测方法或检测技术的要求配备检测设备，并按检测设备使用要求对环境条件进行控制；当实验室同一空间有多台仪器或开展多种检测项目时，应综合考虑各仪器和检测项目对环境条件的要求，设置实验室环境条件控制目标。

2）当环境条件对检测方法或检测设备的检测结果有影响时，应配备温湿度测量和控制设备（如空调、加湿器、抽湿机等），并记录检测时的环境条件。

（7）精密仪器室（如精密分析天平室）除了温湿度要求外，还须有防振、防尘、防阳光直射（如用窗帘等）和防腐蚀性气体液体等设施。

（8）医疗废物应有专人按要求进行消毒后放指定地点，统一处理。

（9）实验完毕离开实验室之前根据实际需要切断电源、水源、气源和火源（有特殊要求不能切断电源或水源的设施，应按相关设施和环境要求严格管理，并作好相应记录），关好门窗。必要时对设施和环境进行消毒处理，保持设施和环境的安全、清洁和去污染，检查无误后方可离人。每日下班前要做好设施和环境的安全检查并记录。

【注意事项】

实验室应有保证仪器放置、实验操作、员工更衣、办公、会议等的足够空间，并有限制进入的措施,防止受检者或其他相关人员的随意出入。应保证检验过程中各种环境和辅助条件的稳定,包括温度、湿度、水质、电力系统,通讯和计算机信息系统等,保证实验室内、外通讯畅通。每天应记录冰箱、孵箱、水浴箱等的温度和环境温度、湿度,记录表上应有规定的允许变化范围,失控时的纠正措施,测试温度和湿度的相关器具应定期进行校准或比对。应保证工作通道的通畅,工作区域的清洁维护,水池上下水道的通畅清洁。医疗废物按相关规定处理。

三、储存设施(条款号:5.2.3)

【基本要求】

储存空间和条件应确保样品材料、文件、设备、试剂、耗材、记录、结果和其他影响检验质量的物品的持续完整性。

应以防止交叉污染的方式储存检验过程中使用的临床样品和材料。

危险品的储存和处置设施应与物品的危险性相适应,并符合适用要求的规定。

【具体操作】

实验室应保证外部供应有效控制,货物存储管理有序,不同的检测区域应有各自的检测设备和器具以防止交叉污染。试剂、耗材、临床样品、文件、记录等应按各自的要求摆放和储存。实验室应确保储存设施空间足够,储存条件(如温湿度等)有监控,并在条件超出运行范围时有相应的调节设备和补救措施,并做好相关记录。

易燃、易爆物品和有毒有害物品等危险品的储存应按规定与周围的电源,火源间隔一定距离,必须双人双锁,由安全员或室主任统一保管,存放在安全之处,采取必要的安全措施(如周边放置小型灭火器和消毒药品等),必要时按国家相关规定建立危险品库房。

【注意事项】

临床样品与检测试剂等应分别放置在按各自要求设定温控的冰箱里,不能放在同一冰箱中,防止交叉污染。

四、员工设施(条款号:5.2.4)

【基本要求】

实验室应有足够的洗手间、饮水处和储存个人防护装备和衣服的设施。

如可能,实验室宜提供空间以供员工活动,如会议、学习和休息。

【具体操作】

员工设施应与实验区域有效隔断,以确保员工设施的洁净和安全。根据各自实验室的规模和特点配备相对应面积或数量的洗手间、饮水处、更衣室和员工休息、会议、学习、活动的设施。

【注意事项】

员工不能穿工作服进入休息、会议、学习、活动等的洁净区域,防止交叉污染。

五、患者样品采集设施(条款号:5.2.5)

【基本要求】

实验室如需采集患者样品,则应有保护患者隐私、舒适度和其他需求(盥洗、残疾人通道、陪伴人员)的设施。

执行患者样品采集程序(如采血)的设施应保证样品采集方式不会使结果失效或对检验质量有不利影响。

样品采集设施应配备并维护适当的急救物品,以满足患者和员工需求。

注:某些样品采集时可能需要配备适当的复苏设备,地方法规可适用。

【具体操作】

(1)样品采集设施应满足国家法律法规或医疗机构伦理委员会对受检者隐私保护的要求,实验室应按要求设置受检者等候区和样品采集区。单个样品采集位之间应有隔断。

(2)样品的处理、检测和储存应在相应实验区域内完成。样品采集地点应控制环境条件,有暂时储存的设施,以满足样品质量不受影响的要求。

(3)实验室应配备有效的消毒剂且易于取用,应配备应急物品,必要时配备适当的复苏设备。

【注意事项】

实验室应定期检查受检者样品采集设施中各种物品(如消毒剂、应急物品、复苏设备等)的有效期限和设备性能,及时更换过期物品,保证设施中各种物品切实有效。

六、设施维护和环境条件(条款号:5.2.6)

【基本要求】

实验室应保持设施功能正常、状态可靠。工作区应洁净并保持良好状态。

有相关的规定要求,或可能影响样品/结果质量和(或)员工健康时,实验室应监测、控制和记录环境条件。应关注样品采集或收集时采集容器、采集时间、保存和运送设施,以及与开展活动相适宜的光、无菌、灰尘、有毒有害气体、电磁干扰、辐射、湿度、电力供应、温度、声音、振动水平和工作流程等条件,确保这些因素不会使结果无效或对所要求的检验质量产生不利影响。

相邻实验室部门之间如有不相容的业务活动,应有效分隔。在检验程序可产生危害,或不隔离可能影响工作时,应制定程序防止交叉污染。

必要时,实验室应提供安静和不受干扰的工作环境。例如,细胞病理学、筛选血细胞和微生物的显微镜分类、测序试验的数据分析和分子突变结果的复核。

【具体操作】

(1)对实验室设施的要求以能获得可靠的生物检测结果为重要依据,对实验室环境的一般要求能保证工作区域的能源、采光、通风等以满足工作需要。

（2）对检测结果有影响的设施应有使用记录，设施维护保养记录，必要时的设施质控记录和校准记录，环境温湿度记录和一些特殊要求的记录等。

（3）实验室设施都要有维护保养措施和相应的操作规程。

（4）实验完毕后，做好设施和环境的清洁消毒工作，对地面、实验台面等设施和环境的消毒要有记录。

（5）实验室设施维护和环境条件管理的相关记录可参照下面内容。

1）实验室环境温湿度记录表基本内容可包括：实验室房间号、温度范围要求、湿度范围要求、日期和时间、当时温度、当时湿度、备注、记录人签名。

2）冰箱温度记录表基本内容可包括：设备编号、温度范围要求、日期和时间、当时温度、备注、记录人签名。

3）紫外灯消毒记录表基本内容可包括：实验室名称、日期、消毒房间号、开灯时间、关灯时间、消毒时间、运行情况、备注、记录人签字。

4）实验室下班前安全检查记录表基本内容可包括：（是或否打钩）实验室名称、日期、水、电、煤（火）、门窗、仪器、特殊项目（保险箱、危险品、贵重物品）的检查结果、其他、检查人签名。

5）实验室设施和环境消毒记录表基本内容可包括：实验室名称、日期、消毒房间号、消毒情况、备注、记录人签字。

注：所有记录表都应有科室主任或授权人员确认签字。

【注意事项】

各专业实验室应根据各自的专业要求，制定相应的设施维护和环境条件的管理要求。

七、实验室生物安全管理（条款号：5.2.7）

【基本要求】

临床实验室应根据《实验室生物安全通用要求》（GB19489）和实验室生物危害风险等级，保证生物安全防护水平达到相应的生物安全防护级别，配备必要的安全设备和个人防护用品，并保证实验室工作人员能正确使用，且定期（每年至少1次）对防护设备和用品的有效性进行评估；工作人员应在上岗前进行安全教育，并每年进行生物安全防护培训；按照《上海市二级生物安全防护实验室管理规范》开展病原微生物实验室备案管理，并按要求严格执行。实验室应严格管理实验样品及菌（毒）种，对高致病性病原微生物，应按《病原微生物实验室生物安全管理条例》（中华人民共和国国务院令第424号）以及《关于印发[上海市病原微生物菌（毒）种或样本运输及保存规范]的通知》规定，送至相应级别生物安全的实验室进行检验。医疗废弃物应按《医疗废弃物管理条例》进行处理。

【具体操作】

（1）生物安全风险评估和风险管理：

实验室生物安全风险评估和风险管理包括5个方面，即5个"P"。

Pathogen 病原体：危险的生物因子。

Procedures 规程：推荐的实验操作和安全的操作规程。

Personnel 人员：相应的培训与技能。

Protective equipment 防护设备：防护衣和安全设备。

Place 地点：实验室所在位置。

1) 病原体：风险评估包括传染因子类型（WHO或卫生部名录）、感染途径、感染性疾病发生过程（病毒性、致病性、数量、浓度、人群中影响程度，昆虫媒介的存在）。风险管理包括进行登记（包括生物安全办公室、感染机构、约束机构、疾控中心-选择机构）。

2) 规程：风险评估包括气溶胶风险（超声、离心、混匀、混合、振动），经皮肤穿刺风险（针头、注射器、玻璃移液管、解剖刀、低温刀片/刀等），飞溅/溅泼风险（移液管、接种环）。风险管理包括：建立一套结合安全使用的标准操作规程，遵守基本的生物安全规则，实验室，工作区域，Ⅱ级生物安全实验室或更高传染因子实验室内的设备贴上标识，指导实验室操作和检查实验设备，用非传染性材料做尝试性试验，以测试新的规程/设备的符合性。

3) 人员：风险评估包括人员免疫（赘生物疾病、感染、免疫抑制治疗、年龄、种族、性别、妊娠、脾切除手术、胃切除手术等）、免疫力、后暴露预防、血清库、对安全的态度、安慰、外伤、破损皮肤、湿疹、皮炎等；风险管理包括安全培训、以前从事生物危害的经历、技术的熟练程度、立即向生物安全负责人和生物安全办公室报告所有的暴露事件、被忽视的事件以及相关疾病的症状，调查/核实事件/飞溅等，以防止相关事件的再次发生。

4) 防护：风险评估包括气溶胶-可以吸入粒子直径<5 μm、飞溅/溅泼、锐器；风险管理包括个人防护设备（PPE），口罩-HEPA，N-99，N-95等，面部（眼、鼻、嘴）防护-面具和安全眼镜，或盖住下颌的面罩、前面无缝外衣或实验室外衣，手套，生物安全柜，安全离心管/转子。

5) 地点：风险评估包括风险组/生物安全等级、设备、气溶胶风险、受限制的通道；风险管理包括易清洁的地方、冲眼器、窗户、标签等。

(2) 生物安全实验室分级：

Ⅰ级生物安全实验室（BSL-1）。

Ⅱ级生物安全实验室（BSL-2）。

Ⅲ级生物安全实验室（BSL-3）。

Ⅳ级生物安全实验室（BSL-4）。

不同级别实验室的生物安全管理，应满足相应等级实验室生物安全管理的基本要求，并参照实验室的实际使用功能。例如，未经培养的新型冠状病毒及感染性材料，在采用可靠的方法灭活前所进行的病毒抗原检测、血清学检测、核酸检测、生化分析，以及临床样本的灭活等操作，应当在生物安全二级实验室进行，同时采用生物安全三级实验室的个人防护；感染性材料或活病毒在采用可靠的方法灭活后进行的核酸检测、抗原检测、血清学检测、生化分析等操作，也应当在生物安全二级实验室进行。

生物安全要求逐级提升，按各个级别的相关要求进行管理。

Ⅱ级生物安全实验室日常检查表基本内容可包括：

1）生物安全柜：产生气溶胶的操作均在柜内进行,不使用明火,实验前后用消毒剂擦拭操作台面,且生物安全柜的 HEPA 过滤器应定期进行检漏和及时更换。

2）生物危害标识使用：涉及三类生物危害病原体的场所,应张贴满足卫生行业标准要求的国际统一生物危害标识,标识应无破损。

3）限入：实验室的门禁应保持有效(能够自动关闭),外来人员进入Ⅱ级生物安全实验室前,应签署《实验室生物危害知情同意书》,经准许后方可进入实验室。

4）废物处理：工作人员应当及时处理废弃物,不得将废弃物带出实验区。生物废物存放在规定容器内,丢弃前正确清除污染,高压灭菌后放指定地点,再做统一处理。

5）个人防护：操作感染性材料必须戴一次性手套和(或)相应的个人防护装备(一次性口罩,防护镜,防护服),离开实验室前洗手消毒,用于急救的抗菌剂、消毒剂的配备；从事新型冠状病毒核酸检测的人员,必须采用生物安全三级个人防护。

6）操作：执行生物安全手册相关条款。

7）实验室地点,日期,负责人签字等。

（3）医疗废物的生物安全管理：首先无菌化处理(高压灭菌),盛放容器封口,贴警示标签,集中至固定的暂存场所,在规定时间内(≤2天)由有医疗废物处理资质的公司集中收集处理并登记记录。

对固定的暂存场所的要求：

封闭,远离实验区、人员生活区、食堂,并防渗漏、防盗、防蚊蝇、鼠和蟑螂等,方便运送工具、车辆的进出；门口有明显的医疗废物警示标识和"禁止吸烟、饮食"的警示标识,有防止无关人员进入的措施。

操作高压灭菌器的技术人员必须经过专业机构培训,考核合格,持证上岗。

附：高压灭菌器使用记录表基本内容可包括设备编号、日期、使用时间(分钟)、温度(℃)、压力(MPa)、使用情况、备注、使用人签名。

附：实验室医疗废物处理登记表基本内容可包括：

1）医疗废物来源：科室名称。

2）种类：感染性、化学性、损伤性。

3）交接时间：年月日,具体时间(几点钟)。

4）处置方法和去向：集中处理外送。

5）发送人签名。

6）接收人签名。

所有记录表最后都应由科室主任或授权人员确认签字。

【注意事项】

开展感染性微生物检验的临床实验室应制定感染性微生物危害的安全防护措施,需要有关于处理实验室设施意外事故的应急方案,包括(应急预案、应急演练和生物安全培训和监督等），具体内容参照感染性微生物专业的相关要求。

第三节　实验室设备、试剂和耗材（条款号：5.3）

本规范的实验室设备包括仪器的硬件和软件、测量系统和实验室信息系统。试剂包括参考物质、校准物和质控物；耗材包括培养基、移液器吸头、载玻片等。外部服务、设备、试剂和耗材的选择和购买等相关内容见 4.6。

一、设备（条款号：5.3.1）

（一）总则（条款号：5.3.1.1）

【基本要求】

实验室应制定设备选择、购买和管理的文件化程序。

实验室应配备与开展检验项目和工作量相适应的仪器设备（包括样品采集、样品准备、样品处理、检验和储存），所有检验设备均应符合国家食品药品监督管理总局公布的医疗器械管理相关要求，如实验室需要使用非永久控制的设备，实验室管理层也应确保符合本规范的要求。

实验室应配备信息报送和传输功能的网络计算机等设备。

必要时，实验室应更换设备，以确保检验结果质量。

【具体操作】

实验室设备包括基础设备和专业设备，设备管理的目的是为了保证实验室设备能正常有效的运行，其性能符合相关检验的要求，确保检验结果的准确可靠。

实验室必须有合适、充分、质量可靠的仪器设备适用于各类型、各种工作量的需求，以保证检验质量。

实验室所使用的仪器设备和必须符合国家相关规定。

实验室设备选购和管理的基本要求如下：

（1）对设备经销商资质的要求：必须有三证，即《企业法人营业执照》《医疗器械注册证》《医疗器械生产/经营许可证》，所有文件复印后存档保存。

（2）设备性能要求：满足检验结果的质量要求，考虑检测系统间一致性，可比性和当前及未来客户的需求等。

（3）设备放置处设施和环境要求：供电供水，通风照明，温湿度等应符合设备安装和运行要求。

（4）信息要求：仪器端口与实验室信息管理系统（laboratory information management system，LIS/HIS）之间兼容性良好。

（5）费用和可操作性：应考虑购置和维护保养费用，操作宜简便顺手。

【注意事项】

实验室应根据自身的规模、设备和材料的质量、检测项目的要求、样品量的多少、设施和环境的具体条件以及生物安全的要求等来配置合适的设备。首选有完整检测系统的设备(即设备和试剂、耗材为原装和配套关系),如果设备和试剂、耗材为非配套组合,应进行性能方面的有效性确认,并出具有效性确认报告且保存,首选能达到相应的国际、国家或行业等标准的设备、试剂和耗材。

各专业实验室应按本专业检验工作的相关和特定要求,制定本专业设备选购和管理的文件化要求或程序。

(二) 设备验收试验(条款号:5.3.1.2)

【基本要求】

所有设备在安装和使用前,实验室均应验证其功能,并能符合相关检验的要求(条款号:5.5.1)。

每件设备应有唯一性标识。

【具体操作】

(1) 设备安装与验收。

1) 安装评估:安装环境应符合仪器需要的环境,设备性能不仅应达到制造商出厂时规定的性能标准,而且应符合相关检验的质量要求。

2) 人员培训:操作人员必须接受设备操作能力的培训并达到相应的要求,还应建立设备的危害识别与减少危害措施的规程。

3) 设备验收报告:实验数据应覆盖所有性能指标且符合检测要求,经实验室相关授权人员审核后,报实验室主任批准。

(2) 设备标识。

1) 设备唯一性标识:张贴在每个设备醒目处,内容包括设备唯一性编号、名称、规格型号、使用部门、启用日期等。

2) 设备状态标识:分三种:① 合格或正常使用状态(应标明本次和下次校准的日期);② 故障停用待修状态;③ 报废状态。

【注意事项】

实验室所有检验设备在验收合格前,都不能出具检验报告。

(三) 设备使用说明(条款号:5.3.1.3)

【基本要求】

设备应由经过培训的授权人员操作。

包括由设备制造商提供的相关手册和使用指南在内的设备使用、安全和维护的最新说明,应便于获取。

实验室应有设备安全操作、运输、储存和使用的程序,以防止设备污染或损坏。

【具体操作】

设备使用前应具备的条件:

建立设备的操作规程等相关文件。设备使用授权(操作人员经培训-考核合格-授权)。设备有效性确认(校准周期内-正常功能状态标识等)。相关的试剂和耗材(应符合国家有关部门规定,建议使用原装/配套试剂和耗材进行性能验证;使用非原装/配套试剂和耗材必须进行有效性确认,并出具和保存有效性确认报告)。操作人员防护(特别是放射性,毒性,腐蚀性,生物安全等防护措施),防护措施包括(口罩、手套、防护镜、防护衣、特殊防护设备等)。样品和医疗废物应按国家相关规定处理,以减少污染。

设备的操作规程等相关文件,应有唯一性标识。文件的封面包括:实验室名称、文件名称、设备名称、编写人、审核人、批准人和批准日期、发布和生效日期、页数、发文登记号、序号等。

一个设备操作规程等相关文件至少包括:设备使用、维护保养、室内质控、室间质评、校准等多个文件。

设备使用的操作规程文件内容包括:设备检测项目、设备检测的原理和方法、性能特征、对环境和安全的要求、所需辅助设备和试剂耗材、开关机操作步骤、项目检测时操作步骤、设备检测项目的正常参考范围和临床意义(需要或适合时)、注意事项、相关的记录表等。

设备使用记录表的基本内容包括:使用日期、时间、使用过程状态、使用者签名、备注(使用过程中异常情况和处理措施等)。最后由科室主任或授权人员签字认可。

设备检测项目的室内质控和室间质评的操作规程文件,按相关专业各个项目的不同要求进行统一编写和操作。

【注意事项】

实验室检验设备应始终由经过培训的授权人员操作。设备使用、维护、质控、校准等现行有效的文件(包括制造商提供的现行有效的手册等)应放在实验室相关工作人员易于取用的地方。

(四)设备校准和计量学溯源(条款号:5.3.1.4)

【基本要求】

实验室应制定直接或间接影响检验结果设备的校准程序,内容包括:

(1)使用条件和制造商的使用说明。

(2)记录校准标准的计量学溯源性和设备的可溯源性校准。

(3)定期验证要求的测量准确度和测量系统功能。

（4）记录校准状态和再校准日期。

（5）当校准给出一组校准修正因子时,应确保之前的校准因子得到正确更新。

（6）安全防护以防止因调整和篡改而使检验结果失效。

计量学溯源性应追溯至可获得的较高计量学级别的参考物质或参考程序。

当计量学溯源无法获得或无关时,应用其他方式验证结果的可信度,包括但不限于以下方法:① 使用有证标准物质;② 经另一程序检验或校准;③ 使用明确建立、规定、明确特性的并由各方协商一致的协议标准或方法。

【具体操作】

实验室应制定直接或间接影响检验结果设备的校准计划和程序,用于证实设备处于良好的功能状态,设备的校准周期通常为 6 个月或 12 个月。各类仪器设备应有专人保管,编制年度校准计划,并有执行记录。

设备校准应具备的条件:

（1）设备校准标准:按国际或国家相关行业标准或设备厂商按企业标准编制的设备校准操作规程。设备检测项目的操作规程应符合临床允许要求。

（2）设备校准操作规程至少应包括:设备校准的目的和范围、校准频率、使用的校准材料、准确度和精密度要求、校准基本操作步骤、各专业检验设备的相关特定要求、记录结果的说明等。

（3）设备校准人员:应熟悉设备原理性能,使用方法和校准过程;设备生产厂商或经授权的经销商应对设备校准工程师进行相关培训、考核,并获得厂商授权证书,使其具有校准资质。

（4）修正因子:当设备校准后要对其中的部分因子进行修正,校准工程师除了修正相应的校准因子外,还需进行校准验证,以验证校准后设备的准确性和可靠性。

（5）出具校准报告:应包括完整的校准实验原始数据,并符合规定的性能标准和相关实验要求。校准报告由所在实验室保存,同时应在设备上粘贴标签,注明校准情况和下次校准日期。

【注意事项】

当校准结果不能达到设备运行规定的性能标准,且不符合相关检验的质量要求时,则该设备应停用,进行检修或报废。

校准的频度应参照国家计量部门或制造商的要求进行。制造商没有规定校准频度的则每年至少进行一次,应有正规的校准报告。

当无法用上述方法进行计量学溯源时,可采用以下方法提供实验室设备检验结果可信度的证明:参加适宜的能力验证/室间质评,且在最近一个完整周期内成绩合格;与使用相同检测方法且已获认可的实验室相关设备比对,或与使用配套分析系统的实验室相关设备进行检验项目测定结果的比对,比对结果符合要求(具体要求和符合标准参照各相关专业的具体规定)。

（五）设备维护与维修（条款号：5.3.1.5）

【基本要求】

实验室应制定预防性维护程序，该程序至少应遵循制造商说明书的要求。

应维护设备处于安全的工作条件和工作顺序状态，应包括检查电气安全、紧急停机装置（如有），以及由授权人员安全操作和处理化学品、放射性物质和生物材料。至少应使用制造商的计划和（或）说明书。

当发现设备故障时，应停止使用，并用清晰标识明确停用状态。实验室应确保故障设备已经修复并验证，表明其满足规定的可接受标准后方可使用。实验室应检查设备故障对之前检验的影响，并采取应急措施或纠正措施（条款号：4.10）。

在设备投入使用、维修或报废之前，实验室应采取适当措施对设备去污染，并提供适于维修的空间和适当的个人防护设备。

当设备脱离实验室的直接控制时，实验室应在其返回实验室使用之前验证其功能，确保设备的可靠性。

【具体操作】

各类仪器设备应有专人保管，制定设备维护保养程序和计划等，并有执行记录。

（1）设备维护和保养：应根据设备制造商建议制定日保养、周保养、月保养、季保养、按需保养等日常预防性维护和保养及年度维护保养计划，并做好记录；设备年度保养可由厂商或经授权的经销商工程师进行，维护保养记录经实验室负责相关设备的技术人员审核确认，必要时由实验室负责人审核确认。

（2）设备维修：设备故障时，应停止使用并清晰标识，进行维修，对检测结果有影响的部件维修后应校准验证后使用（同时检查评估故障对之前检验的影响）；出具维修报告（内容包括设备名称、编号、故障日期/时间、故障描述、故障排除方法/日期/时间、维修人员签字），故障排除后采取的后续行动（需要时），实验室相关负责人审核批准后报告存档。有条件且确认备用设备性能状态满足要求时，在设备维修过程中可启用备用设备。

（3）设备报废：设备使用了一定时间后，检测结果无法满足相关临床质量要求，经制造商或经销商鉴定无法修复或修复费用过高时，进入设备报废流程。按实验室设备报废管理程序办理设备报废手续。按国家或单位相关规定处理设备后撤离临床实验室。设备报废前应经无害化处理，按国家相关规定要求去除报废设备中危险品或感染性物品，按制造商说明书要求进行去污染处理（需要时），以及删除报废设备内保密信息（可拷贝至另一介质）。

【注意事项】

实验室设备维护保养记录和维修报告应按条款号：5.3.1.7 的要求保存在每台设备的档案中，实验室专业设备维护保养维修等的特定要求应参照相关专业的要求进行管理。

（六）设备不良事件报告（条款号：5.3.1.6）

【基本要求】

应按要求调查由设备直接引起的不良事件和事故，并向制造商和监管部门报告。

【具体操作】

实验设备室因处置不当、显示缺陷、超负荷工作等直接原因导致出现可疑检验结果时，应停止使用该设备，加贴停用状态标识，或予以隔离以防误用，及时联系制造商并报告监管部门，直至修复并通过校准或检测表明能正常工作为止。

【注意事项】

实验室应核查这些缺陷对之前检测和（或）校准的影响，必要时执行"不符合工作检测"程序。

（七）设备记录（条款号：5.3.1.7）

【基本要求】

应保存影响检验性能的每台设备的记录，包括但不限于以下内容：

（1）设备标识。

（2）制造商名称、型号和序列号或其他唯一标识。

（3）供应商或制造商的联系方式。

（4）接收日期和投入使用日期。

（5）放置地点。

（6）接收时的状态（如新设备、旧设备或翻新设备）。

（7）制造商说明书。

（8）证明设备纳入实验室时最初可接受使用的记录。

（9）已完成的保养和预防性保养计划。

（10）确认设备可持续使用的性能记录，包括全部校准和（或）验证的报告/证书复件，包含日期、时间、结果、调整、接受标准以及下次校准和（或）验证日期，以满足本条款的部分或全部要求。

（11）设备的损坏、故障、改动或修理。

设备记录应按实验室记录控制程序（条款号：4.13）的要求，在设备使用期或更长时期内保存并易于获取。

【具体操作】

实验室设备的相关记录表基本内容举例：

（1）设备请购请修表。

基本内容可包括：设备品名、详细规格、技术要求、单位、数量、估计金额、供应商名称、联系电话、申请日期、申请理由、备注、科室名称、科室负责人或授权人员签字等。

（2）设备运行记录表。

基本内容可包括：设备名称、设备编号、日期、开机时间、自检情况、运行情况、关机时间、记录人签名、备注、科室名称、科室负责人或授权人员签字等。

各专业可有各自相关专业设备的各种记录表（如天平、分光光度计、离心机、显微镜、紫外灯、压力蒸汽灭菌器、血液分析仪、尿液分析仪、生化分析仪、电解质分析仪、酶标分析仪、流式细胞分析仪、Ⅱ级生物安全柜、自动微生物鉴定和药敏分析仪、自动血培养系统、聚合酶链反应分析仪、核酸提取仪等各自的记录表）。

（3）设备校准/比对记录表。

基本内容可包括：设备名称、设备编号、校准/比对日期、有效期限、记录人签名、备注、科室名称、科室负责人或授权人员签字等。

制造商或经销商的设备校准报告基本内容可包括：科室名称、校准项目、校准日期、校准品名称和批号、校准品靶值和范围、仪器名称和型号、试剂品牌和批号、重复性、准确性、携带污染率（适用时）、校准验证等、操作人员签字和日期、校准单位公章、校准原始数据、实验室授权技术人员签字和日期等。

设备校准/比对的频度应参照国家计量部门或制造商的要求进行，制造商没有规定的则每年至少进行1次。应有正规的校准报告，校准/比对的仪器和项目参见各专业的相关要求。

（4）设备维护保养记录表。

基本内容可包括：设备名称、设备编号、日期、保养内容、保养情况、使用人签名、备注、科室名称、科室负责人或授权人员签字等。

保养可包括：日保养、周保养、月保养、季保养、按需保养等。

【注意事项】

实验室设备的所有记录应放在每个设备的档案中，实验室专业设备的特定记录要求等按各专业的相关规定进行记录。

二、试剂和耗材（条款号：5.3.2）

（一）总则（条款号：5.3.2.1）

【基本要求】

实验室应制定试剂和耗材接收、储存、验收试验和库存管理的程序。原则上建议同一医疗机构同一项目使用同一检测系统。

【具体操作】

实验室应按制造商和检测项目的要求建立试剂和耗材的购买、验收、储存、使用等相关管理的文件，以确保购买的试剂和耗材在有效期内使用且不变质，有相应保存条件的不同温控的冰箱和保存设施，并记录保存的环境条件。

同一医疗机构同一项目检验原则上建议使用同一检测系统，以保证同一项目检验结果的一致性和可比性。

【注意事项】

各专业实验室关键试剂和耗材的管理,应参照各专业实验室的相关要求进行。

(二) 试剂和耗材的接收和储存(条款号: 5.3.2.2)

【基本要求】

实验室不是接收单位时,应核实接收地点是否具备充分的储存和处理能力,以保证购买的物品不会损坏或变质。

实验室应按制造商的说明储存收到的试剂和耗材。

【具体操作】

(1) 检验试剂(包括参考物质、校准物和质控物)和耗材应有专人保管,应在有效期内使用,并按其规定的接收、储存和使用的要求进行操作和处理。

(2) 实验室对有毒性或传染性的试剂或耗材(如注射器和针头等在使用后应毁形并放入专用锐器盒),应按医疗废物处理的相关程序进行处理,以免对环境和人员造成伤害。

【注意事项】

实验室应定期对储存的试剂和耗材的有效期进行检查,一旦发现过了有效期或失效,应停止使用,并进行报废处理。

(三) 试剂和耗材的验收试验(条款号: 5.3.2.3)

【基本要求】

实验室在使用新批号或新货运号的试剂盒前,或使用的试剂盒的试剂组分或试验过程发生了改变,须验证试剂盒性能。

影响检验质量的耗材使用前须进行性能验证。

【具体操作】

(1) 实验室应选择有批准文号的合格的试剂和耗材,且首选与检测设备有原装和配套关系的试剂(包括参考物质、校准物、质控物)和耗材,如果使用的试剂和耗材与检测设备为非配套组合,应进行性能方面的有效性确认,并出具有效性确认报告且保存,首选能达到相应的国际、国家或行业等标准的试剂和耗材。

(2) 实验室应定期对试剂和耗材的供应商进行质量和服务等方面评价,以选择最合适的试剂和耗材。

(3) 试剂更换批号或可影响检验质量的耗材更换批号时,应进行相应的性能验证,至少包括定性项目的阴性、弱阳性、阳性等方面的检测,定量项目的重新定标,质控物检测和(或)留样再测等,具体内容应参照各专业科室相关的性能验证具体要求。

【注意事项】

各专业实验室关键试剂和耗材的验收,应有明确的判断符合性的方法和质量标准,并按各专业实验室的相关验收标准执行。

（四）试剂和耗材的库存管理（条款号：5.3.2.4）

【基本要求】

实验室应建立试剂和耗材的库存控制系统。库存控制系统应能将未经检查和不合格的试剂和耗材与合格的分开。

【具体操作】

（1）实验室应建立试剂和耗材库存管理系统，该系统既能保证试剂和耗材满足随时检验需要，又能减少因过期失效和积压所致的成本浪费。

（2）实验室应有试剂和耗材的出入库记录。

【注意事项】

实验室应将未经检查和不合格试剂和耗材与合格的分开，不合格试剂和耗材应参照相关专业的规定进行处理。

（五）试剂和耗材的使用说明（条款号：5.3.2.5）

【基本要求】

包括制造商提供的说明书在内的试剂和耗材的使用说明，应易于获取。

【具体操作】

实验室试剂和耗材应始终由经过培训的授权人员使用和操作，试剂和耗材使用保存等现行有效的文件（包括制造商或供应商提供的现行有效的使用手册等）应放在实验室相关工作人员易于取用的地方。

【注意事项】

各专业实验室关键试剂和耗材的特殊使用要求，应参照各专业实验室的相关规定执行。

（六）试剂和耗材不良事件的报告（条款号：5.3.2.6）

【基本要求】

实验室应按要求调查试剂或耗材直接引起的不良事件和事故，并向制造商和相应的监管部门报告。

【具体操作】

实验室因试剂和耗材缺陷等直接原因导致出现可疑检验结果时，应停止使用该试剂和耗材，予以隔离以防误用，及时联系制造商或供应商并报告监管部门。

【注意事项】

实验室应核查这些缺陷对之前检测的影响,必要时执行"不符合工作检测"程序。

(七) 试剂和耗材的记录(条款号: 5.3.2.7)

【基本要求】

实验室应保存影响检验性能的试剂和耗材的记录,包括但不限于以下内容:

(1) 试剂或耗材的标识。

(2) 制造商名称、批号或货号。

(3) 供应商或制造商的联系方式。

(4) 接收日期、失效期、使用日期、停用日期(适用时)。

(5) 接收时的状态(例如合格或损坏)。

(6) 制造商说明书。

(7) 试剂或耗材初始准用记录。

(8) 证实试剂或耗材持续可使用的性能记录。

当实验室使用配制试剂或自制试剂时,记录除上述内容外,还应包括制备人和制备日期。

【具体操作】

实验室对影响检验结果的每个试剂和耗材的接收和使用应有详细记录,以便及时查漏补缺。实验室试剂和耗材的常用记录表举例:

(1) 试剂耗材验收领用登记表。基本内容可包括来源(购买或赠送)、验收日期、品名、生产厂家、购买公司、规格、数量、批号、有效期、贮存条件、验收质量标准(适用时)、验收结果(符合或不符合)、验收或领用人、备注、科室名称、科室负责人或授权人员签字等。

(2) 试剂耗材使用记录表。基本内容可包括日期、品名、批号、有效期、现有数量、使用数量、结余、使用人签字、备注、科室名称、科室负责人或授权人员签字等。

(3) 自配试剂记录表。基本内容可包括品名、规格、配制日期、配制人、储存条件、有效期、现有数量、使用数量、结余、使用人签字、备注、科室名称、科室负责人或授权人员签字等。

(4) 移液器使用记录表。基本内容可包括设备名称、设备编号、日期、使用量程、使用时间(小时/分钟)、使用情况、使用人签名、备注、科室名称、科室负责人或授权人员签字等。

【注意事项】

各专业实验室关键试剂和耗材的特殊记录要求,应参照各专业实验室的相关规定执行。

第四节　检验前过程(条款号：5.4)

一、总则(条款号：5.4.1)

【基本要求】

实验室应制定检验前活动的程序和信息,以保证检验结果的有效性。

【具体操作】

实验室应建立可行的临床检验样品质量保证规范性程序文件以及检验前相关的各类资料,对所有涉及人员进行充分培训,并实施有效监测和持续性改进。

【注意事项】

2013年发布的《CNAS-CL02：2012 医学实验室质量和能力认可准则》中,对"检验前阶段"做出如下定义：按时间顺序自医生申请至分析检验启动的过程,包括检验申请、受检者准备和识别、原始样品采集、运送和实验室内传递等。由定义可见,"检验前阶段"的大部分工作都是由医生、护士、工勤人员等在实验室以外完成的,涉及人员和潜在因素最多。据文献报道,分析前阶段发生的差错占所有与实验室相关差错的一半以上,突显了检验前阶段的质量控制始终应该是提高实验室检测质量需关注的重点。有效地控制检验前阶段的质量,可使各种影响样品质量的原因减少到最低程度,并可降低检验资源、诊疗成本,提高整体检验质量。

二、提供给患者和用户的信息(条款号：5.4.2)

【基本要求】

实验室应为患者和用户提供实验室服务的信息。这些信息应包括：

(1) 实验室地址。

(2) 实验室提供的临床服务种类,包括委托给其他实验室的检验。

(3) 实验室开放时间。

(4) 实验室提供的检验,包括样品所需的信息、原始样品的量、特殊注意事项(如样品保存时间、保存条件等对检验结果的影响)、周转时间(可在总目录或检验组合中提供)、生物参考区间和临床决定值。

(5) 检验申请单填写说明。

(6) 患者准备说明。

(7) 患者自采样品的说明。

(8) 样品运送说明,包括特殊处理要求。

(9) 患者知情同意要求(例如,需要委托检验时,同意向相关医疗专家公开临床信息和家族史)。

(10) 实验室接受和拒收样品的标准。

(11) 已知对检验性能或结果解释有重要影响的因素的清单。

(12) 检验申请和检验结果解释方面的临床建议。

(13) 实验室保护个人信息的政策。

(14) 实验室处理投诉的程序。

实验室应向患者和用户提供包括需进行的临床操作的解释等信息,以使其知情并同意。需要时,应向患者和用户解释提供患者和家庭信息的重要性(例如解释基因检验结果)。

【具体操作】

以上条款是要求实验室向检验前阶段所涉及的各类人员,如受检者、临床医生、护理人员、工勤人员以及检验人员提供的基础信息,以保证检验申请、受检者准备、样品采集、样品运送、样品接收等各环节的质量水平。因此,实验室除了建立检验前相关的规范性程序文件、作业指导书等给临床医生、护士、工勤人员和检验人员以指导外,实验室还可制作各种形式的资料(如自采样品指导说明卡片、采样前准备提醒等),并向受检者发放。

【注意事项】

实验室应关注检验前流程,通过合理的设计与安排以确保门诊受检者能够得到充分的检验前相关信息,以保证样品的质量。

三、申请单信息(条款号:5.4.3)

【基本要求】

申请单或电子申请单应留有空间以填入下述(但不限于)内容:

(1) 患者身份识别,包括性别、出生日期、患者地点/详细联系信息、唯一标识。

(2) 医师、医疗服务提供者或其他依法授权的可申请检验或可使用医学资料者的姓名或其他唯一识别号,以及报告的目的地和详细联系信息。

(3) 原始样品的类型,以及原始解剖部位(相关时)。

(4) 申请的检验项目。

(5) 与患者和申请项目相关的临床资料,用于检验操作和解释检验结果目的。

(6) 原始样品采集日期和时间。

(7) 样品接收日期和时间。

实验室应制定口头申请检验的程序,包括在规定时限内提供申请单(或电子申请单)进行确认。

实验室在澄清用户的申请内容时,应有意愿与用户或其代表进行合作。

【具体操作】

实验室应合理设计书面或电子形式的检验项目申请表,以供临床医生申请检验项目

使用。申请表至少应包括以下内容:

1. 受检者姓名、出生年月、性别和受检者的唯一性标识

以上是识别受检者的基本信息,患者的唯一性标识可采用多种方式,如社会保障卡号、受检者的身份证号码、患者的住院号或门诊号等。临床医生必须完整、准确地填写受检者基本信息。

2. 样品采集的日期和时间

必须在申请单上注明样品采集的日期和时间,可以通过采集样品时人工输入或条码扫描完成。样品采集的日期和时间是送检样品质量评估和计算质量指标的重要参数,实验室可以通过此项参数估计样品检测前时长(specimen age)和检验前周转时间。

3. 样品的类型

申请单上应注明样品的类型。样品类型与样品容器的选择、样品前处理方式、检测方法的选择,以及生物参考区间的匹配等相关。

4. 检验项目

临床医生应根据患者病情的需要,正确选择需要的检验项目。检验项目按检测原理或方法的不同,其在诊疗过程中的作用可有所不同:筛选试验不可作为临床诊断的依据,必须进一步用确证试验进行确认;有些试验虽不能起到诊断作用,但可起到疗效监测和预后判断的作用。由于目前的检测项目的特异性和敏感性通常都无法达到100%,临床医生应意识到,疾病的验前概率(pretest probability)适中才能从检测中获得最大效益。如果验前概率过低,假阳性结果将会超过真阳性结果,导致过多不必要的进一步检测;如果验前概率过高,就有获得假阴性结果的风险。

5. 相关的临床信息

临床医生应在检验申请表上注明受检者确定的或可能的临床诊断,此类临床信息是正确审核报告的重要因素。实验室如果发现检测结果和临床信息相矛盾的情况,应及时采取适当的复查手段对结果进行确认,或与临床医生进行沟通后再签发报告。

6. 申请者的识别

申请表上应注明申请者的信息,至少要包括申请者的姓名,如果同时注明申请者的科室更有助于满足申请者信息唯一性的要求。但如果出现同一科室里存在相同姓名的特殊情况,实验室应与该科室协商,采用其他附加信息进行识别。

申请者的信息主要用于出现检验结果与临床信息不符合的情况时,或者是因出现危急值情况时,实验室人员能够及时、准确地联系到临床医生进行沟通。

7. 实验室接收样品的日期和时间

实验室应准确记录收到样品的日期和时间。样品接收时间的重要性体现在以下两方面:

(1)样品接收时间和样品采集时间共同用于评价检验前周转时间,反映样品运送的及时性和效率。

(2)样品接收时间和报告发放时间共同用于评价实验室内周转时间,反映实验室内

部的工作效率。

【注意事项】

（1）临床医护人员和实验室工作人员应充分理解受检者的唯一性标识的重要性。通过唯一性标识的信息，可准确利用受检者的相关资料，调用受检者以前的检测数据供参考和比对，以及确保检验报告单的准确发放。当产生医疗纠纷时，只有当受检者的基本信息填写完整、准确无误时才具有法律效力。

（2）受检者的年龄与部分检验项目的生物参考区间相关，是结果审核时需要考虑的重要因素。但是需注意的是，采用纸质检验申请表时，应以"出生年月"（不是"年龄"）的方式填写信息，这样的信息更为确切。

（3）样品采集日期和时间用于计算检验前周转时间、样品检测前时长和样品周转时间，因此样品采集日期和时间必须精确。通常可以通过采集样品时人工输入或条码扫描生成。样品采集人员将前一天根据医嘱生成样品条码的时间设定为样品采集时间或将全部样品采集完后统一扫码的时间作为样品采集时间都是不合理的。

四、原始样品采集和处理（条款号：5.4.4）

（一）总则（条款号：5.4.4.1）

【基本要求】

实验室应制定正确采集和处理原始样品的文件化程序。文件化程序应可供负责原始样品采集者使用，不论其是否为实验室的员工。

当按照用户要求，采集程序的内容发生偏离、省略和增加时，应记录并纳入含检验结果的所有文件中，并通知相关人员。

注1：对患者执行的所有程序需患者知情同意。对于大多数常规实验室程序，如患者携带申请单自行到实验室并愿意接受普通的采集程序如静脉穿刺，即可推断患者已同意。对住院患者，正常情况下，宜给予其拒绝（采集的）机会。

特殊程序，包括大多数侵入性程序或那些有增加并发症风险的程序，需有更详细的解释，在某些情况下，需要书面同意。

紧急情况时不可能得到患者的同意，此时，只要对患者最有利，可以执行必需的程序。

注2：在接待和采样期间，宜充分保护患者隐私。保护措施与申请信息的类型和采集的原始样品相适应。

【具体操作】

原始样品的采集和处理等步骤是实验室质量保证的初始环节。实验室应组织各专业组制定样品采集、处理、运送和接收的专用指导书，对负责样品采集、样品运送，以及样品接收的所有相关人员进行有效培训，并保证这些人员方便获得相关资料。

由于某些原因，样品采集的实施过程和实验室与用户双方确认的用户要求不一致时，实验室应将此情况记录并在给用户的结果报告中体现，并通知相关的人员。

对于携带检验申请单自行到实验室接受普通样品采集程序的视为受检者已同意。

对于骨髓穿刺、淋巴结活检等具有侵入性或具有并发症风险的样品采集程序,采集人员应对受检者做出详细的解释,如术前诊断、手术目的、术中拟使用的医用耗材或仪器、术中或术后可能出现的并发症、手术风险等,以帮助受检者了解相关知识,做出选择,需要时应有受检者书面同意。

对于受检者处于危急状态、无法表达意愿,而需检查的项目是临床诊疗所必须时,采样人员可以在未获受检者同意的情形下进行样品采集。

(二)采集前活动的指导(条款号:5.4.4.2)

【基本要求】

实验室对采集前活动的指导应包括以下内容:

(1)申请单或电子申请单的填写。

(2)患者准备(例如,为护理人员、采血者、样品采集者或患者提供的指导)。

(3)原始样品采集的类型和量,原始样品采集所用容器及必需添加物。

(4)特殊采集时机(需要时)。

(5)影响样品采集、检验或结果解释,或与其相关的临床资料(如用药史)。

【具体操作】

实验室应制定文件并对采集前活动所涉及的各部门和相关人员进行指导。

(1)实验室应将开具申请单或电子申请单的要求,以及申请单必须具备的信息(条款号:5.4.3)告知临床医生。

(2)由于受检者受到的多种来自内部或外部因素的影响可使检测结果发生误差,因此实验室应建立文件对受检者准备进行规范并对相关人员进行指导,以减少随机分析误差。受检者的准备应至少包括:

1)饮食限制:餐后时间长短、饮食结构和饮食种类均会对部分检验项目产生影响,因此进行部分检验项目检测前需要对受检者的饮食行为进行指导。① 禁食:部分检验项目要求受检者禁食 8~12 小时,如血脂分析(lipid profile)、C 肽等。但是,禁食时间过长(超过 16 小时),同样也会造成血液中部分指标含量下降。② 限制饮水:如尿液皮质醇检测等项目受水摄入量的影响。③ 食物种类:由于不同的食物所含成分的不同,对检验结果也有不同影响。如多食用香蕉、菠萝和番茄等可使尿液中 5-羟基吲哚乙酸(5-HIAA)显著增高;多饮用含咖啡因的饮料可促使肾上腺和脑组织释放儿茶酚胺增高。

2)药物限制:药物主要通过以下几方面原因对检测结果造成影响。① 药物引发生理性效应:一些药物可通过诱发体内生理性效应而影响检验结果。如服用氯丙嗪可使胆固醇浓度增高;肝素及甲状腺素可使血中胆固醇降低。维生素 C 因其具有弱酸性,可竞争尿胆原的排泄,使尿液中尿胆原下降。② 药物干扰检测方法:例如一些以氧化还原反应为基本原理的检测方法易受到血中还原性物质的影响。维生素 C 是强还原性物质,应用大剂量维生素 C 会对以催化氧化反应为基础的酶法测定项目(如葡萄糖、总胆固醇、尿酸及三酰甘油等)产生重要影响。因此,应要求受检者停止药物 2 天后才可采集样品,以免使结果产生误差,影响诊断和治疗。③ 药物破坏检测对象:微生物检测以培养并识别微生物为基础,抗生素的使用会减少微生物培养阳性结果,因此应尽可能于使用抗生素之前采集微生物检测样品。

3) 时间:很多检测指标随昼夜节律呈现规律性的变化,还有部分指标随人体生理周期和妊娠阶段而变化,因此样品采集还需考虑时间因素。① 昼夜节律:葡萄糖、钾、钙、铁、胆红素和血浆蛋白等指标的浓度都存在时间节律变化。例如胆红素和血清铁以清晨最高,钙离子常在中午出现最低值,血浆蛋白最低值出现于夜间等。很多激素的水平随昼夜节律变化明显,变化幅度大的可以相差几倍。因此,同一受检者做多次此类项目的测定时,应固定在同一时间采样以减少人体昼夜变化带来的影响。② 生理周期和妊娠:女性的性激素水平随月经周期而变化,在妊娠各阶段中部分激素的变化情况也不同于常人,形成独特的"妊娠参考区间"。

4) 运动、体位和压力:① 运动:长时间运动或体力活动后,可使血葡萄糖、白细胞、尿素、肌酐、肌酸激酶、天冬氨酸氨基转移酶以及乳酸脱氢酶等指标增高;碳酸氢根减少。因此,在采集样品前一天晚上不应剧烈活动,采集样品当天早晨不应长时间走路,在达到相对安静和情绪稳定时取血。② 体位:不同的体位会改变血液和组织间液之间的平衡,直立时血容量比平躺时减少 600~700 ml,因此不同体位下采集血液会影响检测物质的浓度,其中以大分子物质的改变较明显。这也是受检者在门诊和住院检查时,结果会有不同的原因之一。因此,采集样品时应注意保持正确的体位和体位的一致性。③ 压力:紧张的情绪和心理压力可使血糖、白细胞、儿茶酚胺和皮质醇等增高,血清铁、促黄体生成素和卵泡刺激素等水平降低。因此采血前应使受检者静息、心情放松后采集样品。如果无法等待,应记录受检者心理压力状况。

5) 吸烟和饮酒:① 吸烟:吸烟者儿茶酚胺、血清皮质醇较不吸烟者含量高,白细胞、血红蛋白、平均红细胞体积偏高,高密度脂蛋白-胆固醇浓度降低。吸烟信息是病史中最基本内容之一,在检验工作中也应引起关注。② 饮酒:饮酒后血浆乳酸、尿酸盐、乙醛、乙酸盐、血清丙氨酸氨基转移酶等水平上升。长期饮酒者高密度脂蛋白胆固醇、平均红细胞体积和谷氨酰转肽酶偏高,此三项可作为嗜酒者筛选检查。

(3) 实验室应将各种原始样品采集的类型和量以及所用的相应容器和添加物等内容对样品采集者进行指导和培训。

(4) 实验室应指导并使样品采集者了解某些特殊检测项目的样品采集时间。例如用厚血膜法检查微丝蚴需在晚 9 时至凌晨 2 时采集样品;对于间歇性寒战或发热受检者采集血培养样品,应在寒战或体温高峰到来前 0.5~1 小时采集等。

(5) 临床医师应提供可能对样品采集、检验以及结果解释有影响的临床信息。

【注意事项】
需以合理的方式将采样前的指导信息告知受检者,主要包括餐后时间、饮食结构及食物种类对检验结果的影响。

(三) 采集活动的指导(条款号:5.4.4.3)

【基本要求】

实验室对采集活动的指导应包括以下内容:

(1) 接受原始样品采集的患者身份的确认。

(2) 确认患者符合检验前要求,例如禁食、用药情况(最后服药时间、停药时间)、在预先规定的时间或时间间隔采集样品等。

(3) 血液和非血液原始样品的采集说明、原始样品容器及必需添加物的说明、采集多管血液样品时的正确采血顺序说明。

(4) 当原始样品采集作为临床操作的一部分时,应确认与原始样品容器、必需添加物、必需的处理、样品运输条件等相关的信息和说明,并告知适当的临床工作人员。

(5) 可明确追溯到被采集患者的原始样品标记方式的说明。

(6) 原始样品采集者身份及采集日期和时间的记录。

(7) 采集的样品运送到实验室之前的正确储存条件的说明、样品送检时限的说明。

(8) 采样物品使用后的安全处置。

【具体操作】

样品采集的质量直接影响检验结果,实验室应制定样品采集的指导书。除了对样品采集流程中的受检者身份确认、标记方式、记录样品采集时间、样品运送前储存条件、样品运送条件以及采样物品使用后的安全处理方式进行规定外,还应对采集时间、采集部位、采集容器和添加剂的使用进行明确规范,采集具有代表性、高质量的样品以使检测结果能够真实、客观地反映机体的实际情况。

(1) 样品采集时间。

1) 最具代表性时间:由于现行的生物参考区间多基于健康人于空腹状态下建立,因此在晨起空腹时采血更有意义。此外,晨起空腹采血还能避免昼夜节律、运动以及饮食带来的影响。晨尿由于在膀胱中存留时间达 6~8 小时,各种成分浓缩并达到检测或培养所需浓度,且不受运动或大量摄入水分等因素的影响,因此住院患者更适宜收集晨尿进行检测。

2) 高检出率时间:某些特殊试验具有最佳采血时间,错过此时间将影响阳性检出率,如微丝蚴、疟原虫和血液药物浓度检测等。

(2) 采集部位:血液样品宜采集静脉血,末梢血容易因组织液的混入而影响检测结果。粪便样品宜选择黏液脓血处取样。

(3) 采集容器和添加剂。

1) 血液样品:目前检验所用的血液样品,除了血培养和血细胞计数检查等少数项目采用全血外,其他包括临床化学、临床免疫学项目等均采用血清或血浆作为样品。临床根据检验所需的不同血液样品形式,多分别采用含有不同添加剂的真空采血管。① 普通血清管：红色头盖,不含添加剂,用于临床化学、免疫学相关项目检测。② 促凝管：橘红色头盖,内含促凝剂,可激活纤维蛋白酶,启动凝血过程并形成稳定的纤维蛋白凝块,适用于急诊项目的检测。③ 分离胶促凝管：金黄色或黄色头盖,内含惰性分离胶和促凝剂。离心后,惰性分离胶可使血清和血液有形成分彻底分离。促凝剂的添加可以加速凝血过程,适合急诊项目的检测。④ 肝素抗凝管：绿色头盖,内含肝素抗凝剂,抑制血液的凝固。适用于流式细胞术、血细胞比容、微量元素及临床化学等项目检测。由于肝素会使白细胞聚集,且可使血片染色后背景偏蓝,故不适合用于白细胞计数和白细胞形态学分类。⑤ 肝素锂抗凝管：浅绿色头盖,内含惰性分离胶和肝素锂抗凝剂,可用于快速分离血浆。可用于急诊电解质或其他急诊临床化学项目检测。肝素对促肾上腺皮质激素(adreno-cortico-tropic-hormone,ACTH)检测有影响。⑥ EDTA 抗凝管：紫色头盖,内含乙二胺四乙酸盐,可螯合钙离子抑制血液凝固。适合于血液学项目检测,但不适于凝血试验和血小板功能的检测。另外,EDTA 可以通过螯合金属离子抑制蛋白酶类而使肽类分析物更稳定,但对一些酶类以及一些金属离子的检测有干扰。⑦ 枸橼酸钠抗凝管：浅蓝头盖,内含枸橼酸钠抗凝剂,可螯合钙离子而抑制血液凝固。适用于凝血项目的检测。使用此抗凝管时应注意抗凝剂和血液的合适比例,血液过多或过少都会影响检测结果的准确性。⑧ 氟化物抗凝管：灰色头盖,内含草酸盐抗凝剂和氟化物抑制剂。氟化物抑制剂可有效抑制糖的分解,推荐用于血糖的检测,不适合用于碱性磷酸酶、淀粉酶和胰岛素样生长因子结合蛋白-3(IGFBP-3)的测定,以及尿素酶法检测尿素。

2) 体液样品：体液样品范围较广,主要包括尿液、粪便、脑脊液、浆膜腔积液、精液、生殖道分泌物、胃液及十二指肠引流液和痰液样品等。收集体液样品的容器可有多种样式,但应符合的基本要求是使用清洁、干燥、安全的容器。如果需做细菌培养时,需用带盖无菌容器。门诊提供给受检者收集尿常规检测样品的容器应至少可以达到 50 ml 容积,开口应大于 4 cm,底部要宽,能防止尿液溅出。病房用于运送的尿液和其他液状体液容器应有螺旋盖并有防漏功能,如附有防漏垫片。某些检测需用特殊处理过的容器,如检测尿铜应使用酸洗过的容器。

(4) 样品采集流程指导：制定完善的样品采集流程可减少样品采集环节对检测结果的影响。

1) 血液样品的采集：血液样品可分为三种：静脉血、毛细血管血和动脉血样品。实验室可以参考临床和实验室标准化协会(Clinical and Laboratory Standards Institute,CLSI)指南等文件分别制定详细采集流程。采集者在获取检验申请单后需仔细审核申请单信息,受检者信息和检验项目确认无误后,通过与受检者交流等方式辨别患者的状态,确认符合受检者准备的要求后开始样品的采集。采集过程中需特别关注以下要点：① 静脉血样品采集：样品采集前应询问受检者皮肤是否对乳胶敏感；必要时,需指导受检者做好体位准备；避免在输液侧采血；静脉穿刺成功后嘱咐受检者松拳；如使用含有液体抗凝剂的试管时,需按要求严格控制血液和抗凝剂比例；采血量需满足检测项目的需要；血液注入真空管后应立即混匀；移除穿刺针后将针头毁形后置入利器盒；立即标记试管并注明采集时间(也可在产生样品条码或扫取预置条码时产生采集时间)。如果采集多管血液样品时应注意正确的采集顺序,CLSI 所推荐的顺序如下:血培养瓶、蓝头管、红头管/黄头管、绿头管、紫头管和灰头管。对有些不稳定的分析物的检测需要添加保存剂以保证其稳定性,如检测甲状旁腺素相关的肽类时,可以添加抑蛋白酶肽和亮抑酶酞。样品采集后应及时送检。② 毛细血管末梢血样品采集:避免在输液侧采血;天气寒冷时应确定采血部位后加以按摩使局部组织充血;采血部位皮肤消毒待干后行针刺;采血针刺入以 2~3 mm 为宜;用消毒干棉球擦去第 1 滴血;避免用力挤压以致组织液进入末梢血;采血针和微量吸管需一次性使用;微量管收集末梢血至合适量后立即混匀;样品采集后及时送检。③ 动脉血样品采集:注射器需肝素抗凝准备;可选择肱动脉、股动脉、桡动脉和足背动脉作为采血点,穿刺前应注意检查侧支循环的情况;严格无菌操作;样品采集后及时送检。

2)尿液样品的采集:尿液样品种类很多,通常包括随机尿、晨尿、24 小时尿、清洁中段尿、导管尿、耻骨上穿刺尿等。按采集方法分类可分为以下四类:清洁中段尿、导管尿、耻骨上穿刺尿和 24 小时尿。有些分析物由于不稳定而需要在尿液中添加防腐剂,如儿茶酚胺类激素检测需添加盐酸,在冻存尿液中添加甘油可使促性腺激素更稳定。实验室可参考国家卫计委发布的《尿液标本的收集及处理指南》、CLSI 发布的指南和《全国临床检验操作规程》分别制定详细的采集流程。采集过程中需特别关注以下要点:① 清洁中段尿样品:受检者用肥皂将手洗净;清洁尿道口;前段尿排入厕所;用无菌尿杯收集一定量尿液;受检者如不能自行完成可由医务人员佩戴无菌手套协助完成。② 24 小时尿样品:清晨 8 时排空膀胱;收集所有尿液至次日清晨 8 时(包含次日清晨 8 时最后一次排尿)。③ 导管尿样品:无菌操作;插入导尿管;收集尿液。用于尿潴留或排尿困难的情况。④ 耻骨上穿刺尿样品:无菌操作;耻骨上膀胱穿刺;抽取尿液。用于尿潴留或排尿困难的情况。

3)粪便样品的采集:留取新鲜的自然排出粪便 3~5 g,或肛拭子采集;取材时关注粪便中黏液、脓血部分;外观正常粪便需表面和深处多处取材;采用干燥、清洁、无吸水性有盖容器。

4)脑脊液样品的采集:无菌操作;通常于腰椎穿刺采集;特殊时可由小脑延髓池或侧脑室穿刺采集;先行压力测定;收集于 3~4 管无菌试管中,推荐顺序为化学检查、微生物检查、细胞学检查。

5)浆膜腔积液样品采集:包括胸膜腔积液、腹膜腔积液和心包膜腔积液。由临床医师局麻后行穿刺术采集;留取中段液体置于不同消毒试管;消毒管需保留一管不加抗凝剂,用以观察有无凝固现象。

【注意事项】

由受检者自采样品时,需告知受检者样品采集要点。

五、样品运送(条款号:5.4.5)

【基本要求】

实验室对采集后活动的指导应包括运送样品的包装。

实验室应制定监控样品运送的程序,确保符合以下要求:

(1) 运送时间适合于申请检验的性质和实验室专业特点。

(2) 保证收集、处理样品所需的特定温度范围,使用指定的保存剂,以保证样品的完整性。

(3) 确保样品完整性,确保运送者、公众及接收实验室安全,并符合规定要求。

【具体操作】

1. 样品的暂存

样品采集后应立即送检,凡是不能及时送检的样品均应在规定的时间内放置于能够确保样品分析物稳定的储存条件下暂存。因此,实验室应制定需暂存的各检测项目样品的保存条件要求(室温、冷藏或冷冻),供样品采集者参考实施。如果某些检测项目本院不开展、需送交其他医疗机构实验室检测,而又不能在 2 小时内送检的,需经特殊处理后密封暂存。如血糖和乳酸检测样品可直接分离血清后冻存,或用 NaF 作为稳定剂暂存于 $2\sim8℃$ 环境;K 离子检测样品必须分离血清后暂存于 $2\sim8℃$ 环境;其他一般项目的样品可密封存放于 $2\sim8℃$ 环境。

2. 样品的运送

实验室应制定检测项目的送检时间要求。如血氨、血沉、血气分析、乳酸及细菌培养(尤其是厌氧菌培养)等检测样品,需采样后立即送检;如血糖、电解质、细胞学检查、涂片检测细菌或真菌等样品需在采样后 0.5 小时内送检;各类蛋白质、激素类、脂类、酶类、抗原、抗体检测样品,以及尿液和粪便常规检查样品,需在采样后 1~2 小时内送检。

样品运送过程中应采用专用的转运箱,以避免可能发生的丢失、污染、过度振荡、容器破损、唯一性标识丢失或混淆以及温度超出允许范围而导致样品变质等情况的发生。对疑为高致病性病原微生物的样品,应按《病原微生物实验室生物安全管理条例》和各医疗机构制定的生物安全管理规定的相关要求进行传染性标识、运送和处理。

样品可以通过专人或专用的气动运输系统进行运送。样品运送人员(包括送往其他医疗机构实验室的人员)应由经过专门培训的具有一定的专业知识的人员担任,不得交由受检者本人或受检者家属运送。实验室应负责按样品运送的要求对运送人员进行严格培训,确保运送过程不会对运送者、公众以及实验室验收者造成危害;确保样品根据申请项目的性质和实验室的相关规定,在规定的时间内送达;确保样品在规定的温度范围内运送。

【注意事项】

医疗机构内部的样品运送和委托检验的样品运送均应遵循此条款的规定。由受检者自采样品时,需事先告知受检者样品运送相关要求。

六、样品接收(条款号: 5.4.6)

【基本要求】

实验室的样品接收程序应确保满足以下条件:

（1）样品可通过申请单和标识明确追溯到确定的患者或地点。

（2）应用实验室制定并文件化的详细而具体的样品接受或拒收标准。

（3）如果患者识别或样品识别有问题，运送延迟或容器不适当导致样品不稳定，样品量不足，样品对临床很重要或样品不可替代，而实验室仍选择处理这些样品，应在最终报告中说明问题的性质，并在结果的解释中给出警示（适用时）。

（4）应在登记本、工作单、计算机或其他类似系统中记录接收的所有样品。应记录样品接收和（或）登记的日期和时间。如可能，也应记录样品接收者的身份。

（5）授权人员应评估已接收的样品，确保其满足与申请检验相关的接受标准。

（6）应有接收、标记、处理和报告急诊样品的相关说明。这些说明应包括对申请单和样品上所有特殊标记的详细说明、样品转送到实验室检验区的机制、应用的所有快速处理模式和所有应遵循的特殊报告标准。

所有取自原始样品的部分样品应可明确追溯至最初的原始样品。

【具体操作】

样品运送至实验室后，需由实验室人员按项目申请单上所示信息来判断样品是否可接受。因此，实验室应制定详细的样品接收、拒收标准，以及不合格样品的处理流程。并对实验室样品接收人员进行培训和考核。

样品接收和拒收标准可以从以下几个方面考虑：

（1）唯一性标识：对于标识不清、错误、丢失或脱落的样品应拒收。

（2）样品类别：样品类别与申请的检测项目不符的样品应拒收。

（3）样品容器：样品容器与申请检测项目不符，如需抗凝的样品误用了非抗凝样品管；样品管盖脱落或样品管破损而导致样品的漏出等，均应拒收。

（4）样品外观：对于需抗凝样品存在凝块，离心后样品显现溶血、严重乳糜、黄疸性质等情况均应拒收。

（5）样品的量：样品量不足时可以拒收。

（6）抗凝剂使用：抗凝剂使用错误，对结果可能产生影响的样品可以拒收。

（7）抗凝剂比例：抗凝剂和样品比例不当时应拒收。

（8）样品运送时间和条件：样品运送时间过长，或运送条件不符合要求，可能对检测结果产生影响时都应拒收。

（9）防腐剂使用：对于未按要求添加防腐剂的样品应拒收。

【注意事项】

受委托实验室应更多关注委托检验样品运送时间和条件的符合性。

七、检验前处理、准备和储存（条款号：5.4.7）

【基本要求】

实验室应有保护患者样品的程序和适当的设施，避免样品在检验前活动中以及处理、准备、储存期间发生变质、遗失或损坏。

实验室应有程序规定对同一原始样品申请附加检验或进一步检验的时限。

委托检验的样品,实验室应按与受委托实验室的相关约定和技术要求进行检验前处理、准备和储存。

【具体操作】

实验室应在程序中保证受检者样品在检验前的处理及保存过程中的安全、不丢失、不变质、不损坏,同时还规定附加申请的时间限制。全血样品中,不同指标稳定性有差异,应以不同的方式进行处理和保存。大多数项目都是以血清或血浆为检测对象,因此样品接收后应立即分离血清或血浆,置于适宜的温度环境下暂存。

【注意事项】

委托检验样品在外送前应先进行相应的处理(离心)、储存(合适的温度环境)以保证样品质量。受委托实验室应更多关注并与委托检验样品不符合要求的实验室进行沟通。

八、分析前程序监控(条款号:5.4.8)

【基本要求】

实验室应对样品运送和交接的过程进行有效监控。

实验室应对样品采集、运送和交接过程中出现的问题进行定期评估,提出切实可行的整改措施,持续改进检验前的质量。实验室应对检验前过程涉及的人员和岗位进行必要的培训和考核。

【具体操作】

分析前过程相关问题的发现可以通过实验室内审、实验室管理人员的监督、检验人员在日常工作中自主发现的方式以外,还可以从临床医生、护理人员以及受检者的建议和投诉中获得。实验室应对照检验前相关的管理和技术要求分析问题的原因,并制定整改措施加以实施,以持续改进检验前质量。另外,客观、量化的监控指标可以作为发现工作中存在的问题,以及观察整改问题的方式是否有效。

质量指标可以作为评估检验前质量的客观、量化的监控指标。通过对质量指标的连续监控,可以敏感地发现质量问题或隐患。2015 年国家卫生计生委办公厅印发了临床检验专业的 15 个质控指标,其中检验前指标共有 6 项:标本类型错误率、标本容器错误率、标本采集量错误率、血培养污染率、抗凝标本凝集率和检验前周转时间中位数。2017 年发布并实施的行标 WS/T 496 - 2017《临床实验室质量指标》对于检验前阶段所设立的质量指标是在 2015 年版的基础上增加了 6 个:标本标签不合格率、标本量不正确率、标本采集时机不正确率、标本运输丢失率、标本运输时间不当率、标本运输温度不当率和标本溶血率。

【注意事项】

应策划监控质量指标的过程,包括建立目的、方法、解释、限值、措施计划和监控周期。

某些质量指标如按不同病区或样品采集地点分别统计,有助于发现该指标所反映质量缺陷的来源,及时与来源部门沟通,并加以整改。

第五节　检验过程(条款号:5.5)

一、检验过程总则

【基本要求】

临床实验室开展的检验项目应按国家有关规定执行。应制订常规检验项目、急诊检验项目列表,制定明确的检验项目的检验周转时间(TAT)。

开展新项目应与临床相适应,并及时通过沟通渠道公示。有新项目实施后的跟踪记录,听取临床对新项目设置合理性的意见,改进项目的管理。

【具体操作】

临床实验室应根据临床需求开展检验项目,首选经过国家相关部门(如卫生健康管理部门、医疗器械监督管理部门、医保部门)认可的成熟商品化检验方法和程序、检测系统和体外诊断产品,制订常规、急诊检验项目列表和相应的检验周转时间(TAT),满足临床要求,并定期评估。

【注意事项】

《医疗机构临床实验室管理办法》规定医疗机构临床实验室应按照国家卫生健康委员会准入的临床检验项目和方法以及国家发改委等国家行政部门颁布的《全国医疗服务收费项目规范》开展临床检验工作。医疗机构临床实验室提供的临床检验服务应当满足临床工作要求。

二、检验程序的选择、验证和确认(条款号:5.5.1)

(一)总则(条款号5.5.1.1)

【基本要求】

实验室应选择预期用途经过确认的检验程序,应记录检验过程中从事操作活动的人员身份。

每一检验程序的规定要求(性能特征)应与该检验的预期用途相关。

注:首选程序可以是体外诊断医疗器械使用说明中规定的程序,公认/权威科教书,经同行审议过的文章或杂志发表的,国际公认标准或指南中的,或国家、地区法规中的程序。

【具体操作】

(1)实验室应首选较成熟的商品化检验方法和程序、检测系统,以体外诊断产品说明中提供的方法作为检验程序选择和验证的依据,或以同行公认的国际、国家和行业标准、教科书、同行审议过的文章或杂志作为依据,通过独立的性能验证确定检验程序是否符合说明书或相关文件声明的性能指标和临床预期目的。

(2)检测系统是检验方法和程序实际应用的体现,通常应包含检测设备和诊断试剂两类,应遵循《医疗器械监督管理条例》和《体外诊断试剂注册管理办法》的要求,具备营业执照、生产许可证、医疗器械注册证、经营许可证和制造商给予的该项产品的授权书等法律文书和证照。进口设备除以上证书外,还需要海关报关单。检测系统的主要特性包括:项目菜单、每小时检测通量、上机试剂位数、试剂载量、样品载量能力、样品量、最小无效腔量、凝集/气泡检出、检测时间、开机延后时间、首个结果检测时间、急诊功能和时间、每日维护时间、内置维护日志、软件友好度和培训时间等。

(3)设备应按照医院实验室的规模、专科特色、拟开展项目数量和样品量进行选择,遵循合法(规)性、适用性、可靠性、可行性的原则,选择要求是:分析性能符合要求,性价比高,检测速度快,应用范围宽,操作简捷,售后服务响应时间短,同类产品零部件通用程度高,可维修性良好,有配套试剂盒供应,环境友好噪声小,适宜仪器安装使用。

(4)方法选择应基于医学标准和临床应用要求,并主要评价分析性能和技术参数,包括临床意义、指南和法规要求、人员资质要求、检测原理、检测步骤、样品要求、仪器的要求和局限性、试剂和校准(参考)品、室内质量控制和室间质量评价、参考区间、可能的危险及适当的安全措施、医疗废弃物处理等。其他应考虑的因素有:开展检验项目所有必需的物理需求,如物理空间、电力、进排水、温湿度控制、通气和洁净度、运输和储存、特殊的防生物危害、防化学伤害、防辐射、防磁、防震要求等。

【注意事项】

临床实验室应建立文件化程序来规定设备的确认工作,这些确认工作包括安装确认,操作确认,性能确认,风险分析,用于评估设备的性能是否符合要求和预期用途。临床实验室负责人应进行审核和批准。制造商应对设备进行必要的性能验证/确认,临床实验室应验证制造商声明的性能,制造商提供的设备/试剂性能评价信息,常包含在说明书或操作手册内,需证明所用设备/试剂在临床实验室内能得到相同的结论。

(二)检验程序验证(条款号:5.5.1.2)

【基本要求】

在常规应用前,应由实验室对未加修改而使用的已确认的检验程序进行独立验证。实验室应从制造商或方法开发者获得相关信息,以确定检验程序的性能特征。

实验室进行的独立验证,应通过获取客观证据(以性能特征形式)证实检验程序的性能与其声明相符。验证过程证实的检验程序的性能指标,应与检验结果的预期用途相关。

实验室应制定性能验证程序,并记录验证结果。验证结果应由适当的授权人员审核并记录审核过程。

按国家相关规定、行业标准的要求。

【具体操作】

(1) 临床实验室在选择和启用检测系统前,应对已通过确认的检验程序进行独立验证,评估其性能,检验方法的性能验证应满足相关标准、规范或制造商声明的性能要求。

(2) 定量检测系统性能特征包括精密度、正确度、线性、检测范围、检出限/空白限/定量限、参考区间、灵敏度、特异性、不确定度(适用时)等;定性检测系统性能特征包括精密度、特异性、符合性验证(方法学比较,与金标准比较的阴性符合率和阳性符合率)。

1) 精密度评价:检验人员学习并熟悉检验方法后,在室内质控结果在控前提下,开展精密度验证试验。选择真实受检者样品或制造商声明使用的非常类似的材料(类似基质),且验证材料的浓度与制造商精密度声明的浓度相近为好。具体方法是:检测 5 天,每天 1 个分析批,每天 2 个浓度水平质控物,每个浓度水平质控物进行三次重复测定。如评估的批内标准差小于制造商声明的批内标准差,则临床实验室可直接引用制造商声明的批内精密度。反之,需进一步确定制造商声明的批内精密度是否与评估得到的批内精密度存在统计学差异,从而决定制造商声明的批内精密度是否满足要求。

2) 正确度评价:选择 20 份受检者样品(浓度水平覆盖制造商声明整个线性范围),在室内质控结果在控前提下,开展正确度评价试验。具体方法是:在 3~4 天内,每天由两种检验方法在 4 小时内检测 5~7 份样品,评估两者检验结果是否一致。如偏移小于制造商声明偏移,则临床实验室可直接引用制造商声明偏移。反之,需进一步确定制造商声明偏移是否与评估得到偏移存在统计学差异,从而决定制造商声明的偏移是否满足要求。

3) 线性评价:选择 5~7 个浓度水平的受检者样品(或独立的第三方线性验证品),且覆盖制造商声明的整个线性范围,具体方法是:在 1 天内,每份样品至少重复检测 2 次。检测时,样品检测顺序应随机化,但如存在明显携带污染或漂移,则选择对后续样品影响最小的顺序进行检测,或存在明显携带污染的高值样品后面插入最少 2 份低值样品,但这 2 份低值样品的结果不纳入统计。在统计分析前,应先进行离群值检查,根据情况剔除或重新检测样品。采用二元一次直线回归、二次与三次曲线回归统计处理,以统计估计值与实际检测值差异(统计误差)来判断,统计误差最小为最适直线或曲线。

4) 空白限、检出限和定量限评价:① 空白限是指测量空白样品时可能观察到的最高测量结果。验证的通常方法是对 1 份空白样品重复测定 20 次,若超过空白限的测定值不超过 3 个,可认为制造商提供的空白限的值通过验证。② 检出限是指由给定测量程序得到的测得量值,对于此值,在给定声称物质中存在某成分的误判概率为 α 时,声称不存在该成分的误判概率为 β。国际理论和应用化学联合会(International Union of Pure and Applied Chemistry, IUPAC)推荐的 α 和 β 的默认值为 0.05。③ 定量限是能可靠检出分析物的最低实际浓度,并在该浓度下总误差符合准确度要求(临床可接受性)。具体方法是,选择 3~5 个不同样品至少各做 5 批次检测,至少 25 个重复测量结果,将每个样品重复检测结果与该样品参考值和误差目标进行比较,超过误差目标结果数是该水平方法是否合适的度量。如验证结果不符合标准,表明制造商声明定量限可能有问题,验证未通过。依据实验室规定总误差目标,定量限可大于等于检出限,但不能低于检出限。

5）临床微生物鉴定系统：应以已发表的系统评估文献为初级证据,按优先顺序依次选择标准菌株、质控菌株、其他已知菌株对鉴定系统进行验证,包括自动、半自动、手工系统的每种板(条/卡/管)的鉴定/药敏结果进行符合性验证。在方法验证时,宜采用自然污染样品或人为添加目标微生物样品进行验证。需要验证的系统包括传统生化鉴定系统、质谱鉴定系统以及分子生物学鉴定系统(或其衍生方法)等。

【注意事项】

（1）精密度性能评价可参照卫生行业标准 WS/T492－2016 文件。正确度评价可参照 CLSI 的 EP15－A3 文件,线性评价可参照 CLSI 的 EP6－A 文件,EP6－A 文件采用的多项式线性评价方案,既可用于制造商对检验方法进行线性确认,也可用于临床实验室进行线性验证。

（2）应评价检验项目、检验仪器操作规程的完整性和正确性,人员资质、能力及相应的培训经历,检验项目的临床意义,如诊断灵敏度、诊断特异性、阳性和阴性预测值等。

（3）检验程序更新时,新程序应与原程序进行方法学比较,验证新程序满足检测系统性能指标的各项要求。

（三）检验程序的确认（条款号 5.5.1.3）

【基本要求】

实验室应对以下来源的检验程序进行确认：

（1）非标准方法。

（2）实验室设计或制定的方法。

（3）超出预定范围使用的标准方法。

（4）修改过的确认方法。

方法确认应尽可能全面,并通过客观证据(以性能特征形式)证实满足检验预期用途的特定要求。

注：检验程序的性能特征宜包括：测量正确度、测量准确度、测量精密度(含测量重复性和测量中间精密度)、分析特异性(含干扰物)、分析灵敏度、检出限和定量限、测量区间、诊断特异性、诊断灵敏度。

实验室应将确认程序文件化,并记录确认结果。确认结果应由授权人员审核并记录审核过程。

当对确认过的检验程序进行变更时,应将改变所引起的影响文件化,适当时,应重新进行确认。

【具体操作】

如果采用非标准方法,修改过的检验程序或实验室自建方法(LDT),应对所有方法学性能进行确认,包括测量精密度、测量正确度、测量准确度、分析特异性、分析灵敏度、测量区间、检出限和定量限、诊断特异性、诊断灵敏度、生物参考区间或临床决定值等。方法确认应尽可能全面,以客观证据证实满足检验预期用途的特定要求。

【注意事项】

（1）实验室使用制造商提供的检测系统，只要任何一项与制造商声明不一致，就应以新方法建立的要求对检验方法进行确认，方法确认应尽可能全面，以客观证据证实满足检验预期用途的特定要求。

（2）临床微生物检验的非标准方法的确认，可参照 AS/NZS 4659、AOAC International、Methods Committee Guidelines for Validation of Qualitative and Quantitative Food Microbiological Official Method of Analysis（食品微生物定量和定性检测分析性能确认的方法学指南）、ISO16140 或 SN/T 3266－2012。

（四）被测量值的测量不确定度（条款号：5.5.1.4）

【基本要求】

实验室应为检验过程中用于报告患者样品被测量值的每个测量程序确定测量不确定度。实验室应规定每个测量程序的测量不确定度性能要求，并定期评审测量不确定度的评估结果。

注1：与实际测量过程相关联的不确定度分量从接收样品启动测量程序开始，至输出测量结果终止。

注2：测量不确定度可在中间精密度条件下通过测量质控物获得的量值进行计算，这些条件包括了测量程序标准操作中尽可能多而合理的常规变化，例如：不同批次试剂和校准物、不同操作者和定期仪器维护。

注3：测量不确定度评估结果实际应用的例子，可包括确认患者结果符合实验室设定的质量目标，将患者结果与之前相同类型的结果或临床决定值进行有意义的比对。

实验室在解释测量结果量值时应考虑测量不确定度。需要时，实验室应向用户提供测量不确定度评估结果。

当检验过程包括测量步骤但不报告被测量值时，实验室宜计算有助于评估检验程序可靠性或对报告结果有影响的测量步骤的测量不确定度。

【具体操作】

测量不确定度是表征合理赋予被测量之值的分散性，与测量结果相联系的参数。此参数可以是标准差或其倍数，或具有规定置信水平区间的半宽度。完整测量结果（包括检验医学结果在内）应包括测量不确定度已成为共识。测量不确定度存在的原因是存在影响测量结果的因素，评定测量不确定度是改进临床实验室质量的有效途径。对检验结果及不确定度的了解，有助于临床医师在诊断和治疗疾病时，更恰当地解释测量数值。

评估不确定度的时间区间是从接收样品开始到出检验结果为止，不确定度的来源可以是不同批次试剂和校准物、不同操作者、定期仪器维护等情况下检测质控物结果，计算不精密度，以标准差的方式表达。临床检验不确定度可能来源包括：精密度，校准方法和校准值，试剂和校准品批间差，样品的基质效应及干扰，操作人员、设备、环境条件的变化等。

不确定度组成可通过对实验结果的统计分布进行估计（A类），或通过基于经验或其他信息推测的概率分布来评估（B类）。不确定度所有组分都用标准不确定度表示，最后合并为合成不确定度。不确定度通常以标准差 s 的形式表示。

国际上测量不确定度评定指南有两种评定方法，一种方法是按测量不确定度评定指南（GUM）文件，也就是自下而上（bottom-up）方法，由于检验医学的特殊性不能直接用于临床实验室；另一种方法是，利用自上而下（top-down）方法评定与检验过程相关的检验结果测量不确定度，但不涉及生物学变异、检验前和检验后过程对结果分散性的影响。具体方法是，在控制不确定度来源或程序的前提下，评定测量不确定度，即运用统计学原理直接评定特定测量系统受控结果的测量不确定度。典型方法是依据特定方案（正确度评估和校准方案）的实验数据、质控数据或方法验证试验数据进行评定，正确度/偏移（bias）和精密度/实验室内复现性 $[s_{(Rw)}]$ 是两个主要分量。常规临床实验室常将这两者与系统误差和随机误差相联系。

定性项目不确定的评价：当定性方法无法从计量学和统计学角度对测量不确定度进行有效而严格的评估时，应分析这些方法对检测结果的重要性，并列出主要不确定度的分量，必要时做出合理的评估，有时可以使用重复性和再现性数据合理估算不确定度。

【注意事项】

（1）采用自上而下（top-down）方法评定与检验结果的测量不确定度，可参照 CNAS-TRL-01《医学实验室-测量不确定度的评定和表达》。

（2）测量不确定度的临床应用中主要在两个方面：① 疾病诊断时，将检验结果与参考区间或临床决定值进行比较时，直接比较有风险，可以考虑检验结果的不确定度。② 比较同一受检者前后两次检验结果，当需要决定两个结果间差异的意义时，可以考虑它们的不确定度。经常、及时地向临床提供不确定度信息，有助于加强与临床联系，帮助临床改进对受检者结果解释与应用，促进与医师的合作。

（3）在满足临床应用前提下，测量不确定度是选择经济可靠的检验程序的关键客观指标。

三、生物参考区间或临床决定值（条款号：5.5.2）

【基本要求】

实验室应规定生物参考区间或临床决定值，并将此规定的依据文件化，并通知用户。

实验室可采用行业标准、厂家建议或权威文献中报道的参考区间，但使用前需经验证。也可建立自己的参考区间，具体方法参见相关标准。

当特定的生物参考区间或临床决定值不再适用服务的人群时，应进行适宜的改变并通知用户。

如改变检验程序或检验前程序,实验室应评审相关的生物参考区间或临床决定值(适用时)。

【具体操作】

(1)生物参考区间是判断特定检验项目的检验结果是否处于相对"正常"范围内(包括参考上限值和参考下限值)的参照标准,是临床检验诊断项目的必备指标。临床决定值指临床必须采取相应诊治措施的检验项目测定限值或结果。实验室应建立检验项目的生物参考区间和(或)临床决定值,并告知客户。

(2)实验室应规定各检验项目的生物参考区间,生物参考区间可采用行业标准、厂家建议或权威文献中的报道,但使用前都需经验证。通常,参考区间来自一组参考人群的测量值(整体为100%),分布于中间95%的测量值作为统计参考区间范围。如果实验室采用制造商或其他来源的参考区间,则须满足如下条件:① 实验室与制造商检测系统(仪器、试剂、校准品等)应相同;② 参考人群有相近的遗传背景;③ 验证每组参考区间的参考个体至少有20个。在验证结果时,若只有10%或以下结果超过制造商提供的参考区间,则可直接使用制造商的参考区间;若有10%以上的结果超过制造商所示的参考区间,则应重新检查实验室建立参考区间的程序、与制造商参考人群之间的生物学特性差异等,再进行重新验证。

(3)实验室也可按标准自建参考区间。实验室要建立参考区间,试验所需的参考个体数量至少有120个,如果分组建立的参考区间,则每组的参考个体数量至少需要120个。

(4)在检验报告中,通常附有合适的参考区间,如果检验结果超出参考区间,应在报告上显示醒目的文字或符号标识,如增高(H或↑)或减低(L或↓)。

(5)当某一生物参考区间或临床决定值不再适用服务的医疗人群时,或当检验前、检验程序发生改变时,实验室应重新评审生物参考区间或临床决定值的适用性,确定更新后应再次通知客户。

(6)临床决定值不同于一般的参考区间,常可用于排除疾病或确诊疾病,或对疾病严重程度进行分级或分类,或对疾病预后作出估计等。临床决定值也可来自不同的临床研究。同一检验项目,根据临床需求,常可有不止一种临床决定值。

【注意事项】

(1)临床医师应在检验申请的同时提供有关受检者的临床资料,如性别、年龄和临床初步诊断,另外重要信息还包括:受检者症状、体征、既往病史、家族史、药物史及影像学、病理学检查结果等。当检验项目结果出现可能与受检者临床信息不符的情况时,实验室应咨询临床后才能给予合理解释。

(2)检验结果的临床评价侧重在检验结果是否符合临床状况,当出现不符合的情况时如何与临床进行沟通。实验室应有与临床双向咨询沟通的机制,如关于检验结果的问题及其解释、关于受检者特定病情的检验结果及临床应用、原始样品保留要求及附加检验或后续检验问题、检验项目参考区间和周转时间等。通过这些途径,实验室能进一步发现自己的服务是否满足临床和受检者的需求,从而有持续改进的机会。

四、检验程序文件化(条款号:5.5.3)

【基本要求】

检验程序应文件化,并应用实验室员工通常理解的语言书写,且在适当的地点可以获取。

任何简要形式文件(如卡片文件或类似应用的系统)的内容应与文件化程序对应。

注1:只要有程序文件的全文供参考,工作台处可使用用作快捷参考程序的作业指导书、卡片文件或总结关键信息的类似系统。

注2:检验程序可参考引用产品使用说明的信息。

所有与检验操作相关的文件,包括程序文件、纪要文件、简要形式文件和产品使用说明书,均应遵守文件控制要求。

除文件控制标识外,检验程序文件应包括:

1) 检验目的。

2) 检验程序的原理和方法。

3) 性能特性(条款号:5.5.1.2 和条款号:5.5.1.3)。

4) 样品类型(如:血浆、血清、尿液)。

5) 患者准备。

6) 容器和添加剂类型。

7) 所需的仪器和试剂。

8) 环境和安全控制。

9) 校准程序(计量学溯源)。

10) 程序性步骤。

11) 质量控制程序。

12) 干扰(如:脂血、溶血、黄疸、药物)和交叉反应。

13) 结果计算程序的原理,包括被测量值的测量不确定度(相关时)。

14) 生物参考区间或临床决定值。

15) 检验结果的可报告区间。

16) 当结果超出测量区间时,对如何确定定量结果的说明。

17) 警示或危急值(适当时)。

18) 实验室临床解释。

19) 变异的潜在来源。

20) 参考文献。

当实验室拟改变现有的检验程序,而导致检验结果或其解释可能明显不同时,在对程序进行确认后,应向实验室服务的用户解释改变所产生的影响。

注3:根据当地情况,本要求可通过不同方式实现,包括直接邮寄、实验室通讯或作为检验报告的一部分。

【具体操作】

实验室应按照制造商提供的检测系统(仪器、试剂、耗材等)的说明书和实验室的实际操作流程建立检验程序,制订检验项目和检测系统的标准操作规程(或称作业指导书、操作手册),以文件形式确定下来,并对每个操作人员进行培训,使其完全理解并熟练掌握检验程序。

【注意事项】

(1)标准操作规程应及时更新并保证所有相关人员获得现行有效的版本。

(2)标准操作规程编写参考文献是 WS/T227-2002《临床检验操作规程编写要求》,特殊项目如细菌培养和鉴定、细胞的显微镜检查等按相应专业要求增加和调整相应内容。

第六节 检验结果的质量保证(条款号:5.6)

一、总则(条款号:5.6.1)

【基本要求】

应实施适当的检验前和检验后过程质量保证。

实验室不应编造结果。

实验室应当对所有开展的临床检验项目进行室内质量控制,参加经卫生行政部门认定的室间质量评价机构组织的临床检验室间质量评价等。

【具体操作】

实验室应根据具体开展的检验项目,规定分析前、中、后的质量管理措施,并提供相应的资源保证这些措施的实施。

实验室所有开展的临床检验项目都应进行室内质量控制,参加室间质量评价,保证分析过程中的质量。

【注意事项】

室内质量控制和室间质量评价是全程质量控制的重要组成部分,但不能代替分析前、中、后的全过程质量控制措施,应提供尽可能完善的措施保证整个检验过程的质量。

二、室内质量控制(条款号:5.6.2)

(一)总则(条款号:5.6.2.1)

【基本要求】

实验室应设计内部质量控制程序以验证达到预期的结果质量。内部质量控制程序应确定:

（1）使用的不同浓度的质控物种类。

（2）每个质控物测定次数。

（3）质控物放置的位置。

（4）决定分析性结果可否接受的质控规则。

【具体操作】

（1）定义：室内质量控制简称室内质控，指实验室内为满足质量要求所采取的作业技术和活动。临床实验室的室内质量控制又称"分析过程质量控制"或"统计质量控制"，是指使用控制品和受检者样品一起分析检验，使用统计方法对控制品检验结果进行归纳分析，从而了解分析过程的质量情况。具体方法是将符合要求的质控物和受检者样品一起做检验分析，按照一定频率检测质控物中某种或某些定量或定性成分，并将测定结果（检测数值）显示在符合一定统计学规律的质控图上，运用控制规则对质控图上的控制值进行评估，以此评价同批次受检者样品的检验结果是否在控，从而判断是否可发出检验报告，并及时发现、排除质量环节中的风险因素，保证检测系统的稳定有效。

（2）利用质控物进行室内质量控制的方法已被全世界临床实验室接受，是临床实验室最广泛最常用的室内质控类型。临床实验室室内质控关键步骤包括明确检验项目的质量目标，选择合适的质控物，建立合适的质控程序并优化程序（即质控物数量和浓度水平、质控频度、质控方法和失控判断规则），检测质控物建立质控参数，绘制质控图，失控时原因分析及处理措施、质控数据管理要求等。其中，主要环节是选择合适的质控物和质控方法，以及对质控结果的分析和判断。

（3）实验室应根据检验项目临床决定水平的要求确定质控品使用的数量和浓度水平。定量检测至少选择 2 个浓度的质控物，通常应当检测 2～3 个质控物，1 个在正常范围，另外的应当在异常低值或异常高值，即浓度在临床决定值水平附近的质控物，可以检出医学上重要的误差。

（4）对于定性和按等级结果表示的检验项目，也可通过质控图的方法显示性能指标与检测次数/时间的关系，但不存在计量学的意义。定性实验至少选择阴性、弱阳性两个质控物。

（5）质控物的位置应考虑分析方法类型，可能产生的误差类型。例如：在用户规定批长度（UDRL）内，进行不连续样品检验，则质控物最好放在结束样品检验前，可检出偏移；如将质控物平均分布于整个批内，可监测漂移；如随机插入受检者样品中，可检出随机误差。对于样品数量较多、报告时间要求较短的项目，如血常规等，质控物检测宜放置于分析批开端，即开机后即进行质控，能够保证报告的及时发放。但常规检验中将质控物放在校准品之后检测，得到的质控结果对批量样品检测时出现的不精密度（偏移或漂移）无法做出估计。质控物的位置也需要考虑追回临床报告的可能。一般在当日结束检测前再进行一次质控，便于出现失控时能够追回当日的受检者报告。

【注意事项】

（1）临床实验室对定量检验的质控结果通常采用质控图进行记录、分析和结果判断。

从质控值的分布及变化趋势评估检验结果是否可以接受、检验过程是否在控。

（2）质控物的均值和标准差应建立在实验室常规使用方法对质控物重复测定的基础上。实验室应当有专（兼）职人员负责临床检验质量管理，但不能由专人（如组长或主管）测定质控物，防止不能真实反映实验室日常状态下检测结果具有的变异。

（二）质控物（条款号：5.6.2.2）

【基本要求】

实验室应使用与检验系统响应方式尽可能接近受检者样品的质控物。

应定期检验质控物。检验频率应基于检验程序的稳定性和错误结果对受检者危害的风险而确定。实验室在每个工作日至少对质控物作一次检测；建议实验室根据不同情况，可增加或减少质控物测定次数和改变质控物放置位置；在任何情况下，都应在报告受检者检测结果前评价质量控制结果。

所有检测项目均应开展室内质控，如果没有商品化的质控物，实验室可以自制质控物。实验室可参照 ISO Guide 80：2014，IDT，Guidance for the In-house Preparation of Quality Control Materials(QCM)(《实验室内部研制质量控制样品的指南》)的要求建立自制质控物制备作业指导书，自制质控物的制备过程及其相关特性的确定（如均匀性和稳定性等）均应有相应的记录。

注1：只要可能，实验室宜选择临床决定值水平或与其值接近的质控物浓度，以保证决定值的有效性。

注2：宜考虑使用独立的第三方质控物，作为试剂或仪器制造商提供的质控物的替代或补充。

【具体操作】

（1）质控物是指专门用于临床检验质量控制目的的样品、菌株、溶液或其他基质的物品，其特性主要包括基质、均匀性、稳定性、定值和非定值、分析物水平等。合适的质控物是做好室内质控的关键，应尽可能与临床样品具有相同基质，并能保持分析性能稳定，质控结果才是可靠的。

（2）质控物有液体、冰冻、冻干粉等多种基质，液体质控物瓶间差小，使用方便，但稳定性较低；冻干质控物不能消除瓶间差，但稳定性较高。实验室一般使用有效期较长的质控物，可以在较长时间内观察控制过程质量的变化，且减少批号频繁更替引起的质控系统的不断调整。

（3）质控物应严格按质控物说明书规定步骤进行复溶或解冻复温，冻干质控物的复溶既要确保内容物完全溶解，又要防止剧烈振摇影响分析成分，应准确定量加入复溶液，避免实验室引入新的瓶间差。应严格按说明书规定的方法和环境条件保存质控物，质控物的测定条件应与受检者样品相同。

（4）更换新批号质控物时，应在"旧"批号质控物使用结束前，将新批号质控物与"旧"批号质控物同时平行测定一段时间，在"旧"批号质控结果在控的基础上设立新质控图的质控参数,根据质控参数和质控规则进行室内质控工作。

（5）临床微生物检验应使用与诊断相配套的质控物,药敏用标准菌株种类和数量应满足工作要求,并有证据表明标准菌株性能满足要求,保存其来源和传代等记录。

【注意事项】

（1）质控物不能作为校准品使用。

（2）日常使用的室内质控物,通常使用检测系统配套的质控物,也可使用第三方质控物。第三方质控物是指不专为某特定方法或仪器设定,其性能与试剂或试剂盒批号完全无关,可对检测系统提供无偏移评估的质控物。

（3）质控物分为定值和非定值质控物,两者在质量上是一致的。定值质控物应在其说明书中有被定值的各分析物（检验项目）在不同检测系统下的均值和预期范围,只是说明实验室的测定值落在定值范围内,质控物没有变质或失效。由于实验室的检测系统与公司提供定值范围所用的检测系统不同,在使用时,用户必须用自己的检测系统确定自己的均值和标准差,用于日常工作的质量控制中。

（三）质控数据（条款号：5.6.2.3）

【基本要求】

实验室应制定程序以防止在质控失控时发出患者结果。

应根据不同的检测系统和不同的临床需求去选择不同的质控规则。

质控规则应设计为可检出随机误差和系统误差。

质控方法应既能灵敏地检出分析误差（即具有较高的误差检出概率）,又能特异地识别误差（即具有较低的假失控概率）。

应定期评审质控数据,以发现可能提示检验系统问题的检验性能变化趋势。发现此类趋势时应采取预防措施并记录。

注：宜尽量采用统计学和非统计学过程控制技术连续监测检验系统的性能。

【具体操作】

（1）正确的室内质控程序可以监控检验项目要求的质量以及该分析方法实际的不精密度与不正确度。应用质控图或合适的 QC 软件可以实施正确的室内质控。

（2）定量检测的质控方法主要由质控规则和质控测定值个数（N）两个因素确定。常用质控程序的设计工具包括：功效函数图、操作过程规范图（OPSpecs）、西格玛（σ）水平选择工具。通过估算在不同大小误差时的分析批失控的概率,能评价质控方法的性能特征,这些特征确定了质控方法的功效。

（3）室内质控规则性能评价可通过误差检出率（Ped）和假失控概率（Pfr）进行评价。不同质控方法具有不同的检出分析误差的能力,实际质控程度依赖于所选择使用的特定质控方法。

（4）实验室确定所采用的质控规则、控制限后,按照检测系统或试剂厂商推荐、受检者样品稳定性、样品数量、重复分析样品量、工作流程及操作人员熟练程度等因素来确定每个分析批使用质控物数量及放置位置,但不应超过厂商推荐的批长度。每批次至少要做一次质控,以监测检测方法性能。如检验过程的分析性能变化,需重新评估分析批长度,确保每个分析批都有室内质控覆盖。

(5)实验室根据室内质控结果确定检验过程的控制状态。质控规则是解释质控数据和判断分析批是否在控的标准,通常以符号 A_L 表示。A 代表超过某控制界限质控测定结果个数,L 代表质控限,通常是标准差倍数。常用质量控制规则包括 1_{3s}、2_{2s}、R_{4s}、4_{1s}、10_X 质控规则,其他质量控制规则包括 8_X、$2/3_{2s}$、3_{1s}、6_X、7_T 质控规则等。

(6)实验室报告受检者数据之前应检查并解释控制结果。通过实施正确的室内质控程序判断分析检验过程的状态。报告一批受检者结果前,应对质控结果作出评价。只有检验结果"在控",该分析批内的报告才能够向临床发放。若控制结果"失控",则应检查检验过程,分析原因和解决问题之后,再重新检测该分析批的受检者样品,所有的质控结果"在控"才能发放检验报告。

(7)室内质控的目的是防止发出错误的检验报告。当室内质控的控制值"失控",应停止检测受检者样品,拒发该分析批次报告,并对可能发生错误的临床检验报告进行评估。评估的关键在于分析室内质控失控的原因,确认失控是否会对受检者样品的检测结果造成改变临床决策的影响,判断是否发出与失控同批次的受检者报告,是否需要追回失控发现前已经发出的临床报告,是否根据随机原则挑选出一定比例的失控前受检者样品进行重新测定和验证,并根据既定标准判断失控前测定结果是否可接受。采取纠正措施并重测质控物,确认失控问题解决,重新检测失控批的受检者样品时,仍需做质控物检测,质控值在控后,才能发出检验报告。失控事件与纠正措施应书面记录,并为不常见的问题撰写故障排查报告,便于今后解决同类问题。处理后进行质控验证,直至质控结果在控,确认失控情况处置完成。

(8)失控原因分析步骤。首先,通过失控规则确定误差类型是随机误差还是系统误差。第二,根据误差类型确定失控原因。第三,查找失控的根本原因并采取针对性纠正措施。第四,验证纠正措施的实施效果。第五,建立失控及故障排查指南性文件,形成长效机制。

【注意事项】

(1)实验室每个检验项目的分析性能只有在固定组合的检测系统(仪器、试剂、校准品、质控物和操作程序等)才具备,对于大型自动分析仪,首先应分析在失控前有无改变检测系统的完整性,如失控前有更换部分硬件、修改反应参数以及变更试剂、校准品或质控物等情况发生,则原已被认可的性能无效,实验室应仔细确认其更改的正确性,重做检测系统的可靠性评估。如果检验项目是手工操作介入较多项目,分析失控原因时应回顾操作的全过程,包括有无更换操作人员、有无定时定量方面的错误、有无计算方面的失误,排除人为因素后,分析是否存在校准品、试剂、仪器等方面的原因。

（2）引起系统误差增大常见因素有更换试剂批号、更换校准品批号、校准值设定错误、试剂准备不当、试剂质量不佳或使用不当导致变质、校准品变质、试剂或校准品储存不当、因加样器校准或定位错误导致样品或试剂量变化、恒温装置温度变化、分光光度计光源老化、检验人员更换导致的程序变化等。随机误差常见可能原因有试剂或试剂管道中有气泡、试剂未充分混匀、孵育温度不稳定、电源电压不稳定、计时、移液或个人技术的变异、样品或加样器中偶然存在的气泡、一次性使用的消耗品偶尔的缺损等等。质控结果的均值发生变化是系统误差的证据。均值的变化可表现为倾向和漂移。漂移指控制品均值的突然改变，常源于某个近期改变，如更换了试剂或更换了试剂批号、重新校准或更换了校准品批号。倾向指控制品均值的缓慢改变，可能的原因有试剂的缓慢变质、校准漂移、仪器温度的变化、光源或滤光片的老化。

（3）在自动分析仪多项目检测系统上，应注意出现失控是仅发生在一个项目上，还是同时发生在多个项目上。如果仅有单个项目失控，按上述程序查找失控原因。如果多个项目同时出现失控，排查失控原因时应分析这些项目失控的共性因素。如：样品用量是否正确？是否使用相同的光源、滤光片、波长，出现同样问题？是否同时进行了校准，校准品是否有问题？是否使用相同的检测模式（终点法或连续监测法等）？是否具有特定且共用的光学组件或机械组件等？从而在共性因素中发现失控原因。

（4）实验室应基于各个检测系统的运行特性和使用经验，为每个检测系统建立失控及故障排查指南。操作人员应在实际工作中不断积累故障排查经验，相互交流学习，使每个操作人员都能熟悉常见的失控问题，善于发现问题并能采取合适的纠正措施，保证检验结果准确可靠。

（5）发现失控重测质控物，却又在控，应确定分析仪重复精密度是否有问题，可使用某个受检者样品连做10次重复检测，进行一次精密度测试，从结果的不稳定发现不精密度问题，证实失控的判断。

（6）失控后的不当处理。第一种，失控时第一反应是重测质控物，直到最终结果落在控制限以内，这种重复检测质控物的做法实际上是不信任室内质控能起的作用，说明没有较好设计室内质控程序，未充分考虑质控规则的最大误差检出概率和最小假失控概率。出现"失控"却不去解决问题消除误差原因，而是简单地重复检测质控物，只会拖延故障排查和解决问题。第二种，结果失控一定是质控物的问题。在有些失控处理指导中也往往建议：如果重做的结果仍然不好，新开一瓶质控物再试。其实，多规则质控过程已使假失控概率大为减少，用两种不同浓度的质控物也已经大大减少了质控物本身存在的问题。所以，涉及同一批两个不同浓度的质控物时，通常不是质控物本身问题，而是方法系统误差增大导致准确度改变的原因，可能是校准物、仪器校准、试剂空白等因素导致的，工作人员应根据实验室质控记录、质控图的失控表现及建立的常见失控原因与误差类型联系表找出误差的来源并解决问题。如果实验室严格按照实验室质量管理和技术要求执行，仍然出现质控物确实在有效期内出了问题，必须查出原因，制定措施，防止今后重蹈覆辙。失控时立刻重新分析新的质控物实际上是将问题简单地推给质控物，最终可能掩盖了失控的真实原因,延误了故障排查和问题解决。

(四)对室内质量控制数据进行实验室间比对(条款号:5.6.2.4)

【基本要求】

定期上传室内质量控制数据,查看反馈情况。

【具体操作】

(1)室内质控是长期的日常工作,检测系统准确度的变化可能是长期而缓慢的变化。对全月室内质控数据的均值、标准差、变异系数及累积均值、累积标准差进行周期性评价,如按月画出逐月的均值和标准差(或变异系数)的折线图,可更直观地反映质控数据与以往各月是否有明显差异,可有效发现准确度的变化,及时查找分析变化的原因。

(2)实验室对质控数据进行统计和总结的周期不应高于一个月,室内质控的数据应包括:所有室内质控的原始数据,包括检测人员和检测时间;新批次室内质控物平行试验检测的相关数据;在周期性评估中所有项目的质控图,包括质控图中失控点的处理以及标注;所有周期性评估所涉及的统计数据,包括均值、标准差、变异系数等;当月的失控处理记录表,包括违背的质控规则、失控原因分析、采取的处理措施以及效果验证等;所有项目的月评估总结,包括对当月质控情况的评价及根据评估所作出的改进措施和提醒等内容。

(3)质量控制数据进行实验室间比对的具体方法是,在限定的一组实验室中,各实验室在每个工作日使用同一品牌、同一批号的室内质控物进行检测,通过计算机软件绘制质控图,分析质控数据,按一定质控规则判断该批数据是否在控,进行分析中的质量控制;同时,每月将结果汇总到组织者进行统计分析,从而使实验室间结果进行交换,将室内质控和室间质评结合起来,增加了质控数据正确度内容的比较,评价参数包括各检测系统组月均值、组标准差、组的平均变异系数、实验室自身月平均值、标准差、偏移、变异系数、标准差指数、变异系数指数等,这些都是实验室了解自身质量状况,与同组实验室进行比较的有价值的参数,为评价检验结果区域性/组间的精密度和正确度提供了方法。

【注意事项】

(1)观察逐月的均值折线图有助于发现系统漂移,观察逐月的标准差(或变异系数)折线图有助于发现仪器的定期维护保养是否到位。如不能找到明确的原因,在征得实验室主管同意后,必要时可以对质控图的中心线、标准差或质控限进行微调,或重新设计室内质控程序,达到持续质量改进的目标。

(2)室内质控的数据按照行业要求一般至少需保留 6 年以上。

三、实验室间比对(条款号:5.6.3)

(一)参加实验室间比对(条款号:5.6.3.1)

【基本要求】

实验室应参加适于相关检验和检验结果解释的能力验证或实验室间比对计划。实验室应监控实验室间比对的结果,当不符合预定的评价标准时,应实施纠正措施。

实验室应制定参加实验室间比对的程序文件。该程序包括职责规定、参加说明,以及任何不同于实验室间比对计划的评价标准。

【具体操作】

(1) 实验室间比对是指按预先规定的条件,由两个或多个实验室对相同或类似物品进行测量或检测的组织、实施和评价。能力验证是指利用实验室间比对,按预先制定的准则评价参加者的能力。医学检验领域使用术语"外部质量评价计划或称为室间质量评价"(EQA),即由室间质量评价组织者选择评价样品,同时分发给参加计划的实验室进行检测,完成检测后将结果返回给组织者,与预期值比对,以确定该项目检验结果与目标值的差异,来评定实验室的能力。

(2) EQA 可以仅是检验过程和结果评价,也可包括检验前和检测后阶段能力,以及实验室长期能力跟踪等模式,并提供教育机会,促进实验室质量改进。EQA 从测量结果类型可分为定量测量、定性检测和解释性计划 3 个基本类型,从组织形式和范围分为顺序计划、同步计划、单次计划、连续计划、分割样品计划、分割水平计划、部分过程计划、样品复查计划、已知值计划、抽样计划、数据转换计划和解释性计划等。还有一些特殊设计计划,如"盲样"能力验证是指能力验证样品与实验室日常收到的样品无法区别,这类计划需与实验室日常客户密切配合,并对包装、运输进行特殊处理和特别均匀性检测方案。另外,还有一种"一对一"室间质评计划,称作测量审核计划,即一个参加者对被测物品(材料或制品)进行实际测试,其测试结果与指定值或参考值进行比较活动。

(3) EQA 结果的数据统计方法应与数据类型及分布特性相适应,应根据结果数据类型选择适用的统计方法。无论采用何种方法对参加者结果进行评价,一般包括以下几个内容:① 指定值(靶值)确定;② 能力统计量计算(如数据集中趋势-均值,分散趋势-标准差等);③ 能力评定(该次评价是否符合事先制订要求/标准)。为保证 EQA 计划完整性,统计设计应考虑目标和频次、准确度、参加者数量、样品数量、评定程序、有效位数、离群值、剔除值评定程序等 8 个因素。

(4) 室间质评组织者按预先制定的项目方案,进行组织、实施和评价。组织者的完整工作流程包括:① 质评计划设计和方案策划;② 通知或函发放;③ 给参加者指导书编制;④ 质评物选择和准备;⑤ 质评物包装和运输;⑥ 检测结果接收和(或)录入;⑦ 检测结果评价;⑧ 靶值确定(用已有定值质评物时此步省略);⑨ 报告发放;⑩ 与参加者沟通。

(5) 参加者的完整工作流程包括:① 向提供者申请参加质评的项目;② 编制质评相关标准操作规程;③ 接收质评物(检查破损);④ 按规定日期进行检测;⑤ 上报检测结果;⑥ 接收提供者发来的质评报告;⑦ 分析质评报告;⑧ 决定是否采取纠正措施;⑨ 评价采取措施的效果。提供者在完成室间质评计划设计后开始具体运作。

【注意事项】

目前推荐用于全国的室间质评计划判别标准是 2012 年 12 月卫生行政部门发布的卫生行业标准 WS/T 403－2012《临床生物化学检验常规项目分析质量指标》，并按照国家标准《临床实验室室间质量评价要求》(GB/T 20470－2006)、《全国临床检验操作规程》作为室间质评结果判断的基本要求和评价方式。

（二）替代方案(条款号：5.6.3.2)

【基本要求】

当无实验室间比对计划可利用时，实验室应采取其他方案并提供客观证据确定检验结果的可接受性。这些方案应尽可能使用适宜的物质。

注：适宜物质包括：有证标准物质/标准样品，以前检验过的样品，细胞库或组织库中的物质，与其他实验室的交换样品，实验室间比对计划中日常测试的质控物等。

【具体操作】

（1）当无实验室间比对计划可利用时，实验室应采取其他方案，并提供客观证据确定检验结果的可接受性。这些方案可包括：

1）使用以前检验过的样品重复检验(留样再测)核查结果。

2）与其他实验室交换样品(如分割样品检测)核查结果。

3）使用实验室间比对计划中日常质控(如室内质控数据的实验室间比对计划)的样品核查结果。

4）利用细胞库或组织库中的物质(如已固定的细胞涂片)核查结果。

5）使用有证标准物质/样品(如国际参考物质)核查结果。

6）与临床诊断结果进行比较核查检验结果。

（2）实验室可采用任何能说明和反映实验室检测能力的方法，核查自身检验结果的准确性，只要这种方法符合准确性评价的要求并有可操作性。

【注意事项】

（1）对没有开展室间质评的检验项目，应通过与其他实验室(如已获得认可的实验室、使用配套系统的实验室)比对的方式确定检验结果的可接受性，并应满足如下要求：

1）规定比对实验室的选择原则。

2）样品数量：至少 5 份，包括正常和异常(阴性和阳性)样品。

3）频率：至少每年 2 次。

4）判定标准：应有≥80%的结果符合要求。分子病理、药物基因组学、产前筛查与诊断应 100%符合要求。

（2）比对结果不一致时，应分析原因，必要时应采取有效的纠正措施，及时评估纠正措施的有效性，保留相应记录。

(三) 实验室间比对样品分析(条款号: 5.6.3.3)

【基本要求】

实验室应按日常处理患者样品的方式处理实验室间比对样品。

实验室间比对样品应由常规检验患者样品的人员用检验患者样品的相同程序进行检验。

实验室在提交实验室间比对数据日期之前,不应与其他参加者互通数据。

实验室在提交实验室间比对数据之前,不应将比对样品转至其他实验室进行确认检验,尽管此活动经常用于患者样品检验。

实验室在进行实验室间比对样品检测时,应将处理、准备、方法、检测、审核的每一步骤形成文件化的记录。实验室应保存所有原始记录备查,保存期限应符合规定。

【具体操作】

实验室应按日常处理受检者样品的方式处理实验室间比对样品,即按受检者样品接收方法对比对样品进行编号、条形码处理、然后随机插入进行检测;实验室间比对样品检测人员应由当班人员用检验受检者样品的相同程序进行检验,不任意增加检测次数(不得多次检测,取平均值上报)。

实验室在提交实验室间比对数据日期之前,不应与其他参加者互通数据。实验室在提交实验室间比对数据之前,不应将比对样品转至其他实验室进行确认检验。

实验室在进行实验室间比对样品检测时,应将处理、准备、方法、检测、审核的每一步骤形成文件化的记录。实验室应保存所有原始记录备查,保存期限应符合规定。

(四) 实验室表现的评价(条款号: 5.6.3.4)

【基本要求】

应评价实验室在参加实验室间比对中的表现,并与相关人员讨论。

当实验室表现未达到预定标准(即存在不符合)时,员工应参与实施并记录纠正措施。应监控纠正措施的有效性,验证措施可包括申请测量审核,以及与其他实验室进行比对。应评价参加实验室间比对的结果,如显示出存在潜在不符合的趋势,应采取预防措施。

【具体操作】

(1) EQA 数据收集和汇总。对 EQA 评价结果所有反馈数据进行收集汇总,包括所有过程、人员、记录、图表等,对满意的结果进行汇总,对不满意的结果进行整理、分类、查找原因和借机改进。

(2) 不满意结果应整理出相关资料,对原始记录和操作进行回顾分析,对当日操作人员的操作、样品处理过程、室内质控图、工作日志、设备状态、检验报告等进行逐一核查,用以下问题为指导进行查对:① 收到 EQA 样品时环境是否满意;② 样品检测是否符合要求;③ 样品处理过程是否符合要求;④ 所用检测方法是否合适;⑤ 是否按操作规程进行检测;⑥ 是否使用合适试剂盒质控品;⑦ 设备操作是否符合操作规程;⑧ 设备是否维持在良好状态;⑨ 检测 EQA 样品时室内质控是否在控;⑩ 结果解释是否符合要求;⑪ 该问题以前是否发生过,这个数据与以前 EQA 数据分布是否一致,是倾向性变化还是一次性问题;⑫ 留样再测样品是否出现同样问题;⑬ 检测 EQA 样品时受检者结果是否可接受。

(3) 不满意结果分为以下几种类型:① 笔误;② 方法学问题;③ 设备问题;④ 工艺技术问题;⑤ EQA 样品问题;⑥ 结果评价问题;⑦ 经调查后无法解释问题:包括随机误差和系统误差。

(4) 不满意结果的原因分析。对不满意结果一定要找到问题的根本原因,从以下几方面寻找:① 人员培训不充分或效果不佳;② 对 EQA 意义理解不足或缺乏经验;③ 高层管理人员缺乏沟通或宣教;④ 设备不足或使用不佳;⑤ 流程设计不充分。

(5) 纠正措施和文件化。实验室应找到去除问题根本原因的纠正措施,并加以实施。当实验室识别出造成不满意 EQA 结果潜在的原因后,可通过修正相关实验室流程来改进检测系统,减少再次产生问题的风险。

【注意事项】

(1) 发生 EQA 结果不满意的情况,应对不满意阶段的受检者结果进行临床影响评价,可从以下方面采取措施:① 记录每个不一致(有疑问)的环节;② 全面考虑所有与临床不一致的检测结果的临床意义;③ 通知申请该项目的医生;④ 必要时,停止检测或报告;⑤ 召回或标记任何不一致的检测结果;⑥ 规定进一步操作要求;⑦ 指定处理各项问题的人员和职责;⑧ 规定恢复工作的人员职责。

(2) 应将 EQA 结果不满意情况的调查、评价和纠正过程文件化,并采用标准化格式记录对 EQA 结果不满意的处理过程,以保证外部检查、客户调查时提供充分的证据。

(3) 大多数 EQA 计划只针对检验过程质量评价,有些 EQA 计划也通过问卷和实训方式使检验人员关注检验前、后质量控制,如样品处理或危急值报告等,可通过各种形式帮助实验室了解自身的实际质量状况并持续改进。

四、检验结果的可比性(条款号:5.6.4)

【基本要求】

应规定比较程序和所用设备和方法,以及建立临床适宜区间内患者样品结果可比性的方法。此要求适用于相同或不同的程序、设备、不同地点或所有这些情况。实验室应定期比对检验结果的一致性,比对方法参照附录文件中各专业的具体要求。

注:在测量结果可溯源至同一标准的特定情况下,如校准物可互换,则认为结果具有计量学可比性。

当不同测量系统对同一被测量(如葡萄糖)给出不同测量区间以及变更检验方法时,实验室应告知结果使用者在结果可比性方面的任何变化并讨论其对临床活动的影响。

实验室应对比较的结果进行整理、记录,适当时,迅速采取措施。应对发现的问题或不足采取措施并保存实施措施的记录。

【具体操作】

（1）实验室使用两套及以上检测系统检测同一项目时，应定期比对检验结果的一致性，并建立比对程序文件，包括比对频次、样品选择数量和方法、比对结果的判定标准等。

（2）使用不同生物参考区间的项目不宜进行比对，但应进行医疗风险评估。

（3）实验室应按照比对程序文件的要求记录比对过程和结果，由实验室负责人或授权人员审核并签字认可。

（4）比对结果出现不一致，应及时查找原因，采取必要的纠正措施，并评估纠正措施的有效性，有相应的记录。

【注意事项】

不同检测系统比对一致性标准参见各专业要求，定量检测项目比对的频次每年至少1次，样品数量不少于 20 个，浓度水平应覆盖测量范围，并包括医学决定水平，应计算医学决定水平下的偏移。

五、POCT 项目的质量管理（条款号：5.6.5）

【基本要求】

医疗机构应指定一个由来自包括实验室、管理部门及护理部门代表组成的 POCT 管理组，该管理组对 POCT 的实施提出建议。只有已完成培训并已显示具有相应能力的人员才能从事 POCT 工作，应保留相应的培训/考核记录。POCT 项目的质量管理体系建立及运作可参考前面述及的管理要求。

所有 POCT 项目应开展室内质控，应设计、实施及运行质量控制以保证 POCT 符合实验室的质量标准，应建立并公布实验室和 POCT 数据之间的关系，或需要时可以获得，应使用分割的患者样品或其他可接受的质控物来进行在多地点使用的 POCT 系统的定期结果比对，并明确比对的允许偏移要求。可行时，POCT 项目应参加室间质评，当没有室间质评方案的情况下，实验室负责人应建立外部质量比对方案。

注：可参照 GB/T 29790 - 2013/ISO 22870：2006，MOD《即时检测质量和能力要求》、ISO15189《医学实验室质量和能力准则》及国家法规的相关条款。

【具体操作】

（1）应建立 POCT 管理组确立 POCT 项目管理办法和方案，明确责任，培训所有 POCT 的操作人员。

（2）所有 POCT 项目应开展室内质控，按照 POCT 管理办法和样品比对方案进行统一管理，明确比对的允许偏移要求，适当时，可使用分割的受检者样品或其他可接受的质控物来进行在多地点使用的 POCT 系统的定期结果比对。

（3）可行时 POCT 项目应参加室间质评，当没有室间质评方案的情况下，实验室负责人应建立合适的外部质量比对方案。

【注意事项】

所有临床实验室及临床科室开展 POCT 检测可参照 GB/T 29790－2013/ISO 22870：2006，MOD《即时检测质量和能力要求》、ISO15189《医学实验室质量和能力准则》及国家法规的相关条款，并按相关卫生行政部门的要求做好质量管理工作。

第七节　检验后过程(条款号：5.7)

一、结果复核(条款号：5.7.1)

【基本要求】

实验室应制定程序确保检验结果被授权者发布前得到复核。结果复核时，应对照室内质控、可利用的临床信息及以前的检验结果进行评估。

如结果复核程序包括自动选择和报告，应制定复核标准(注明复核标准制定依据、复核标准验证结果)、批准权限并文件化。

【具体操作】

实验室人员在进行结果复核时，应首先对检测过程是否在控进行核查。检验过程是否处于控制状态通常是用适宜的质控规则对室内质控数据加以分析来进行判断。所谓"适宜的"是指实验室根据各检测项目的质量水平通过功效函数图，或计算 σ 度量值后以 Westgard 经验公式选择相应的个体化质控规则，在此基础上对于室内质控数据的判读才是科学有效的。

虽然室内质控信息是检测仪器系统(包括仪器和试剂)、人员操作、样品处理等多方面可靠性的综合评价，但如果复核人员能检查确认检测仪器的工作状态是否正常、保养工作是否实施到位、检测试剂是否失效、试剂定标曲线是否处于有效期内、质控品使用是否正确、操作人员有无更换、实验室温湿度是否处于在控范围、仪器用蒸馏水纯度是否达标等，对检验结果的复核将更有效、准确。

室内质控结果在控并不代表所有样品的结果都可以报告，复核人员应对异常结果进行进一步分析。这里的"异常结果"是并非单纯地指参考区间之外的检验结果，还包括如下情况：① 检验结果偏高或偏低；② 与临床诊断不符的结果；③ 与受检者以前的结果相差较大的结果；④ 与其他相关结果有不符或矛盾的结果；⑤ 不同检测人员对结果有争议等。复核人员应考虑当天检测整个流程各环节的可靠性，核查送检样品的情况、考虑用原样品复查还是重新采集样品复查；另外，复核人员也可与检验申请医师联系，进一步了解关于受检者的信息等。对于有争议的结果(如特殊细胞形态、寄生虫或细菌的鉴定等)，还可以邀请院外专家进行会诊。

为了在保证结果复核质量的前提下提高工作效率和有效缩短实验室内样品周转时

间,实验室应积极建立并使用自动选择(审核)功能。实验室可参考 CLSI AUTO10 - A 和 AUTO15 等相关文件对复核标准进行设计、建立、实施和验证,应充分考虑检测系统的性能和临床需求。应将验证确认的复核标准文件化,包括制定依据以及验证结果原始记录。实验室应设定各亚专业自动复核标准的批准权限并文件化。

【注意事项】

检测结果复核时,应考虑样品的质量和性状、药物的影响、注意检验结果与临床资料矛盾的情况、相关联数据之间矛盾的情况。

二、临床样品的储存、保留和处置(条款号:5.7.2)

【基本要求】

实验室应制定并执行识别、收集、保留、检索、访问、储存、维护和安全处置临床样品的程序。

实验室应规定临床样品保留的时限。应根据样品的性状、检验和任何适用的要求确定保留时间。

注:出于法律责任考虑,某些类型的程序(如组织学检验、基因检验、儿科检验)可能要求对某些样品保留更长的时间。

实验室不得保存高致病性病原微生物菌(毒)种或样品,保存非高致病性病原微生物菌(毒)种或样品应符合相关规定。实验室保存的菌(毒)种或样品必须集中保存,专人负责,实行双人双锁管理,并建立所储存的菌(毒)种或样品使用的销毁记录清单。

实验室应建立菌(毒)种或样品的销毁制度并记录完整,销毁保存的菌(毒)种或样品应经实验室负责人批准,并记录销毁时间、方法、数量和经办人等信息。

【具体操作】

检测后样品储存的目的是为了复查或临床医生追加检测项目的需要。实验室应明确规定样品保存的条件和时间。样品保存的条件和时间取决于样品的种类和分析物的稳定性,原则是保存前、后分析物的检测结果有可比性。

实验室应建立样品储存的程序,安排专人管理,敏感或重要的样品以及菌(毒)种样品双人双锁保管。临床样品的种类以血液、尿液、粪便为主。其中尿液和粪便除特殊情况均不保存。血液的保存视分析物的不同,其保存条件和时间会有不同。细胞学分析的骨髓涂片、各种积液的细胞涂片等,应以档案片形式长期保存或以电子版形式保存。

储存的样品应定期清理,以减少对资源的消耗。鉴于临床样品具有或潜在具有生物危害因子,因此样品及其容器的处理应按《医疗废弃物管理条例》和《医疗卫生机构医疗废物管理办法》的相关规定处理。

【注意事项】

虽然储存样品分析物的不同,其保存条件和时间会有不同,但是对于日常工作中样品量大、检测项目繁多,按分析物进行分类储存可操作性较差。另外,各种分析物在不同储存条件下保持稳定的时间长度的信息资料也不完整,《全国临床检验操作规程》(第四版)列出了临床生化和临床免疫两大类 47 个项目的稳定性信息,并建议此两类项目在 4～8℃冰箱保存时以不超过 1 周为宜;激素类测定样品保存 3 天为宜;凝血因子、血细胞测定样品,尿液、脑脊液、胸腹水等由保存目的决定保存时间。HIV 样品应根据国家相关规定处理。

第八节　结果报告(条款号:5.8)

一、总则(条款号:5.8.1)

【基本要求】

每一项检验结果均应准确、清晰、明确,并依据检验程序的特定说明报告。

实验室应规定报告的格式和介质(即电子或纸质)及其从实验室发出的方式。

实验室应制定并执行保证检验结果正确转录的程序。

报告应包括解释检验结果所必需的信息。

当检验延误可能影响患者医疗时,实验室应有通知检验申请者的方法。

【具体操作】

实验室应有文件明确规定报告的格式,结果由谁发布以及发布方式的规定,明确发放手续和责任,防止检验报告的丢失和误发。检验报告可以通过电子版或纸质方式发布给临床医生;若结果以临时报告形式传送,随后还应提供最终报告;电话方式发布的检验报告只能传达给已授权接收者(临床医生或护理人员),口头报告检验结果后应随即提供适当的有记录的报告;如果通过检验结果自助查询打印方式发布给受检者时,宜制定相应的操作指南供受检者参考。

实验室应将受委托实验室的检验报告作记录后提供给申请者或受检者。如果实验室需要将受委托实验室的检验报告转录成本实验室报告格式并发放时,应制定程序确保所有转录内容正确无误,比如规定转录过程需由双人核对完成。

为作解释检验结果之用,报告除条款号:5.8.3 所列的信息之外,宜包括下列信息:对检测方法的偏离、增添或删节;特定方法、用户或用户群体的附加信息等。

实验室如因特殊情况(如仪器故障、停电、试剂失效、委托检验过程发生状况等)而导致不能满足在约定时间内发布检验报告,并可能对受检者的诊疗造成影响时,实验室应及时通知检验申请者。

【注意事项】

如果实验室将受委托实验室的检验报告转录成本实验室报告发放的话,应指明检验项目的实际检测实验室,如果受委托实验室有多个执业点时,报告中应精确注明承担委托检测任务的执业点的地址。

实验室可以尝试着从多种角度和层面对数据进行综合分析,避免重要检验信息被忽视,促进检验数据的有效应用。除了单纯的数据直接回报外,实验室对于可直接确认的病原体等可以发出直接诊断报告。实验室可以将一类指标的所有结果进行综合分析并给出结论性的描述,如白血病免疫表型分析,综合所有检测指标的表达模式后,给出符合何种白血病表型特点的结论性描述。也可更进一步,结合骨髓形态学结果、免疫表型分析结果、染色体核型分析结果、融合基因或受体基因重排的检测结果,对 M(形态学)I(免疫学)C(细胞遗传学)M(分子生物学)所有结果进行归纳和分析,最终给出白血病类型的综合诊断报告。最后,实验室还可以给出动态变化报告,将某些检测指标结果随时间的变化用曲线勾画出来,直观地反映治疗过程中疾病的变化过程,如通过微小残留细胞的检测反映白血病治疗缓解的程度,推动根据动态指标实施个体化治疗。

二、报告特性(条款号:5.8.2)

【基本要求】

实验室应确保下述报告特性能够有效表述检验结果并满足用户要求:

1) 对可能影响检验结果的样品质量的评估。

2) 按样品接受/拒收标准得出的样品适宜性的评估。

3) 危急值(适用时)。

4) 结果解释,适用时可包括最终报告中对自动选择和报告结果的解释的验证。

【具体操作】

实验室报告审核人员在确认检验结果可以发出时,应再次关注有关样品质量的信息。检查样品采集、运送等情况,注意抗凝血有无凝块产生、有无溶血、有无重度黄疸、凝血检测项目从样品采集到检测完成是否超过 4 小时等会对检测结果产生较大影响的因素。

另外,还要关注样品验收环节中,对于按拒收标准理应退回,但因某些特殊情况(样品的不可替代性,如骨髓、脑脊液、关节腔积液等)而接受检测的样品所附的评估记录,考虑该因素可能对检测结果的影响。

不同医院,甚至是不同科室的危急值因所接受受检者的病种差异而不尽相同,实验室应与相关临床医师协商,确定危急值指标及其"警告/危急"的疾病个体化区间。通过此种方式,使危急值的报告能满足不同疾病领域的临床医师的需求。

【注意事项】

检验报告不应仅仅是数据的罗列或堆砌,而是应该充分地、系统地对数据进行分析归纳。需要时,对碎片化信息、存在矛盾的部分结果进行深入细致的分析和解释,以从根本上提高检验结果的临床应用效率。诊断性的检验报告应有必要的描述、"初步诊断"或"诊断"意见,由执业医师出具诊断性检验报告。

三、报告内容(条款号: 5.8.3)

【基本要求】

报告中应包括但不限于以下内容:

(1) 清晰明确的检验项目识别,适当时,还包括检验程序。

(2) 发布报告的实验室的识别。

(3) 所有由受委托实验室完成的检验的识别。

(4) 每页都有患者的识别和地点。

(5) 检验申请者姓名或其他唯一识别号和申请者的详细联系信息。

(6) 原始样品采集的日期和时间。

(7) 原始样品类型。

(8) 测量程序(适当时)。

(9) 以 SI 单位或可溯源至 SI 单位,或其他适用单位报告的检验结果。

(10) 生物参考区间、临床决定值,或支持临床决定值的直方图/列线图(诺谟图),适用时。

注:在某些情况下,将生物参考区间清单或表格在取报告处发给所有实验室服务用户可能是适当的。

(11) 结果解释(适当时)。

注:结果的完整解释需要临床背景信息,而这些信息实验室不一定可获取。

(12) 其他警示性或解释性注释(例如:可能影响检验结果的原始样品的品质或量、受委托实验室的结果/解释、使用研发中的程序)。

(13) 作为研发计划的一部分而开展的,尚无明确的测量性能声明的检验项目识别。

(14) 复核结果和授权发布报告者的识别(如未包含在报告中,则在需要时随时可用)。

(15) 报告及发布的日期和时间(如未包含在报告中,在需要时应可提供)。

(16) 页数和总页数(例如:第 1 页共 5 页、第 2 页共 5 页等)。

【具体操作】

实验室的报告应至少包括以上这些内容。实验室的识别最好有实验室的联系方式(如地址、电话等)。受检者的识别和地点,应包括受检者姓名、出生年月、性别和病历号等;住院患者还应注明住院信息,如病区、病房和病床号等;必要时注明民族。如果是由实验室委托检验的情况,委托实验室发出的报告上应有受委托实验室的唯一识别和地址。以 SI 单位或可溯源至 SI 单位报告的检验结果必须以中文形式报告,或国际通用的、规范的缩写。

【注意事项】

建议实验室报告中包括四个日期和时间:原始样品采集、样品接收、样品检测,以及结果报告或报告发布。样品采集的日期和时间是送检样品质量评估和计算质量指标的重要参数,实验室可以通过此项参数估计样品检测前时长(specimen age)和检验前周转时间。样品接收时间可以用来评估实验室内周转时间。

第九节　结果发布(条款号:5.9)

一、结果发布总则(条款号:5.9.1)

【基本要求】

实验室应制定发布检验结果的程序,包括结果发布者及接收者的详细规定。该程序应确保满足以下条件:

1)当接收到的原始样品质量不适于检验或可能影响检验结果时,应在报告中说明。

2)当检验结果处于规定的"警示"或"危急"区间内时:① 立即通知医师(或其他授权医务人员),包括送至委托实验室送检样品的结果;② 保存采取措施的记录,包括日期、时间、负责的实验室员工、通知的人员,及在通知时遇到的任何困难。

3)结果清晰、转录无误,并报告给授权接收和使用信息的人。

4)如结果以临时报告形式发送,则最终报告总是发送给检验申请者。

5)应有过程确保经电话或电子方式发布的检验结果只送达授权的接收者。口头提供的结果应跟随一份书面报告,应有所有口头提供结果的记录。

注1:对某些检验结果(如某些基因检验或感染性疾病检验),可能需要特殊的咨询。实验室宜努力做到,在未经充分咨询之前,不直接将有严重含意的结果告知患者。

注2:屏蔽了患者所有识别的实验室检验结果可用于如流行病学、人口统计学或其他统计学分析。

【具体操作】

实验室制定的关于检验结果发布的程序文件应满足以上条件。对于符合拒收条件或样品质量可能对检测结果有影响,但是实验室接受并进行了检测的样品,应有样品条件不符合的记录,以供结果报告者、检测结果解释者发布报告,以及临床医生根据结果报告采取临床决断时参考。

【注意事项】

危急值是指某些检验结果异常(过高或过低),可能危及患者生命的数值。危急值与医学决定水平不完全相同,不是所有检测项目都有危急值,也并不是所有医学决定水平值都是危急值,关键在于某项目达到的该数值的患者状态是否危及患者生命。另外,要区分的是危急值报告和急诊报告的不同概念:急诊检验结果不论是否处于危急值区间都应立即报告;而检测结果处于危急值区间的项目,不论是否是急诊检验,实验室应立即报告。因为事关患者生命,为了实验室及时、有效地采取措施和报告结果,以供临床采取决策时参考,实验室应规定采取相应措施和报告结果的程序,并做好记录。

二、结果的自动选择和报告(条款号: 5.9.2)

【基本要求】

如果实验室应用结果的自动选择和报告系统,应制定文件化程序以确保:

(1)规定自动选择和报告的标准。该标准应经验证、批准、易于获取并可被员工理解。

注:当实施自动选择和报告时,需考虑的事项包括:与患者历史数据比较有变化时需复核的结果,以及需要实验室人员进行干预的结果,如不合理结果、不可能的结果或危急值。

(2)在使用前应确认该标准可以正确应用,并对可能影响功能的系统变化进行验证。

(3)有过程提示存在可能改变检验结果的样品干扰(如溶血、黄疸、脂血)。

(4)有过程将分析警示信息从仪器导入自动选择和报告的标准中(适当时)。

(5)在发报告前复核时,应可识别选择出的可自动报告的结果,并包括选择的日期和时间。

(6)有过程可快速暂停自动选择和报告功能。

【具体操作】

近年来,随着信息系统的长足发展,并在临床实验室领域的广泛应用,实验室信息管理系统在保证临床实验室质量方面起到重要作用。应用实验室信息管理系统进行自动选择和报告在以下各方面对实验室质量管理可有显著提升:确保检验结果质量、降低人为差错、缩短报告时效、改善工作流程和提升患者安全。

仪器检测产生的受检者结果传输至实验室信息系统,与实验室预设的条件逐条比对的过程称为"自动选择(审核)"。如果检测结果符合信息系统所设定的条件,即被自动选择,无须其他处理即可自动转化为报告格式;反之,则在报告之前需通过实验室工作人员进一步审核。

实验室信息系统设置自动选择条件(自动审核标准)至关重要。使用自动审核的过程需要经实验室主任的授权批准,必须进行验证、查看质控结果,注意结果可比性、检查结果报警、追踪审核、历史结果比较,并且具备急停措施。

自动审核要做到文件化、规范化、确认及验证、急停措施、样品性状、历史数据、仪器报警、限值管理、人工复核和结果标识等,以发挥检验结果自动审核的最大效益。

实验室在已确定的自动核对程序中应注明当改动系统后会影响相关的逻辑性文件,并在改动系统时验证。还需周期性检查受检者结果从数据入口准确传送到所有形式的报告。

【注意事项】

美国临床和实验室标准协会(CLSI)发表的 AUTO10 - A 指南主要对自动审核的运算规则设计、管理及算法验证方面提出了具体要求,强调数据的完整性、算法及软件的及时更新,并要求对自动审核结果定期进行再验证。规划自动验证的三大要素包括运算法则的设计、法规的符合性(符合国家或当地法令)以及运算法则的验证(运算法则验证、计算机软硬件环境测试、以虚拟数据进行报告测试、临床报告测试、定期验证运算法则）。运算法则的设计遵循以下原则，以用户定义的布林逻辑来验证检验结果，以最佳效能惠及最多受检者，一项不符合该报告即停发等待人工确认，人工输入的资料不做验证。

三、修改报告（条款号：5.9.3）

【基本要求】

当原始报告被修改后，应有关于修改的书面说明以便：

1）将修改后的报告清晰地标记为修订版，并包括参照原报告的日期和患者识别。

2）使用者知晓报告的修改。

3）修改记录可显示修改时间和日期，以及修改人的姓名。

4）修改后，记录中仍保留原始报告的条目。

已用于临床决策且被修改过的结果应保留在后续的累积报告中，并清晰标记为已修改。

如报告系统不能显示修改、变更或更正，应保存修改记录。

【具体操作】

实验室应该建立修改报告的程序文件。只要报告被修改，记录必须显示出更改的时间、日期及修改报告者的姓名。更改以后，原来的数据或内容应清晰可辨。应保留原始的电子记录并利用适当的程序将修改加入该记录，清楚地标明对报告所作的修改。报告如已发出至受检者或临床医师，应追回原报告并重新出具一份完整的修改后的报告，追回的报告做好标记后留档。如果报告无法追回，可在修改后的报告上注明原报告（可以原报告的唯一识别号来表明）作废，以修改后的报告替代。

【注意事项】

需要修改报告最常见的两种情况：一种是检测系统状态正常、原始记录可靠，只是存在数据处理或在数据转移至报告上时有错漏等，只需将错误信息更正，重新编制并打印完整的报告；另外，如果是检测系统状态异常等原因，需要在确认仪器状态恢复正常后重新检测后出具完整的报告。

四、危急值报告（条款号：5.9.4）

【基本要求】

实验室应与临床相关科室协商危急值报告的检验项目和危急区间，形成文件并遵照执行。

实验室应建立危急值报告制度，编写危急值报告的目的、方法和流程，根据实验室服务对象的实际情况制定危急区间项目表。

出现危急值时，检测人员应根据危急值报告制度及时复查样品（包括复测样品或重新采集样品等），并与临床联系，及时报告并做好记录。危急值报告记录内容应包括：患者姓名和识别号(门诊号、住院号或社会保障卡号)和检验结果、样品接收时间、报告时间、向临床报告时间、报告接收人和检验人员姓名(或工号),必要时应保留样品备查。

实验室应有临床相关科室对危急值报告制度有效性评估的措施和记录,评估的内容应包括但不限于:危急值的种类、危急区间、危急值报告流程及临床适用性等。

【具体操作】

检验项目的危急值区间可因病种、受检者性别或年龄等因素而有不同。因此,实验室应与使用本实验室的不同专业临床医生商讨(受委托实验室也应与不同委托医疗机构的临床医生商讨)并确定合适的关键指标和危急值区间。

实验室需根据实际情况设计危急值报告的有效方法和流程,确保临床医生及时获得危急值报告。

【注意事项】

临床科室仅医护人员能接听有关"危急值"报告的电话,报告者应确认医护人员理解准确无误后方可结束电话,同时记录汇报时间、接听医护人员的姓名或工号。

受委托实验室常因与委托医疗机构缺乏有效报告路径(尤其是无床位的基层医疗机构不设置夜班)而无法将危急值及时告知临床,从而对患者生命安全带来隐患。可能的解决方法是:① 有危急值的检验项目由医疗机构检测,不建议委托检验;② 委托医疗机构设置专人或专岗接收危急值报告,同时在采集样品时留下受检者或其家属的联系方式。当出现危急值时,委托医疗机构所设置的专人或专岗及时联系相关医护人员。

第十节　实验室信息管理(条款号:5.10)

一、总则(条款号:5.10.1)

【基本要求】

实验室应能访问满足用户需要和要求的服务所需的数据和信息。

实验室应有文件化程序以确保始终能保持患者信息的保密性。

注:在本规范中,"信息系统"包括以计算机及非计算机系统保存的数据和信息的管理。有些要求相对非计算机系统而言可能更适合于计算机系统。计算机系统可包括作为实验室设备功能组成的计算机和行业通用软件(如生成、核对、报告及存档患者信息和报告的软件、文字处理、电子制表和数据库应用)的独立计算机系统。

实验室信息系统应至少具备质量指标统计、样品管理、质控管理、复检管理、危急值管理、报告管理和统计查询等信息管理功能。对样品采集/接收、拒收、运送的全过程实施监控;对室内质量控制情况进行实时监控;对满足复检要求的样品进行监控;对满足用户要求的危急值进行监控和报告;对报告审核、转录、签发等过程进行监控;能满足报告查询、项目收费统计、结果趋势分析、工作量统计分析，以及地区性质量管理标准中关于质量指标数据的统计要求。

【具体操作】

（1）实验室与临床沟通，了解需求，确定信息系统内记录的相关数据满足当前用户的需要，并根据查看权限提供方便的检索功能帮助用户快速搜索所需要的数据。

（2）应制定文件确保受检者信息保密性，对系统内用户信息（如身份证号码、真名、检验结果等）的浏览应做到权限控制以及日志留存。

（3）LIS 系统应具备符合本单位使用需求的样品管理、质控管理、复检管理、危急值管理、报告管理和统计查询等模块。

（4）一段时间内的（建议 3 个月以上）的样品从采集到出报告的全过程流转和检验信息均应完整存在于信息系统内，如数据有修改，应可查询到修改日志和原始数据。

（5）为满足监管的需要，信息系统内的应具备 LIS 数据的各项质量指标和数据统计（包含收费情况等）的功能，该类模块可作为插件提供，不直接嵌入 LIS 系统内。

【注意事项】

LIS 内的数据包含可直接打开和需要第三方应用软件才能打开的数据。对于需要第三方软件打开的程序，系统内仅留存数据文件即可。

二、职责和权限（条款号：5.10.2）

【基本要求】

实验室应确保规定信息系统管理的职责和权限，包括可能对患者医疗产生影响的信息系统的维护和修改。

实验室应规定所有使用系统人员的职责和权限，特别是从事以下活动的人员：

（1）访问患者的数据和信息。

（2）输入患者数据和检验结果。

（3）修改患者数据或检验结果。

（4）授权发布检验结果和报告。

【具体操作】

（1）不同权限的用户，根据岗位职责，为满足工作和信息安全的需要，应仅能查看到其工作所需的最低限度的受检者和样品信息。

（2）检查系统应具有修改受检者数据和检验结果的功能模块，所有可能影响受检者、医护的更改如报告重审，应经过审核及得到批准并记录，且应留存原始数据。

（3）系统内对于检验结果和报告授权发布的流程应清晰明确，未得到授权的报告不应发布。

【注意事项】

（1）在数据搜索功能中，不同用户应根据其权限搜索出不同范围的数据。

（2）对修改后的数据应有明确标签提示其修改的原因、修改人及原始数据。

三、信息系统管理（条款号：5.10.3）

【基本要求】

用于收集、处理、记录、报告、存储或检索检验数据和信息的系统应：

（1）在引入前，经过供应商确认以及实验室的运行验证；在使用前，系统的任何变化均获得授权、文件化并经验证。

注：试用时，确认和验证包括：实验室信息系统和其他系统，如实验室设备、医院患者管理系统及基层医疗系统之间的接口正常运行。

（2）文件化包括系统每天运行情况的文档可被授权用户方便获取。

（3）防止非授权者访问。

（4）安全保护以防止篡改或丢失数据。

（5）在符合供应商规定的环境下操作，或对于非计算机系统，提供保护人工记录和转录准确性的条件。

（6）进行维护以保证数据和信息完整，并包括系统失效的记录和适当的应急和纠正措施。

（7）符合国家或国际有关数据保护的要求。

实验室应验证外部信息系统从实验室直接接收的电子及相关硬拷贝（如计算机系统、传真机、电子邮件、网站和个人网络设备）的检验结果、相关信息和注释的正确性。当开展新的检验项目或应用新的自动化注释时，实验室应验证从实验室直接接收信息的外部信息系统再现这些变化的正确性。

实验室应有文件化的应急计划，以便发生影响实验室提供服务能力的信息系统失效或停机时维持服务。

当信息系统在异地或分包给其他供应商进行管理和维护时，实验室管理层应负责确保系统供应商或操作员符合本规范的全部适用要求。

【具体操作】

（1）系统的运行需要程序文件的支持。在系统上线前应经过验证，保证此系统可满足各级授权人员的工作需要。当新仪器接入 LIS 时要进行一定数据量的仪器内数据与 LIS 数据一致性的比对。

（2）对于功能模块的修改应留有记录，且得到授权方认可才能进行。

（3）该系统的等保备案情况，应与该机构其他信息系统等级一致。根据《信息安全等级保护管理办法》第二章第六条要求，国家信息安全等级保护坚持自主定级、自主保护的原则。一般情况下，如医疗机构已接入医保，应定义为第三级系统。

（4）定期检查数据的备份情况，且进行数据的恢复演练，便于在紧急情况下可快速恢复系统运行。

（5）根据《卫生行业信息安全等级保护工作的指导意见》第二条第二款要求，卫生行业各单位要按照"谁主管、谁负责，谁运营、谁负责"的要求，落实信息安全责任。

【注意事项】

如系统包含个人敏感信息，在不能保证信息系统完全处在封闭内网的情况下，该系统应满足三级等保的要求，否则应至少满足二级等保的要求。

第三章 临床血液体液检验
质量管理要求

　　临床血液体液检验质量管理要求是上海市医疗机构临床实验室质量管理规范在临床血液体液检验领域的补充说明。适用于血液常规检验、尿液常规检验、粪便常规检验、出凝血检验、白带检验、精液检验、前列腺液检验、脑脊液检验、胸腹腔积液检验、关节腔积液检验、胃液检验、血细胞形态学检验、尿液有形成分检验、其他体液细胞形态学检验和寄生虫检验等。

第一节　人员(条款号：5.1)

一、人员资质(条款号：5.1.2)

【基本要求】

　　临床血液体液室的负责人或组长应该具有中级及以上技术职称,从事血液体液检验至少3年。技术人员应有本专业教育经历。

【具体操作】

　　实验室须提供临床血液体液室负责人或组长以及技术人员的技术档案,至少包括：

　　(1) 学历证明。

　　(2) 技术职称证书。

　　(3) 岗前培训、轮转培训、在职培训、继续教育培训证书等。

　　(4) 能力评估。

【注意事项】

　　技术职称证明不能代替学历证明;在职培训和轮转培训不能代替岗前培训;继续教育培训不能代替在职培训。

二、岗位职责(条款号：5.1.3.1)

【基本要求】

实验室专业技术人员的岗位职责应包括但不限于以下内容：① 样品的采集与处理；② 样品检测；③ 质量保证；④ 报告的完成、审核与签发；⑤ 检验结果的解释。

【具体操作】

实验室须根据工作岗位制定不同专业技术人员的岗位职责,如样品采集人员岗位职责、样品接收人员岗位职责、样品处理人员岗位职责、样品检测人员岗位职责、检测报告审核人员岗位职责、检测报告签发人员岗位职责、检验结果解释人员岗位职责、质量管理人员岗位职责、设备管理人员岗位职责、文件管理人员岗位职责、试剂采购与管理人员岗位职责、安全管理人员岗位职责、信息管理人员岗位职责、实验室负责人岗位职责、形态学主管岗位职责、监督人员岗位职责、科教管理人员岗位职责等。

【注意事项】

不同岗位专业技术人员的岗位职责应不同,实际工作中可以一人多岗,一位工作人员可以同时负责两个或以上岗位工作。

三、人员配置(条款号：5.1.3.2)

【基本要求】

临床血液体液室人员配置宜满足如下要求：① 血细胞分析复检样品的数量每日在100 份以下时,至少配备 2 人；复检样品每日在 100～200 份时,至少配备 3～4 人。② 体液样品量每日在 200 份以下时,至少配备 2 人；每日 200～500 份体液样品时,至少配备3～4 人。③ 若采用自动化仪器进行形态学筛检,可适当减少人员数量。

【具体操作】

实验室须根据实际情况,以保证血细胞分析和体液样品检测质量为前提,合理配置血细胞分析和体液检测人员。

【注意事项】

统计血细胞分析和体液检测复检的工作量,合理配置复检人员,确保漏检率≤5％。

四、培训(条款号：5.1.5)

【基本要求】

临床血液体液室应根据工作岗位制定人员培训计划,如内部培训、定期学术交流、病案分析等。临床血液体液室应选择适用的参考资料,如血液细胞形态学图谱及各种相关专业书籍,也可以选择专业网站上的形态学资料。

形态学检查技术主管应有专业技术培训(如进修学习、参加形态学检查培训班等)及考核记录(如合格证、学分证及岗位培训班等);其他形态学检查人员应有定期培训的考核记录。

1. 培训与考核内容

(1) 血液形态学检验人员应能识别的细胞和寄生虫至少包括:① 正常红细胞;② 异常红细胞(如大小异常、形状异常、血红蛋白含量异常、结构及排列异常等。);③ 正常白细胞(如中性杆状核粒细胞、中性分叶核粒细胞、嗜酸性粒细胞、嗜碱性粒细胞、淋巴细胞和单核细胞);④ 异常白细胞(如幼稚细胞、中性粒细胞毒性变化、Auer 小体、中性粒细胞核象变化、中性粒细胞胞核形态异常、与遗传因素相关的中性粒细胞畸形及淋巴细胞形态异常等);⑤ 正常血小板;⑥ 异常血小板(如血小板大小异常、形态异常及聚集性和分布异常等);⑦ 寄生虫(如疟原虫、微丝蚴、弓形体及锥虫等)。

(2) 体液形态学检验人员应能识别的有形成分至少包括:① 尿液中的红细胞、白细胞、鳞状上皮细胞、肾小管上皮细胞、移形上皮细胞、吞噬细胞;② 宽管型、细胞管型、脂肪管型、颗粒管型、透明管型、红细胞管型、蜡样管型、白细胞管型;③ 细菌、寄生虫、真菌;④ 无定形结晶、草酸钙结晶、胆固醇结晶、胱氨酸结晶、三联磷酸盐结晶、尿酸结晶、胆红素结晶、酪氨酸结晶、尿酸铵结晶;⑤ 污染物、黏液丝、精子。

(3) 脑脊液中的淋巴细胞、单核细胞、中性粒细胞、新生隐球菌。

(4) 浆膜腔积液中的中性粒细胞、淋巴细胞、单核细胞、嗜酸性粒细胞、嗜碱性粒细胞、巨噬细胞、间皮细胞。

(5) 关节腔积液中的中性粒细胞、淋巴细胞、单核细胞、组织细胞、滑膜细胞、RA 细胞、LE 细胞。

(6) 支气管肺泡灌洗液中的中性粒细胞、淋巴细胞、嗜酸性粒细胞、巨噬细胞、红细胞和细胞碎片。

(7) 其他体液中的红细胞、白细胞、细菌、真菌、寄生虫或卵。

2. 考核方式及要求

有形成分识别的要求:血液和体液分别采用至少 50 副显微摄影照片(包括正常和异常形态的细胞或有形成分)或其他形式进行形态学考核,检验人员应能正确识别至少 80% 细胞或有形成分的形态。

【具体操作】

血液体液室应根据工作岗位制定内部培训、学术交流、病案分析等年度培训计划;应选用血液体液形态学图谱(也可以选择国内外专业网站上的形态学资料)、全国临床检验操作规程等专业书籍;形态学主管应参加形态学进修或培训班,并取得进修或培训合格证书;其他血液形态学检验人员应定期参加正常和各种异常红细胞、正常和各种异常白细胞、正常和各种异常血小板以及常见血液寄生虫的培训;体液形态学检验人员应定期参加尿中常见细胞、管型、细菌、寄生虫、结晶和污染物、脑脊液中淋巴、单核、中性粒细胞和新生隐球菌、浆膜腔积液中常见白细胞、巨噬细胞和间皮细胞、关节腔积液中常见白细胞、组织细胞、滑膜细胞、RA 细胞和 LE 细胞、支气管肺泡灌洗液中常见白细胞、巨噬细胞、红细胞和细胞碎片以及其他体液中常见的红、白细胞、细菌、真菌、寄生虫或虫卵的培训。

通过血液和体液至少 50 幅正常和异常形态细胞显微摄影照片或其他形式(5 或 10 张,至少有 1 张包含多颗粒中性粒细胞、1 张包含反应性淋巴细胞、1 张有有核红细胞、1 张有幼稚粒细胞的临床血涂片;5 张每张至少包含红细胞、白细胞、上皮细胞、管型和结晶等 1 种有形成分的临床尿液有形成分涂片;其他体液检查的考核也可以采用 5 张含有不同异常细胞形态的体液涂片)的考核,符合率≥80%。具体考核频次参见条款号:5.1.6。

【注意事项】

培训计划除本专业新进展、新动向外,应有针对性,坚持缺什么补什么的原则;细胞命名应规范统一;形态学培训与考核时需兼顾正常与异常的细胞形态,需兼顾常见与可能见到的细胞形态,推荐采用有标准答案如 WHO、临检中心临床样品的细胞形态,用于培训与考核。

五、能力评估(条款号:5.1.6)

【基本要求】

临床血液体液室应每年评估员工的工作能力(能否胜任岗位工作)。对新进员工,尤其是从事血液体液形态学识别的人员,在最初的 6 个月内至少进行 2 次能力评估。当职责变更,或离岗 6 个月以上再上岗时,或政策、程序、技术有变更时,应对员工进行再培训和再评估,合格后才可继续上岗,并记录。

【具体操作】

临床血液体液室每年应对员工的工作能力进行评估。新进员工尤其是形态学检验人员,在最初的半年内至少进行 2 次形态学检验能力的评估。换岗位或者离岗半年以上再上岗的员工须再培训和再评估;科室政策、程序或技术发生变化时,如应用新的形态学分析仪器等时,须对员工进行再培训和再评估,合格后才能再上岗。

【注意事项】

能力评估不同于培训考核,是对员工是否具备胜任岗位工作的能力进行评估,而不是培训效果的监测。可以通过多种方式达到评估目的,例如:直接观察其显微镜使用情况、血片制作、染色、白细胞分类计数过程、结果和形态学描述情况、体液显微镜检查过程和结果,以及细胞命名规范情况,也可通过核查其形态学检验报告等方法来评估其能力。

第二节　设施和环境条件(条款号:5.2)

一、实验室和办公设施(条款号:5.2.2)

【基本要求】

临床血液体液室应实施安全风险评估,如果按区域进行控制,应制定针对性的防护措施及合适的警告标志。

【具体操作】

实验室应根据检验前过程、检验过程和检验后过程中以及其他支持性过程中风险发生的频率(经常发生、偶尔发生、极少发生)和风险发生后的危害程度(高度、中度、低度),进行风险程度的评估;实验室应基于风险评估结果进行安全控制,如果需要分区控制,则应制定相应的防护措施(如安装门禁系统)和合适的警告标志(如生物危害、限制进入等)。

【注意事项】

应根据实验室具体用途分为清洁区、半污染区(缓冲区)和污染区三个区域,办公室、员工休息、学习、会议室、更衣室应设置在清洁区,实验区域为污染区,污染区和更衣室之间可以设置为半污染区(缓冲区),污染区和清洁区应有效隔离(门禁系统)。各区域之间应有明确标识加以区分。

二、储存设施(条款号:5.2.3)

【基本要求】

临床血液体液室保存临床样品和试剂的设施应有温控设施,设置目标温度和允许范围应符合其保存条件,并及时记录。应制定温度无法达到要求时的处理措施,并记录具体处理步骤。

【具体操作】

实验室应根据样品的保存温度条件,设置冰箱保存温度和允许范围并监控;应根据试剂盒说明书设置试剂保存温度和允许范围并监控;一旦监控发现冰箱温度不满足样品和试剂保存要求,实验室应按照所制定的处理措施,及时分析原因,并采取纠正和纠正措施并记录。有足够的储存空间满足试剂和样品分开储存的要求。

【注意事项】

实验室应根据储存在同一冰箱内所有样品的所需保存温度条件,设置不同样品均能满足的保存温度及其允许范围;应根据试剂盒说明书设置储存在同一冰箱内不同试剂盒保存均能满足的保存温度及其允许范围;失控后必须分析原因,采取纠正和纠正措施并记录。测试温度的器具应定期校准、比对。

三、患者样品采集设施(条款号:5.2.5)

【基本要求】

临床血液体液室应将接待/等候和采集区分隔开。样品采集区的设施应满足国家法律法规或者医院伦理委员会对患者隐私保护的要求。

【具体操作】

实验室应将接待或等候区域与样品采集区域分开。

【注意事项】

保护受检者隐私不仅要考虑接待或者等候区域与样品采集区域的有效隔离,还要考虑相邻样品采集位间的有效隔离。

四、设施维护和环境条件(条款号:5.2.6)

【基本要求】

临床血液体液室应依据所用分析设备和实验过程的要求,制定环境温湿度控制要求,并记录。应制定文件规范温湿度失控时的处理操作。如发生温湿度失控,应及时按照文件规范操作,并记录。必要时,实验室可配置不间断电源(uninterruptible power supply,UPS)和(或)双路电源以保证关键设备(如需要控制温度和连续监测的分析仪、冰箱等)的正常工作。

【具体操作】

(1)血液尿液分析时须监测环境温湿度,尿液分析尤其需要监测环境湿度。必要时,血液尿液分析仪、试剂储存冰箱须配备 UPS 或双路电源。

(2)按规定记录温度。

(3)当温度失控时,应及时采取措施并记录。

【注意事项】

实验室在设置房间监控温湿度范围时,应考虑同时能满足房间内所有设备正常运行和试剂保存的温湿度范围(满足温度范围的最小温度区间)。测试温度的器具应定期校准、比对。

第三节　实验室设备、试剂和耗材(条款号:5.3)

一、设备校准和计量学溯源(条款号:5.3.1.4)

【基本要求】

应按国家法规要求对强检设备进行检定。应进行外部校准的设备,如果符合检测目的和要求,可按制造商校准程序进行。至少应对设备的关键部分进行校准,如加样系统、检测系统、温控系统进行校准(适用时)。分析设备和辅助设备的内部校准应符合 CNAS-CL31《内部校准要求》。

1. 血液分析仪

(1)血细胞分析的校准应符合相关标准要求,包括:① 应对每一台仪器进行校准;② 应制定校准程序,内容包括校准物来源、名称,校准方法和步骤,校准周期等;③ 应对不同吸样模式(自动、手动和预稀释模式)进行校准或比对;④ 可使用制造商提供的配套校准物或校准实验室提供的定值新鲜血进行校准;⑤ 应至少 6 个月进行一次校准;⑥ 血液分析仪校准的项目包括:WBC、RBC、Hb、Plt、Hct 或 MCV。

(2)血液分析仪校准前的性能要求,包括背景计数、携带污染率、精密度、线性要求,均应符合仪器说明书标示的性能要求,同时应满足临床需要。

(3)以下几种情况,必须对血液分析仪进行校准,如:① 血液分析仪投入使用前(新安装或旧仪器重新启用);② 血液分析仪进行维修,并更换关键部件后。其中关键部件是指可能对检测结果的准确性有影响的部件(如分血阀、定量注射器、检测部、主板等);③ 仪器搬动后,需要确认检测结果的可靠性时;④ 室内质量控制显示系统的检测结果有漂移时(排除仪器故障、质控品和试剂的影响因素后);⑤ 比对结果超出允许范围;⑥ 实验室认为需进行校准的其他情况。

2. 凝血分析仪

凝血分析仪校准应包括光路、机械位等的校准及定标曲线等项目。更换不同批号试剂后应重新制作定标曲线,PT 应更新 ISI 值,同时满足以下要求:① 仪器硬件维护保养(温控、光路),应满足厂商说明书标示的性能要求;② 精密度,应满足厂商说明书标示的性能要求;③ 须定标检测项目:Fbg、D‐D、FDP、AT 等;④ 宜增加 PT‐INR 和 Local ISI。

3. 尿液分析离心机

尿液有形成分分析应采用水平式、有盖离心机,能提供 400g 的相对离心力(relative centrifugal force,RCF)。应每 12 个月对离心机校准一次。

4. 染液、复核试剂

应定期监测血涂片染液、骨髓染液、尿蛋白、尿糖、粪隐血等复核试剂的有效性,并记录。

【具体操作】

实验室应按国家法规要求对列入强检目录的设备进行检定。应进行外部校准的设备,可按制造商校准程序校准。

(1)血液分析仪校准应符合 WS/T347《血细胞分析的校准指南》的要求。

(2)尿液干化学分析仪应按《尿液分析仪校准规范》(中华人民共和国国家计量技术规范,JJF,1129‐2005,条款号:5.2.2)进行校准;尿液有形成分分析仪应按厂商说明书进行校准。

(3)凝血分析仪校准应至少包括光路、机械位的校准和需要定标项目(Fbg、D‐D、FDP、AT 等)的定标,试剂批号更换后应重新定标,并保留定标记录。分析仪当前所用试剂批号应与定标曲线批号相一致。提供 PT‐INR 检测结果的实验室,应及时更新 PT 试剂国际敏感指数(ISI)。仪器的温控系统、光路系统和加样系统、精密度应满足厂商声称的性能要求。

(4)尿有形成分分析时,应该使用水平式有盖离心机离心尿液,应每 12 个月对其相对离心力(RCF)校准一次,确保其能提供 400 g 的相对离心力。

（5）仪器校准工程师需具有代表厂商进行仪器校准的能力（厂商提供校准培训，考核合格的资质证明）。

【注意事项】

用于实验室环境温湿度监测的温湿度计，样品和试剂保存冰箱温度监测的温度计，无论是否新购均须进行校准；血液分析仪和尿液有形成分分析仪校准时携带污染率试验用高值样品，应考虑其浓度水平是否达到要求，有效地评估仪器携带污染的情况；血液分析仪校准后如果修改了校准系数，必须用第二支校准品验证校准系数调整的可靠性；凝血分析仪校准时应及时更新所用 PT 试剂的 ISI 值，或者采用 ISI 定标试剂盒，获得 Local ISI 值。

二、设备维护与维修（条款号：5.3.1.5）

【基本要求】

设备发生故障后，应首先分析故障原因，如果设备故障可能影响了方法学性能，故障修复后，可通过以下合适的方式进行相关的检测、验证：① 可校准的项目实施校准验证，必要时，实施校准；② 质控物检验；③ 与其他仪器或方法比对；④ 以前检验过的样品再检验。

实验室应检查设备故障对之前检验的影响，并采取应急措施或纠正措施。

【具体操作】

制定设备维护保养故障处理程序，按照维护保养周期进行维护保养。设备故障后，应分析故障原因及其对方法学性能的影响，如果故障影响方法学性能，则故障修复后，可用上述几种方法之一或其组合进行验证。同时，故障是一个由量变到质变（渐变）的过程，故障可能对之前检验结果有影响。因此，实验室还须对故障之前检验结果进行核查，证实故障是否对之前检验结果造成影响。如果故障对之前检验结果有影响，实验室必须采取应急措施，包括但不限于及时通知检验结果的使用者（临床医生）并追回已发出的检验报告。

【注意事项】

设备故障后，实验室首先必须对故障是否对方法学性能有影响作出分析判断，因为这涉及故障修复之后的一系列工作；如果故障对之前检验结果有影响，实验室必须采取应急措施减少可能对受检者造成的危害等。实验室应对由于设备故障造成的危害进行风险评估。

第四节　检验前过程（条款号：5.4）

一、采集活动的指导（条款号：5.4.4.3）

【基本要求】

制定所有类型血液体液样品的采集说明、方法和要求。

（1）血液样品采集应参考《全国临床检验操作规程》中《血液标本采集与处理》的要求。由临床工作人员采集样品（如骨髓等）时，实验室应至少提供有关合格样品的要求和运输条件等技术方面的说明。

（2）血细胞分析样品的采集应使用 EDTA 抗凝剂，除少数静脉取血有困难的患者（如婴儿、大面积烧伤需频繁采血进行检查的患者）外，尽可能使用静脉穿刺方式采集样品。

（3）凝血检验样品的采集和多项样品采集的采血顺序应符合相关标准和规范的要求。

（4）尿液样品的采集与处理应符合相关标准和规范的要求。

应规定不同体液样品的采集方法和要求。对自行采集样品的患者，实验室或相关医护人员应指导其正确采集样品。有特殊采集要求的样品，应在医生或护士的协助下完成采集。

【具体操作】

（1）建立实验室所有检验项目的目录、需要的样品类型、样品量、样品标记及对应的采集容器和必要的防腐、抗凝、采集和送检的时限、运送条件等相关要求的详细说明。如《检验项目采集手册》。临床检验项目所涉及的样品类型种类较多，应核对样品采集类型及送检要求。如：血液（抗凝血、非抗凝血）、尿液、粪便、其他体液（脑脊液、胸腹水、精液、关节液、胃液等）。

（2）《检验项目采集手册》提供给临床，并对医护人员进行培训。《检验项目采集手册》须及时更新，使其保持现行有效。

（3）制定样品的接收、拒收制度并有相关记录。记录表中至少包括送检日期、样品信息标识、样品类型、样品状态、接收者。如不合格样品，应有拒收原因。

【注意事项】

（1）由于血凝样品的特殊性，应符合 WS/T359－2011《血浆凝固实验血液标本的采集及处理指南》。

（2）临检项目中所涉及的抗凝样品，应注意抗凝剂的种类（如 EDTA、枸橼酸钠、肝素等）。

（3）某些体液样品由于所含蛋白质较高易发生凝固，故可选择含有抗凝剂的采集管采集。

（4）实验室应及时统计样品合格率，并分析送检样品的合格情况。注意采集人员的流动性，及时、有计划地开展样品采集要求的培训。

二、样品运送（条款号：5.4.5）

【基本要求】

所有样品应按项目检验质量要求运送；所有体液样品应用密闭容器运送。

【具体操作】

按检验项目的运送要求运送样品。应考虑生物安全、温度、时间、运送前处理等多个方面。样品采集后应及时送至实验室,如果采集处温度超过 22℃,应尽快将样品转运,样品离体后 2 小时内务必运送至实验室。体液样品的运输容器应有盖、防渗漏。应减少运送环节缩短保存时间,病房样品的传送应由经培训的专人负责且有制度约束。

【注意事项】

实验室应监控样品的运送过程(时间、温度、包装、密封性等)。

三、样品接收(条款号:5.4.6)

【基本要求】

应针对检验项目明确列出不合格样品的类型,如凝块、凝血样品量超出规定量的 ±10%、尿量不足 5 ml、肉眼观察有溶血的样品等和处理措施。

【具体操作】

实验室应根据检验项目要求制定样品拒收标准和让步检验样品处理措施。

【注意事项】

不合格样品拒收标准不应该是量少等这种含糊不清无法执行的标准,应该是具体、可统一执行的标准;让步检验样品应有具体处理办法。

四、检验前处理、准备和储存(条款号:5.4.7)

【基本要求】

凝血检验的临床样品宜在采集后 1 小时内离心并分离血浆;若样品不能在采集 4 小时内检测,应分离血浆并转移至清洁干净符合要求的试管中,将试管加盖并保存于 −20℃,在 2 周内完成检测。进行疟原虫检查的静脉血样品应在采集后 1 小时内同时制备厚片和薄片。

【具体操作】

凝血检验的样品最好在采集 1 小时内分离血浆,并在 4 小时内完成检测;如果不能在 4 小时内完成检测,应在采集 1 小时内分离血浆,转移至清洁干净符合要求的试管内加盖保存于 −20℃,并在 2 周内完成检测。疟原虫检查应在样品采集后 1 小时内制备厚片和薄片。全血细胞计数应在样品采集以后的 4 小时内完成检测,血细胞形态分析应在样品采集后 1 小时内完成制片和染色或固定,尿液常规应在样品采集以后的 2 小时内完成检测。

【注意事项】

凝血检验样品采集后不能久置而不离心分离血浆;离心处理后血浆中的血小板必须 $\leqslant 10 \times 10^9/L$(离心力 1 500 g 不少于 15 分钟);疟原虫检查只制备薄片,会影响阳性检出率。

第五节　检验过程(条款号：5.5)

一、检验程序的验证(条款号：5.5.1)

【基本要求】

血液分析仪、凝血分析仪等定量检测系统的性能验证应满足相关标准、规范或厂商说明书标示的性能要求。尿液干化学分析仪性能验证的内容至少应包括阴性和阳性符合率；尿液有形成分分析仪性能验证的内容至少应包括精密度、携带污染率和可报告范围。

【具体操作】

(1) 血液分析仪、血凝仪的性能验证的相关要求可以参照 WS/T 406－2012《临床血液学检验常规项目分析质量要求》，血液分析仪和血凝仪性能验证至少包括精密度、正确度和可报告范围。

(2) 尿液有形成分分析仪(数字图像自动识别)的性能验证的相关要求可以参见 YY/T 0996－2015《尿液有形成分分析仪(数字成像自动识别)》，内容至少包括检出限、重复性、识别率、假阴性率、稳定性及携带污染率。

(3) 尿液有形成分分析仪(流式识别法)的性能验证则参照厂商说明书，具体操作细则参见行业标准执行。

(4) 尿液干化学分析仪由于是半定量检测项目，其性能验证要求包括：

1) 精密度：等级分类资料中连续重复测定结果的精密度，是以正确结果百分率的置信区间来衡量。若等级为50％，样品重复测定20次，则正确结果百分率应在27％～73％范围，若超出该范围，说明试带精密度不佳。

2) 正确度：采取与最佳可比性方法比较，得出试带的假阳性率和假阴性率。通常，用检测限(LD，即从某一等级开始能得到阳性的结果)和确诊限(LC，即从某一等级开始所有结果都为阳性)来评价试带检测的正确度性能。推荐最佳 LC/LD 浓度比为5。最佳检测限 LD 假阳性率(FP)应<10％，最佳确诊限 LC 假阴性率(FN)应<5％。

3) 也可参照 2000 年欧洲实验医学联合会 European Confederation of Laboratory Medicine (ECLM)颁布的欧洲尿液分析指南《European Urinalysis Guidelines》所包含内容进行性能验证。

【注意事项】

(1) 所有分析项目在进行性能验证之前，应在完成仪器本身状态的确认工作，保证仪器状态良好情况下，才能开展性能验证。

(2) 所有性能验证采用的样品应尽可能与检测物一致或类似，以消除基质效应对其造成的影响。

（3）大部分检测项目属于临床检验定量测定或定性测定项目，因此行业标准WS/T 492－2016《临床检验定量测定项目精密度与正确度性能验证》和WS/T 505－2017《定性测定性能评价指南》也具有适用性。

（4）由于血液样品中的细胞属于颗粒物，在溶液中的分布并不均匀，所以在采用行业标准进行评判时，应充分考虑其样品基质的特殊性。

二、检验程序的确认（条款号：5.5.1.3）

【基本要求】

血液、尿液、凝血、血沉和血液流变等检测系统应具备完整性和有效性，应使用配套的试剂和校准品，使用非配套试剂的分析仪应进行性能确认，包括空白限、携带污染率、不精密度（重复性和重现性）、分析测量范围、检测下限和定量检测下限、可比性。血液分析仪不同模式的性能确认要求相同。

如可行，体液样品应全部进行显微镜检查；如使用自动化仪器进行筛检，实验室应制定血细胞分析和尿液有形成分分析的显微镜复检程序，在检验结果出现异常计数、警示标志、异常图形等情况时对结果进行确认，复检程序的确认应包括：建立或验证显微镜复检程序的方法和数据；复检程序应经过验证，应确认其结果假阴性率≤5％。

应用软件有助于显微镜复检的有效实施。

尿液干化学试带法确诊应采用相同或更高灵敏度/特异度的方法，或采用不同方法学或品牌试带进行。建议用镜检法来确认异常结果。临床医师有要求、如使用免疫抑制、肾病、糖尿病和妊娠患者以及理化检验结果异常时，须由有经验检验人员进行手工镜检复核。

保存显微镜复检记录，复检血涂片应有明确的标识至少保留1周，特殊疑难血涂片等宜长期保存（可采用显微镜摄像方法保存阳性样品的电子图片并附简要病史和诊断，电子图片应至少保留2年）。

血细胞形态命名和分级宜参考相关标准。

可采用临床样品留样复检的方式，定期监测血涂片和骨髓片染液、尿蛋白、尿糖、粪隐血等复核试剂的有效性，并记录。

血液、骨髓染液、尿蛋白、尿糖、粪便隐血等复核试剂因开瓶后易挥发或易氧化，所以必须监测其开瓶后的有效性，根据监测情况制定不同实验室环境温湿度情况下的开瓶有效期。

【具体操作】

血液分析仪性能确认的要求包括：

（1）空白限：WBC、RBC、Hb、PLT开机后的背景计数应在厂商说明书规定范围内或者 WBC$\leqslant 0.5 \times 10^9$/L，RBC$\leqslant 0.05 \times 10^{12}$/L，Hb$\leqslant 2.0$ g/L，PLT$\leqslant 10 \times 10^9$/L。

（2）携带污染率：针对不同检测项目，取一份高浓度临床血液样品（EDTA抗凝）（H）

混匀后连续测定 3 次,再取一份低浓度临床样品(L)混匀后连续检测 3 次。按下式计算携带污染率(CR),CR=∣L1−L3∣/∣H3−L3∣×100%。L1、L2、L3 代表低值样品三次重复测定后的结果。H1、H2、H3 代表高值样品三次重复测定后的结果。

高值样品的浓度、低值样品浓度及携带污染率应满足表 3-1 的要求。

表 3-1 血液分析仪携带污染率及检测的样品的要求

检测项目	WBC	RBC	Hb	Plt
携带污染率	≤3.0%	≤2.0%	≤2.%	≤4.0%
高浓度值	$>90\times10^9/L$	$>6.20\times10^{12}/L$	$>220\,g/L$	$>900\times10^9/L$
低浓度值	$>0\sim<3\times10^9/L$	$>0\sim<1.50\times10^{12}/L$	$>0\sim<50g/L$	$>0\sim<30\times10^9/L$

(3)不精密度:

1)批内精密度:取一份正常范围内临床样品,重复检测 11 次,计算后 10 次结果的算术平均值(X)和标准差(SD),变异系数 CV=SD/X×100%。

2)日间精密度:至少使用包含正常和异常两个浓度水平质控品,检测当天至少进行一次室内质控,剔除失控数据(失控已纠正)后按批号或月份计算在控数据的变异系数。

(4)分析测量区间可采用新鲜血液比较非配套血液分析系统和配套血液分析系统之间相关性或者用至少两个不同厂商生产的商品化线性试剂盒来评价确认 WBC、RBC、Hb、HCT 和 PLT 的分析测量区间(AMI)。线性回归方程的斜率在 1±0.05 范围内,相关系数 $r\geq0.975$ 或 $r^2\geq0.95$。WBC、RBC、Hb 和 PLT 满足要求的线性范围在厂家说明书规定的范围内。在已知线性范围内选择 4~6 个浓度水平,覆盖整个预期测定范围并包括与临床有关的重要评价浓度,如最小测定浓度或线性范围的最低限、不同的医学决定水平、最大测定浓度或线性范围的高限等(见 WS/T408-2012 临床化学设备线性评价指南)。样品的配置方案可参见表 3-2,实验室可以根据具体情况进行调整。

表 3-2 线性评价物的浓度配置方案

样 品 号	1	2	3	4	5
低浓度样品	5.00	3.75	2.50	1.25	0.00
高浓度样品	0.00	1.25	2.50	3.75	5.00

(5)定量检测下限:WBC 和 PLT 定量检测下限(LoQ):低值样品测定结果的变异系数 CV,WBC<15%,PLT<25%,或应小于厂商在 LoQ 研究中声明使用的预期不精密度。粒细胞减少症或粒细胞缺乏症患者,容易引起感染,血小板减少患者容易引起出血,临床医生需要考虑是否输注血小板,因此,临床上对于白细胞和血小板低值结果的正确性比较关注。

(6)可比性:应尽可能使用临床样品进行可比性评估,所选择的样品应涵盖检测结果正常样品和异常样品,包括含干扰物质的样品(如溶血样品、黄疸样品和脂血样品),其中正常样品应占总数 1/3~1/2。验证应覆盖所有检测项目,因此完整验证需要的总样品量至少为 250~300 个。样品应至少能在 1 周或更长时间内检测,以评估仪器变异和实验室内患者群体的每日变异。血常规样品及尿常规样品由于无法长期保存,日间变异可采用质控品进行评估。检测结果应作图,显示待评价仪器(Y 轴)与参考仪器(X 轴)之间结果的差异。采用回归分析、相关分析和特定的 Bland – Altman 散点图进行一致性评估。

由于统计方法的局限性,即使两台仪器的结果存在偏移,线性回归分析也可能显示为有良好的相关性,所以当结果呈正态分布时,相同样品的配对数据应采用配对 t 检验;而对于非正态分布的数据,配对数据可采用 Wilcoxon 秩和检验或 Mann – Whitney U 检验。

表 3 – 3　血液分析仪可比性评估汇总表

检 测 项 目	浓 度 范 围	样品数量所占比例	相 对 偏 差
WBC($\times 10^9$/L)	<2.0	10%	≤10.0%
	2.0～5.0	10%	≤7.5%
	5.1～11.0	45%	≤7.5%
	11.1～50.0	25%	≤7.5%
	>50.1	10%	≤7.5%
RBC($\times 10^{12}$/L)	<3.00	5%	≤3.0%
	3.00～4.00	15%	≤3.0%
	4.01～5.00	55%	≤3.0%
	5.01～6.00	20%	≤3.0%
	>6.01	5%	≤3.0%
Hb(g/L)	<100.0	10	
	100～120	15	
	121～160	60	≤3.5
	161～180	10	
	>181	5	
PLT($\times 10^9$/L)	<40	10	≤15.0
	40～125	20	
	126～300	40	
	301～500	20	≤12.5
	500～600	5	
	>601	5	
Hct	—	—	
MCV	—	—	
MCH	—	—	≤3.5
MCHC	—	—	

注:"—"表示该项目无要求

(7) 正确度:至少使用 10 份正常新鲜血液,每份检测两次,计算 20 次以上检测结果的均值,以校准实验室的定值或实验室内部规范操作检测系统(使用配套试剂、用配套校准物定期进行仪器校准、仪器性能良好、规范开展室内质量控制、参加室间质量评价成绩优良、检测程序规范、人员经过良好培训的检测系统)的测定均值为标准,计算偏移。血液分析仪偏移要求见表 3 – 4。

表 3-4　血液分析仪偏移要求

检测项目	WBC	RBC	Hb	Hct	Plt	MCV	MCH	MCHC
偏移要求	≤5.0%	≤2.0%	≤2.5%	≤2.5%	≤6.0%	≤3.0%	≤3.0%	≤3.0%

（8）生物参考区间：尽可能使用卫生行业标准，如 WS/T 405-2012《血细胞分析参考区间》，并对行业标准的适用性进行验证。收集 20 份健康人的样品，连续上机测定，95％的检测值在参考范围内为合格，验证不通过，需要重新建立参考范围。参考范围建立需要 120 例健康人，95％的百分位区间，如果参考范围分性别和年龄段，需要分别验证。

健康人群选择：从体检人群中选取临床诊断基本正常，肝、肾功能及脂类项目结果均正常的被检者 40 例，其中男女各 20 例，年龄范围为 20～50 岁。健康人群的选择标准也可以参照 CLSI C28《临床实验室生物参考区间定义、建立和验证》。

【注意事项】

显微镜复检一定要借助软件来实施避免漏检；应使用磺基水杨酸进行尿蛋白确认；使用免疫抑制、肾病、糖尿病和妊娠患者以及尿液理化检验结果异常时，须由有经验检验人员进行手工镜检复核；保存复检记录，复检血涂片或骨髓片，应有明确的标识，至少保留 1 周，特殊疑难血涂片等宜长期保存。

三、生物参考区间或临床决定值（条款号：5.5.2）

【基本要求】

血细胞分析参考区间宜参考相关行业标准。

凝血检验项目，更换新批号试剂时，如试剂敏感度差异明显，应重新验证生物参考区间；试剂敏感度接近时，可使用 5 份健康人样品进行结果比对，以确认参考区间的适用性。验证方法举例：确认实验室使用的分析系统与制造商提供生物参考区间的分析系统相同；确认检验项目针对的人群相同；确认检验前过程和分析检测程序一致；每组用 20 份健康人样品检测后进行验证。应至少使用 20 份健康人尿液样品验证尿液有形成分分析仪检验项目的生物参考区间。

【具体操作】

根据实验室使用的检测系统和服务人群特点，建立生物参考区间。具体可以参照 CNAS-CL02-A001：2018 医学实验室质量和能力认可准则在临床血液学检验领域的应用说明和 CNAS-CL02-A002：2018 医学实验室质量和能力认可准则在临床体液学检验领域的应用说明。

【注意事项】

通过召开医护座谈会、临床咨询会、意见征询等方式对血液体液分析项目参考区间进行评审。当特定的生物参考区间或决定值不再适用服务的人群时，应进行适宜的改变并告知所服务的对象。

如果改变检验程序或检验前程序,实验室应评审相关的参考区间和临床决定值(适用时)。

四、检验程序文件化(条款号:5.5.3)

【基本要求】

实验室应根据实际情况编写所有开展血液体液检验项目、仪器使用、维护和校准、室内质控、室间质评等操作规程(SOP),如有新项目、试剂更改等情况 SOP 要及时更新并遵照执行。

【具体操作】

检验程序应形成文件,根据实验室员工的实际操作进行编写,以便于实验室员工理解及对照完成操作。检验程序应放置在适当的地点,以便于实验室员工及时获取、查阅。操作卡片也应作为检验程序的一部分,内容应与文件化程序一一对应。所以与检验操作相关的文件,包括程序文件、纪要文件、简要形式文件和产品使用说明书,均应遵守文件控制要求,加以统一管理。

除文件控制标识外,检验程序文件应参照第二章第五节要求编写。

【注意事项】

实验室应根据实际情况编写检验程序。当实验室拟改变现有的检验程序,而导致检验结果或其解释可能明显不同时,在对程序进行确认后,应向实验室服务的用户解释改变所产生的影响。

第六节　检验结果质量的保证(条款号:5.6)

一、室内质量控制(条款号:5.6.2.1)

【基本要求】

实验室应制定室内质控 SOP,宜参加地区性质量控制计划;定量检测项目可参照相关标准进行室内质控。应根据检验样品数量、仪器运行时间、试剂和质控品的稳定性等情况定期实施室内质控,检测当天至少 1 次,宜每 8 小时运行 1 次质控;失控应纠正,并进一步查找原因,采取纠正措施和(或)预防措施。填写失控分析报告,并对失控前所报告检验结果的可靠性进行验证。

【具体操作】

实验室所有检测项目均应开展室内质控,制定室内质控 SOP,宜参加地区性质量控制计划;根据检验样品数量、仪器运行时间、试剂和质控品的稳定性等情况制定室内质控策略并实施。

【注意事项】

实验室内部质量控制的方式有很多,可根据实际情况采用适宜的质控方式。室内质量控制的频次应与检测数相适应。临检定量类室内质控方式可以参照生化类项目,但临检项目的室内质控有效期普遍较短,故在质控物批号更换频次、质控规则选择和质控物靶值和范围的确定上应作出相应调整。

形态学质控主要关注染色效果的控制,可制备经甲醇固定的血涂片,在染色过程中将其放入。观察涂片的染色效果,并记录。人员的能力和一致性可利用临床样品与经验丰富的检验人员进行结果比对的方式进行,也可通过视频或全片拍摄的照片进行人员结果报告的考核。

二、质控物(条款号:5.6.2.2)

【基本要求】

实验室宜使用配套质控物,使用非配套质控物时应评价其质量和适用性。

【基本操作】

定量项目应至少使用 2 个浓度水平(含正常和异常水平)的质控物进行室内质控;定性体液学检验项目应至少使用阴性和(弱)阳性质控物进行室内质控,形态学质控物可以是临床样品显微镜下形态和结果,也可以是临床样品显微镜下形态和结果拍摄的视频或照片。

【注意事项】

实验室应尽可能使用与受检者样品基质接近的质控物,以减小基质效应造成的影响。质控物检测频率应基于检验程序的稳定性和错误结果对受检者危害的风险而确定。实验室应尽可能地选择临床决定水平或与其接近的质控物浓度,适当选择独立的第三方质控物可作为试剂或仪器制造商提供质控物的替代或补充。

三、质控数据(条款号:5.6.2.3)

【基本要求】

实验室应制定程序规范质控数据的处理步骤,以防止在质控失控时发出患者结果。

(1)质控图:Levey-Jennings 质控图或类似的质量控制记录应包含以下信息:检测质控物的时间范围、质控图的中心线和控制界线、仪器/方法名称、质控物的名称、浓度水平、批号和有效期、试剂名称和批号、每个数据点的日期、操作人员的记录。

(2)质控图中心线的确定:血细胞计数质控物测定应在每天的不同时段(间隔 2~5 小时)至少检测 3 天,至少使用 10 个检测结果的均值作为质控图的中心线;凝血检验质控物测定应在每天上下午各测 1 次,至少检测 10 天,至少使用 20 个检测结果的均值作为质控图的中心线,1 月结束后重新计算均值作为 2 月质控图的中心线,2 月结束后重新计算 1 月和 2 月的累积均值作为 3 月质控图的中心线,3 月结束后重新计算 1、2 和 3 月的累积均值作为全年质控图的中心线;尿液干化学质控物应在使用新批号质控物的最初4~5天的不同时段至少完成20次测试,出现70%以上频次的检测结果作为质控图的中心线;血液流变学、尿液有形成分质控物检测应在每天上下午各测1次,至少检测10天,至少使用20个检测结果的均值作为质控图的中心线;红细胞沉降率质控物测定应在使用新批号质控物的最初10天每天至少检测1次,至少使用10个监测结果的均值作为质控图的中心线,1个月结束后累计计算该月所有数据的均值作为该批号质控品质控图的中心线;新批号质控品在日常使用前应通过检测确定质控品的均值,制造商规定的质控品范围只能作为参考,通常实验室确定的均值宜在配套质控品的允许范围内。凝血检验更换新批号试剂或仪器进行重要部件的维修后,应重新确定质控物的均值;质控物均值的计算方法参见相关标准。

（3）标准差的确定:标准差的计算方法参见相关标准。

（4）将室内质控结果及时输入质控软件,形成质控图,保留原始记录。

（5）失控判断规则:定量项目应使用满足质量要求的失控规则,定性项目阴阳性不能混淆、阳性偏差不超过一个等级。

（6）失控报告:应包括失控情况的描述、原因分析、纠正措施及纠正效果的评价等内容。

（7）质控数据的管理:按质控物批次或每月统计1次,至少保存2年。

（8）记录:实验室负责人或指定人员应至少每月对室内质量控制记录进行审查看并签字。

【具体操作】

实验室按项目初始化要求完成初始化,计算靶值(质控图的中心线)和标准差,按项目质量要求和检测系统的性能等选择合适的质控规则,每天按质控策略开展室内质控,质控结果及时输入质控软件,室内质控在控方能检测并发出检测报告,如有失控,应予以纠正,分析查找原因,采取纠正措施,并对失控是否影响之前样品检测结果进行验证,填写失控分析报告。每月或按质控物批次统计1次,如有周期性变化趋势,须分析查找原因,采取必要的预防措施;实验室负责人或指定人员至少每月对室内质量控制记录进行审查并签字确认;记录至少保存2年。

【注意事项】

应定期评审质控数据,以发现可能提示检测系统问题的检测性能变化趋势,采取必要的预防措施,并记录。宜尽量采用统计学和非统计学过程控制技术连续监测检测系统的性能。定量项目的室内质控采用的统计量为均值、标准差、变异系数等。定性项目的室内质控采用的统计量为频数、分布比例等。非统计学的方式可采用主观判断、评分表等(如染色质量、反应程度等)。

四、实验室间比对(条款号:5.6.3)

【基本要求】

实验室应制定实验室间比对SOP,参加经国家卫生健康委员会认定的室间质量评价机构组织的室间质评计划；应保留参加室间质评的结果和证书。实验室负责人应监控室间质评活动的结果，并在结果报告上签字。

【具体操作】

实验室开展的所有项目均应参加实验室间比对（能力验证/室间质评），应制定实验室间比对 SOP，参加经国家卫生健康委员会认定的室间质量评价机构组织的室间质评计划；结果应满足本规范的要求，对结果不满意或结果整体出现偏移的情况应进行原因分析，采取相应改进措施，实验室负责人应监控室间质评活动的结果，并在结果报告上签字。实验室应保留参加室间质评的结果和证书。

【注意事项】

实验室应优先参加通过 ISO17043 能力验证提供者认可机构提供的项目。

五、替代方案（条款号：5.6.3.2）

【基本要求】

无室间质评的检验项目，应制定与其他实验室比对的 SOP 并实施，以确定检验结果的可接受性。

（1）比对实验室的选择原则：已获认可的实验室、使用相同检测方法的实验室、使用配套系统的实验室。

（2）样品数量：至少包括正常和异常水平的 5 份临床样品。

（3）频率：至少每年 2 次。

（4）判定标准：应有≥80%的结果符合要求。

【具体操作】

实验室开展的项目既没有能力验证计划也没有室间质评计划可以参加时，实验室可以选择与其他实验室进行比对的方式来确认结果的正确性，比对时应选择已经获得医学实验室认可的、与自己实验室使用配套系统的实验室；比对的样品一定要包含正常和异常水平，最好包含临床决定值水平的样品；比对频次为每年不少于 2 次。

【注意事项】

比对实验室、比对样品数量和比对频次的选择应满足规定要求。在比对实验室的选择时，应尽可能选择质量体系已经通过 ISO15189 认可的实验室。

六、检验结果的可比性（条款号：5.6.4）

【基本要求】

实验室应制定检验结果比对 SOP。

（1）实验室用两套及以上检测系统检测同一项目时，应有比对数据表明其检测结果的一致性，定量检测项目可参考相关标准。

（2）使用不同生物参考区间的出凝血分析仪间不宜进行比对，但应进行医疗安全风险评估；定性检测项目比对偏差应不超过1个等级，且阴性不可为阳性，阳性不可为阴性；尿液干化学分析仪和尿液有形成分分析仪如比对仪器型号不同，则比对结果应临床意义一致。

（3）应定期（至少每6个月1次，每次至少5份临床样品）进行形态学检验人员以及仪器间临床样品的结果比对并记录。

（4）不同检测系统全血细胞计数、凝血检测等结果比对判断标准为允许总误差的1/2或参考相关标准；尿液有形成分分析比对结果应满足仪器厂商说明书标示的性能或实验室规定性能；形态学检验人员白细胞分类计数结果比对判断标准，宜参考相关标准；其他体液有形成分检查人员间结果比对判断标准应满足实验室规定的要求，阴阳性不能混淆，阳性结果偏差不超过1个档次；不同血液分析仪之间白细胞分类结果比对应满足：中性粒细胞百分比（granulocytes）≤10.0％时，靶值±1.0％，中性粒细胞百分比＞10.0％时，靶值±靶值×10％；淋巴细胞百分比（lymphocytes）≤10.0％时，靶值±2.0％，淋巴细胞百分比＞10.0％时，靶值±靶值×20％；单核细胞（monos）/嗜酸性粒细胞（eosinos）/嗜碱性粒细胞（basos）/LUC≤10.0％时，靶值±3.0％，而这些细胞＞10.0％时，靶值±靶值×30％。

（5）比对结果80％以上符合要求为合格。

（6）比对记录应由实验室负责人审核并签字，记录至少保留2年。

【具体操作】

宜选择不同浓度水平临床样品进行比对。比对可在实验室内进行，也可以在实验室间进行。比对一般采用单管样品先后检测或者分管检测的方式在不同的检测系统上进行检测。样品检测前应充分混匀，避免由于检测间隔造成的细胞沉降。

【注意事项】

如果实验室使用两套以上不同的凝血或者尿液分析检测系统，而且检测系统间结果有差异时，实验室必须进行风险评估，确保不同凝血或尿液分析检测系统检测受检者结果不会给临床诊断和治疗带来歧义或困惑；至少每半年用临床样品（包含正常和不同参数异常）而非数码照片，组织一次血液、尿液、体液和寄生虫等形态学检验的人员检结果比对；形态学检验人员间结果比对必须先建立形态学报告和结果比对的SOP，明确结果比对一致的判断标准。

七、检验结果比对的其他情形（条款号：5.6.4.2）

【基本要求】

发生下列情况时，实验室应进行结果比对：

（1）室内质控有漂移趋势时。

（2）室间质评结果不合格，采取纠正措施后。

（3）更换试剂批号（必要时）。

（4）更换重要部件或重大维修后。

（5）软件程序变更后。

（6）临床医生对结果的可比性有疑问时。

（7）患者投诉对结果可比性有疑问（需要确认时）。

（8）需要提高周期性比对频率时（如每季度或每月）。

【具体操作】

具体比对方式请参见第六节。

【注意事项】

遇到上述情况临床实验室经常会忽视结果的比对工作，实验室应通过结果比对并提供数据证明上述情况已经得到解决。

第七节　结果报告（条款号：5.8）

【基本要求】

一、报告特性（条款号：5.8.2）

疟原虫检查样品采集到制片时间、凝血项目检测样品采集到离心处理时间超过 1 小时、尿液样品量不足 10 ml、尿液样品从采集到检测时间超过 2 小时等可能影响检验质量的情况，应在报告中注明。

二、报告内容（条款号：5.8.3）

检验结果应使用规范的测量单位，尽可能使用 SI 单位，例如：白细胞绝对计数的单位为（$\times 10^9$/L）；抗凝治疗监测时，凝血酶原时间（PT）的报告方式使用国际标准化比率（INR）；血涂片检验疟原虫阳性时，应同时报告可能的类型，供临床参考；尿液检验报告中的形态学检验项目，应只报告筛查后的最终唯一结果，必要时可另附相关说明；

尿液沉渣显微镜检查宜以每高/低倍视野中的形态数量报告结果。

三、危急值报告（条款号：5.9.4）

危急值通常用于受检者血液或凝血检验的首次结果。通常需要危急值报告的项目有：WBC、Hb、PLT、APTT、PT、FIB 等。

【具体操作】

实验室采用 LIS（实验室信息系统）报告检测结果时，应审核检测结果是否在参考范围之内。除此之外还应审核样品结果是否符合实际临床状况，排除影响检测结果的各种因素(如分析前采样的因素、检测方法局限性、各种干扰因素等)。报告审核采用双人双审核的方式。

【注意事项】

结果报告是临床检验的重要环节。临床检验某些检测项目容易受到分析前多种因素的影响,因此应该在报告中充分体现,以避免由于分析前的不规范所导致各种风险。危急值报告必须及时,危急值项目和范围等内容必须与临床进行充分沟通和评审。如果采用软件自动审核报告,则应对报告的准确性和可靠性进行风险评估。

第四章 临床化学检验专业质量控制操作规程

第一节 人员(条款号：5.1)

一、人员资质(条款号：**5.1.2**)

【基本要求】

临床化学实验室(以下简称"实验室")负责人至少应具备以下资格：中级技术职称，医学检验专业背景，或相关专业背景经过医学检验培训，2年以上临床化学工作经验。

【具体操作】

(1)临床化学室负责人至少中级技术职称，医学检验专业背景。

(2)或相关专业背景经过医学检验培训。

(3)从事2年以上的临床化学检测工作。

(4)各类仪器设备的操作人员应经过相关培训，考核合格并授权。

【注意事项】

通过参加相关的质量管理培训和专业技术知识培训，持续提高专业管理能力。

二、培训(条款号：**5.1.5**)

【基本要求】

临床实验室负责人应组织实验室人员进行学习和培训，有相应的学习培训制度、计划和记录，并定期对学习培训计划的有效性进行评估。实验室应为所有员工提供至少以下内容的培训：

(1)质量管理体系。

(2)所分派的工作过程和程序。

(3)适用的实验室信息系统。

（4）健康与安全，包括防止或控制不良事件的影响。

（5）伦理。

（6）受检者信息的保密。

实验室应对在培人员始终进行监督指导。

【具体操作】

（1）建立实验室人员的培训制度。

（2）制定培训计划，内容至少包括培训周期、培训内容［至少包括基本要求中的1）～6）］、人员等。

（3）所有的学习培训均有记录，并按规定保存。

（4）对在培人员应始终进行监督指导。

（5）定期对学习培训计划的有效性进行评估。

【注意事项】

（1）学习培训后，应有效果评估，并保存相应的记录。

（2）仪器设备操作人员应有培训上岗证（专业培训机构或厂商培训的证明）。

（3）特种设备操作人员应按国家规定取得相应的证书。

（4）新进技术人员在上岗前应进行相关技术培训（如仪器设备操作、临床生化危急值制度、生物安全等）并有评估及记录。

（5）职责变更、离岗6个月以上或政策、程序、技术有变更时，应对相关人员进行再培训和评估，保存记录。

三、能力评估（条款号：5.1.6）

【基本要求】

实验室应根据所建立的标准，评估每一位员工在适当的培训后，执行所指派的管理或技术工作的能力。

应定期进行再评估。必要时，应进行再培训。

可采用以下全部或任意方法组合，在与日常工作环境相同的条件下，对实验室员工的能力进行评估：

（1）直接观察常规工作过程和程序，包括所有适用的安全操作。

（2）直接观察设备维护和功能检查。

（3）监控检验结果的记录和报告过程。

（4）核查工作记录。

（5）评估解决问题的技能。

（6）检验特定样品，如先前已检验的样品、实验室间比对的物质或分割样品。

【具体操作】

（1）对每一位实验室员工的能力每年至少评估1次。

（2）评估方式可采用直接观察、提问、理论考核、核查工作记录等进行评估。

【注意事项】

（1）每年应对临床化学技术人员进行能力评估，并保存记录。

（2）能力评估不符合的人员应进行再培训。

四、继续教育和专业发展（条款号：5.1.8）

【基本要求】

应对从事管理和技术工作的人员提供继续教育计划，员工应参加继续教育。应定期评估继续教育计划的有效性。

员工应参加常规专业发展或其他的专业相关活动。

【具体操作】

（1）制定继续教育的学习计划。

（2）参加临床化学继续教育的学习。

（3）评估继续教育学习计划的有效性。

（4）参加临床化学的学术会议或交流等活动。

【注意事项】

从事临床化学检验的员工应了解和学习本专业的新技术新进展，提高业务水平。

第二节　设施和环境条件（条款号：5.2）

一、患者样品采集设施（条款号：5.2.5）

【基本要求】

用以保存临床样品和试剂的设施应设置目标温度和允许范围，并记录。实验室应有温度失控时的处理措施，并记录。

【具体操作】

（1）制定用以保存临床样品和试剂储存空间（如冰箱）温度控制操作规程，内容至少包括目标温度和允许范围，温度监控方式，温度失控时的处理措施等。

（2）按规定记录温度。

（3）当温度失控时，应及时采取措施并记录。

【注意事项】

（1）每个工作日应记录冰箱等的温度，记录表上应有规定的允许变化范围。

（2）如有条件，实验室可以建立临床样品和试剂储存空间（如冰箱）的连续监控设置，保证温度控制。

（3）测试温度的器具应定期校准、比对。

二、设施维护和环境条件（条款号：5.2.6）

【基本要求】

应依据所用分析设备和实验过程对环境温湿度的要求，制定温湿度控制要求并记录。应依据用途（如试剂用水、生化仪用水），制定适宜的水质标准（如电导率、微生物含量等），并定期检测。

必要时，应配置不间断电源（UPS）和（或）双路电源以保证关键设备（如需要控制温度和连续监测的分析仪、培养箱、冰箱等）的正常工作。

【具体操作】

（1）应依据所用分析设备和实验过程对环境温湿度的要求，制定温湿度控制操作规程，内容至少包括环境温度、湿度的允许范围，监控方式、失控时的措施等。并有相应的记录。

（2）应依据用途（如试剂用水、生化仪用水），根据行业标准制定操作规程，内容至少包括水质标准（如电导率、微生物含量等），监控方式、不符合时的措施等，并有相应的记录。

（3）必要时，配置不间断电源（UPS）和（或）双路电源以保证关键设备正常工作。

【注意事项】

（1）每个工作日应记录环境温、湿度，记录表上应有规定的允许变化范围。

（2）每个工作日应记录水质（如电导率），按操作规程规定检测水质的微生物含量，记录表上应有规定的允许变化范围。

三、实验室生物安全管理（条款号：5.2.7）

【基本要求】

临床实验室应根据《实验室生物安全通用要求》（GB19489－2008）和实验室生物危害风险等级，保证生物安全防护水平达到相应的生物安全防护级别，配备必要的安全设备和个人防护用品，并保证实验室工作人员能正确使用，且定期（每年至少1次）对防护设备和用品的有效性进行评估；工作人员应在上岗前进行安全教育，并每年进行生物安全防护培训；按照《上海市二级生物安全防护实验室管理规范》开展病原微生物实验室备案管理，并按要求严格执行。临床实验室应严格管理实验标本及菌（毒）种，对高致病性病原微生物，应按《病原微生物实验室生物安全管理条例》（中华人民共和国国务院令第424号）以及《关于印发〈上海市病原微生物菌（毒）种或样本运输及保存规范〉的通知》规定，送至相应级别的生物安全实验室进行检验。医疗废弃物应按《医疗废弃物管理条例》进行处理。

【具体操作】

（1）按照最新的实验室生物安全法规、准则、要求制定本科室的生物安全制度并实施。制定实验室消防、放射、生物安全事故、危险品、危险设施等意外事故的预防措施和应急预案。

（2）有职业暴露后的应急措施、处理过程和记录。

（3）工作人员应在上岗前进行安全教育，并每年进行生物安全防护培训，并有相关记录。

（4）配备必要的安全设备和个人防护用品，并保证实验室工作人员能正确使用。定期（每年至少1次）对防护设备和用品的有效性进行评估。

（5）医疗废弃物应按《医疗废弃物管理条例》进行处理，并有记录。

【注意事项】

（1）必须经常关注实验室生物安全领域，及时发现最新政策或要求，立即实施执行。

（2）每个工作人员都应知晓出现意外事故或故障的应急措施和应急预案，以保证工作的正常进行。

（3）所有相关记录均应按规定保存。

第三节　设备（条款号：5.3）

一、总则（条款号：5.3.1.1）

【基本要求】

实验室必须有合适、充分、质量可靠的仪器、设备、试剂、耗材、辅助品，适用于各类型、各种工作量的需求，以保证检验质量。实验室所使用的仪器、商品试剂、耗材、辅助品必须符合国家相关规定。

【具体操作】

（1）用于检测的设备及其操作软件应符合检测相应的规范要求。

（2）设备在投入使用前应进行校准或核查，以证实其能够满足实验室的规范要求和相应的标准规范。

（3）必要时，可配置不间断电源（UPS）和（或）双路电源以保证关键设备（如需要控制温度和连续监测的分析仪、冰箱等）的正常工作。

（4）在正式启用仪器检测受检者样品、发出检验报告前需对其性能进行验证，验证的性能至少包括精密度、正确度、线性范围和参考区间，性能接受标准需满足相应的标准要求。

（5）每当试剂盒的试剂组分或试验过程改变，应进行性能验证，验证的性能至少包括精密度、正确度、线性范围和参考区间,性能接受标准需满足相应的标准要求。

【注意事项】

各级各类医疗机构应根据工作的实际情况配备相应的设备、试剂和耗材,以满足临床需求。

二、设备验收试验(条款号:5.3.1.2)

实验室应在分析设备安装和使用前验证其能够达到必要的性能,并符合相关检验的要求(条款号:5.5.1)。

三、设备使用说明(条款号:5.3.1.3)

【基本要求】

分析设备应始终由经过培训的授权人员操作。

临床实验室所有的分析设备均应有操作规程且现行有效,并严格按规程进行操作(编写各类仪器设备的操作规程,操作规程中应有仪器使用、维护保养、校准等内容)。

简易操作卡应与正式操作规程保持一致。

【具体操作】

(1)由经过培训的授权人员操作分析设备。

(2)要对设备进行建档,应保存影响检验性能的每台设备的记录,包括但不限于以下内容:

1)设备标识。

2)制造商名称、型号和序列号或其他唯一标识。

3)供应商或制造商的联系方式。

4)接收日期和投入使用日期。

5)放置地点。

6)接收时的状态(如新设备、旧设备或翻新设备)。

7)制造商说明书。

8)证明设备纳入实验室时最初可接受使用的记录。

9)已完成的保养和预防性保养计划。

10)确认设备可持续使用的性能记录。

11)设备的损坏、故障、改动或修理。

以上10)中提及的性能记录应包括全部校准和(或)验证的报告/证书复件,包含日期、时间、结果、调整、接受标准以及下次校准和(或)验证日期。

(3)应按设备的要求制定合适的维护保养程序,包括日保养、每周维护保养、每月维护保养、半年维护保养和不定期维护保养,并进行定期和必要时的保养,记录保养结果,设备的日常维护保养通常由检测人员执行(除制造商规定的维护保养内容由制造商委派工程师完成外)。

(4) 简易操作卡应与相应的设备操作规程保持一致。

【注意事项】

(1) 设备应由经过授权的人员操作。设备使用和维护的最新版说明书(包括设备制造商提供的有关手册)应便于合适的实验室有关人员取用。

(2) 所有仪器设备均应有状态标识和唯一性标识,仪器状态包括使用、降级使用或停用等。

(3) 仪器设备运行时,应有运行记录监控仪器设备的状态。

四、设备校准和计量学溯源(条款号: 5.3.1.4)

【基本要求】

制定仪器设备校准程序。应按国家法规要求对强检设备进行检定,应进行外部校准的设备,如果符合检测目的和要求,可按制造商校准程序进行。应至少对分析设备的加样系统、检测系统和温控系统进行校准。校准程序中至少应包括:校准方、校准周期、校准内容等。保留校准原始记录,保留校准方出具的校准报告(校准报告应有校准方的公章),对校准报告进行符合性确认并由负责人签字。

使用配套分析系统时,可使用制造商的溯源性文件,并制定适宜的正确度验证计划;使用非配套分析系统时,实验室应采用有证参考物质、正确度控制品等进行正确度验证或与经确认的参考方法(参考实验室)进行结果比对以证明实验室检验结果的正确度。

如以上方式无法实现,可通过以下方式提供实验室检测结果可信度的证明:参加适宜的能力验证/室间质评,且在最近一个完整的周期内成绩合格;与使用相同检测方法的已获认可的实验室或与使用配套分析系统的实验室进行比对,结果满意。

【具体操作】

(1) 检定:检定是查明和确认计量器具是否符合法定要求的程序,检定必须到有资格的计量部门或法定授权的单位进行,检定结果要明确给出符合性判断,"合格"或"不合格"。根据检定的结果对计量仪器作出继续使用、进行调查、修理、降级使用或声明报废的决定。

(2) 校准。

1) 概述:在规定条件下,为确定计量仪器或测量系统的示值或实物量具或标准物质所代表的值与相对应的被测量的已知值之间关系的一组操作。校准证书给出的只是完整的校准数据和测量结果的不确定度,至于被校准器具是否能用,则需使用人员根据这些数据进行再确认。与检定比较,校准工作要灵活得多,允许用户根据自己的需要进行选择,既可以选择校准项目和测量点,也可以选择校准周期,原则上临床生化室仪器的校准应每年进行1次。在规定的校准周期内,如进行了特定保养,故障维修,仪器搬动或室内质控失控无法纠正时,也可申请进行仪器校准。

2) 采用的技术依据:开展计量校准工作,应当使用与校准项目对应的、现行有效的国家计量校准规范或参考相应的计量检定规程,当无国家计量校准规范或相应的计量检定规程时,可以使用根据国际、区域、国家标准或行业标准编制的满足校准需要的校准方法作为校准依据。目前,各临床生化检验分析设备的校准依据分别为:① 全自动生化仪:根据行标(YY/T0654 - 2017《全自动生化分析仪》)的要求制定出全自动生化仪的校准要求。② 干式化学分析仪:根据行标(YY/T0655 - 2008《干式化学分析仪》)的要求制定出干式化学分析仪的校准要求。③ 有检定规程或校准规范的仪器:对目前有国家的检定规程或校准规范的仪器,如电解质分析仪(JJG 1051 - 2009《电解质分析仪》)检定规程、血气分析仪(JJG 553 - 1988《血液气体酸碱分析仪》)检定规程、便携式血糖分析仪,则要求厂家根据检定规程或校准规范内容进行校准。④ 无检定规程或校准规范的仪器:此类仪器如糖化血红蛋白分析仪等,需厂家根据仪器要求和性能进行校准。

3) 校准内容:应至少对分析设备的加样系统、检测系统和温控系统进行校准。分析设备校准应主要包括:仪器示值误差、仪器重复性、线性、准确性、污染携带率。如根据行标 YY/T0654 - 2017《全自动生化分析仪》和 JJF 1720 - 2018《全自动生化分析仪校准规范》,全自动生化仪的校准内容应包括:杂散光,吸光度线性范围,吸光度准确度,吸光度的稳定性、重复性,温度准确度与波动度,样品携带污染率,加样准确度与重复性,临床项目的批内精密度。

4) 校准结果确认:① 实验室应根据设备的使用说明书、相关的技术规范、被测参数的控制公差等技术文件制定校准确认程序,并对分析设备的校准结果进行确认。若不符合时应按校准确认程序进行处理。② 校准报告中应包含溯源性和测量不确定度信息,校准方应提供用于校准的标准物质的溯源信息,如用于校准测温系统的温度计的校准证书。校准报告必须包含仪器品牌型号(序列号)、校准内容、校准结论、报告日期、有效日期、报告单位、仪器校准的操作人员、报告签署人。③ 当校准给出一组修正因子时,应确保之前的修正因子得到正确更新。

(3) 使用配套分析系统时,可使用制造商的溯源性文件,参加正确度验证计划以证明实验室检验结果的正确度。

(4) 使用非配套分析系统时,实验室应采用有证参考物质、正确度控制品等进行正确度验证或与经确认的参考方法(参考实验室)进行结果比对以证明实验室检验结果的正确度。

(5) 参加适宜的能力验证/室间质评,结果满意。

(6) 与使用相同检测方法的已获认可的实验室或与使用配套分析系统的实验室进行比对等,结果满意。

【注意事项】

(1) 制定校准程序时,应写明校准参数的要求,如全自动生化仪的校准,反应盘测试温度要求为 $37 \pm 0.2℃$,校准确认时根据要求进行确认。

(2) 校准方出具校准报告时,应写明所依据的校准规范,如全自动生化仪的校准依据为 YY/T0654 - 2017《全自动生化分析仪》。

（3）原始数据应附在校准报告内，确认时应核实原始数据的真实性。

（4）所有设备，只要可行，应使用标签、编码或其他标识表明其校准状态，包括校准的日期、下次校准或失效日期。

（5）证明实验室检验结果的正确度，应首选有证参考物质（标准物质），无法实现时，可通过以下方式提供实验室检测结果可信度的证明：参加适宜的能力验证/室间质评，且在最近一个完整的周期内成绩合格；与使用相同检测方法的已获认可的实验室或与使用配套分析系统的实验室进行比对，结果符合规定的要求。

五、设备维护与维修（条款号：5.3.1.5）

【基本要求】

应保留设备验收、安装、使用、维护保养和维修的记录。并定期（至少每年 1 次）统计设备故障导致检验报告延迟的次数。设备故障修复后，应首先分析故障原因，如果设备故障影响了分析性能，应通过以下合适的方式进行相关的检测、验证：

（1）可校准的项目实施校准验证，必要时，实施校准。

（2）质控物检测结果在允许范围内。

（3）与其他仪器的检测结果比较，要求：样品数≥5，浓度应覆盖测量范围，包括医学决定水平，至少 4 份样品测量结果的偏差<1/2 TEa，或小于规定的偏移。

（4）使用留样再测结果进行判断，判断标准：依据检测项目样品稳定性要求选取长期限样品，样品数≥5，覆盖测量范围，考虑医学决定水平，至少 4 份样品测量结果的偏差<1/3 TEa。

【具体操作】

（1）保留设备验收、安装、使用、维护保养和维修的记录。

（2）每年至少统计一次设备故障导致检验报告延迟的次数。

（3）设备发生故障后，应由工程师进行维修，设备故障修复后，首先分析故障原因，如果设备故障影响了分析性能，按基本要求通过合适的方式进行相关的检测、验证。经过验证确认合格后方可重新使用。

（4）如果过载或处置不当，给出可疑结果，或已显示出缺陷、超出规定限度的设备，均应停止使用。停用设备应予隔离以防误用，或加贴标签、标记，以清晰表明该设备已停用，直至修复并通过校准或检测表明能正常工作为止。实验室应核查这些缺陷或偏离规定极限对先前的检测和（或）校准的影响，并执行"不符合工作控制"程序。

【注意事项】

（1）应保留设备验收、安装、使用、维护保养和维修的记录。

（2）仪器设备运行时，应有运行记录监控仪器设备的状态。

六、试剂和耗材（条款号：5.3.2）

【基本要求】

应提供试剂和耗材检查、接收或拒收、贮存和使用的记录。商品试剂使用记录还应包括使用效期和启用日期。自配试剂记录包括：试剂名称或成分、规格、储存要求、制备或复溶的日期、有效期、配制人等。

【具体操作】

（1）实验室应按制造商的说明储存收到的试剂和耗材，应有相应的设备储存试剂和耗材，以保证购买的试剂和耗材不会变质，如应具备相应保存条件的冰箱，并记录保存的环境条件。

（2）实验室应根据使用要求对试剂和耗材进行验收，验收时应注意其运送是否符合要求、外包装是否完好、是否有损坏、使用说明书、保存条件以及其有效期是否满足相关要求，如有问题需及时处理，并进行验收记录。

（3）实验室应有相应的试剂和耗材库存控制程序，并进行出入库记录。

（4）应保存影响检验性能的每一试剂和耗材的记录，包括但不限于以下内容：

1）试剂或耗材的标识。

2）制造商名称、批号或货号。

3）供应商或制造商的联系方式。

4）接收日期、失效期、使用日期、停用日期（适用时）。

5）接收时的状态（例如合格或损坏）。

6）制造商说明书。

7）试剂或耗材初始准用记录。

当实验室使用配制试剂或自制试剂时，记录应包括试剂名称或成分、规格、储存要求、制备或复溶的日期、有效期、配制人等。

【注意事项】

（1）应选用符合国家相关规定的试剂品牌，不能使用无批准文号的试剂，并定期对试剂和耗材的供应商进行评价。

（2）应定期对试剂和耗材有效期进行检查，以防止使用变质、过期试剂和耗材。

（3）储存的试剂一旦发现过期、失效应立即停止使用，并进行报废处理。

（4）同一品牌的试剂如更换新批号，应进行相应的性能验证，包括重新定标，质控物测定及留样再测等。

第四节　检验前过程（条款号：5.4）

一、原始样品采集和处理（条款号：5.4.4）

【基本要求】

建立临床化学检验样品的采集（包括毛细血管、静脉和动脉血）、运输、处理、贮存、时间等的规定及相关记录,可参照相关行业规定。

【具体操作】

(1)建立实验室所有检验项目的目录、需要的样品类型、样品量、样品标记及对应的采集容器和必要的防腐、抗凝、采集和送检的时限、运送条件等相关要求的详细说明。如《检验项目采集手册》。

(2)《检验项目采集手册》提供给临床,并对医护人员进行培训。当手册有更新发布后,应对医护人员再进行培训。

(3)实验室应制定样品的接收、拒收制度并有相关记录。记录表中至少包括时间、样品信息标识、样品类型、样品状态、接收者。如不合格样品,应有拒收原因,并评估相应的质量指标。

【注意事项】

(1)为保证检测结果的质量,申请单开具时间、样品采集时间、实验室接收样品时间是不同的,并且应具体到分钟。

(2)样品类型:血(动脉血、静脉血、毛细血管等)、尿、脑脊液、体液等。

(3)样品状态:脂血、溶血、黄疸等。

(4)特殊样品应注明运送条件,接收时也应注明运送的状态。如检测血氨的样品应冰浴运送。

(5)与临床沟通后,因各种原因无法重新采集样品,应在检验信息系统中注明原因并通知临床。

二、样品运送(条款号:5.4.5)

【基本要求】

实验室对采集后活动的指导应包括运送样品的包装。

实验室应制定监控样品运送的程序,确保符合以下要求:

(1)运送时间适合于申请检验的性质和实验室专业特点。

(2)保证收集、处理样品所需的特定温度范围,使用指定的保存剂,以保证样品的完整性。

(3)确保样品完整性,确保运送者、公众及接收实验室安全,并符合规定要求。

注:不涉及原始样品采集和运送的实验室,当接受的样品完整性被破坏或已危害到运送者或公众安全时,立即联系运送者并通知应采取的措施以防再次发生,即可视为满足条款号:5.4.5[基本要求]中3)的要求。

【具体操作】

(1)应对样品运送人员进行培训,考核合格后方可上岗。

(2)运送人员从临床科室将样品运送至实验室时,必须有运送登记记录,至少包括样品数量、样品种类、来源科室、运送时间、运送人员签名等内容。

（3）保证样品运送途中的安全性，防止样品过度震荡、样品容器的破损、样品被污染、样品唯一性标识标签的丢失和混淆、样品对环境的污染等。

（4）定期（每年至少1次）评估样品运送和交接过程中出现的问题，提出切实可行的整改措施，持续改进分析前的质量。

（5）保证样品运输的及时性，样品采集后一般应立即送检，送检时限在《检验项目采集手册》中应有规定。

【注意事项】

（1）样品的运送必须严格按运送要求执行。如检测血氨、乳酸的样品应冰浴送检；检测乙醇采用真空干燥试管送检并样品管加塞密封保存，以防样品中乙醇挥发等。

（2）样品采集后，应立即送检。如要保存，按样品的保存条件规定执行。

三、样品接受（条款号：5.4.6）

【基本要求】

实验室的样品接收程序应确保满足以下条件：

（1）样品可通过申请单和标识明确追溯到确定的受检者或地点。

（2）应用实验室制定并文件化的详细而具体的样品接受或拒收标准。

（3）如果受检者识别或样品识别有问题，运送延迟或容器不适当导致样品不稳定，样品量不足，样品对临床很重要或样品不可替代，而实验室仍选择处理这些样品，应在最终报告中说明问题的性质，并在结果的解释中给出警示（适用时）。

（4）应在登记本、工作单、计算机或其他类似系统中记录接收的所有样品。应记录样品接收和（或）登记的日期和时间。如可能，也应记录样品接收者的身份。

（5）授权人员应评估已接收的样品，确保其满足与申请检验相关的接受标准。

（6）应有接收、标记、处理和报告急诊样品的相关说明。这些说明应包括对申请单和样品上所有特殊标记的详细说明、样品转送到实验室检验区的机制、应用的所有快速处理模式和所有应遵循的特殊报告标准。

所有取自原始样品的部分样品应可明确追溯至最初的原始样品。

【具体操作】

（1）制定样品的接收、拒收制度并有相关记录。

（2）如果样品有问题，但对临床很重要或样品不可替代，而实验室仍选择处理这些样品，应在最终报告中说明问题的性质，并在结果的解释中给出警示。

（3）记录内容应有但不限于以下内容：日期和时间、样品编码、状态、样品接收者等信息。

【注意事项】

实验室中所有样品应可明确追溯到最初的原始受检者的样品。

四、分析前程序监控(条款号：5.4.8)

【基本要求】

实验室应对样品运送和交接的过程进行有效监控。

实验室应对样品采集、运送和交接过程中出现的问题进行定期评估，提出切实可行的整改措施，持续改进分析前的质量。实验室应对分析前过程涉及的人员和岗位进行必要的培训和考核。

【具体操作】

(1) 实验室应对样品运送和交接的过程进行有效监控。

(2) 应定期(每年至少1次)对样品采集、运送和交接过程中出现的问题进行评估，并持续改进。

(3) 应定期(每年至少1次)对分析前过程涉及的人员和岗位进行必要的培训和考核。

【注意事项】

分析前过程涉及的人员，包括样品运送的人员、采集样品的护士等。

第五节　检验过程(条款号：5.5)

一、检验过程总则

【基本要求】

临床实验室开展的检验项目应按相关文件要求执行。应制订常规检验项目、急诊检验项目列表，制定明确的检验项目的检验周期(TAT)，并定期评估检验结果的报告时间。

【具体操作】

(1) 按照规定开展检验项目，应有常规检验项目、急诊检验项目列表。

(2) 制定明确的检验报告TAT，并在规定时间内发出报告。

(3) 定期评估报告时间的质量指标，满足临床要求，协助临床早诊断、早治疗。

【注意事项】

(1) 制定TAT时，应考虑样品采集、处理、检测、报告所需时间。

(2) 至少每年1次与临床沟通，评估TAT的适用性并提出改进措施。

(3) 常规检验项目、急诊检验项目列表、检验报告TAT应告知临床，如有需要还应告知受检者。

二、检验程序验证(条款号: 5.5.1.2)

【基本要求】

制定并执行新开展检验项目或仪器、试剂、方法更新的分析性能验证程序,分析性能验证内容至少应包括正确度、精密度、线性范围、生物参考区间和可报告范围。适用时,性能指标应不低于国家标准、行业标准或地方法规等的要求。

【具体操作】

(1)新开展项目应有项目论证、申报、审批程序和记录。

(2)制定新开展检验项目或仪器、试剂、方法更新的分析性能验证程序。

(3)新开展检验项目或仪器、试剂、方法更新时,应有方法学验证的实验记录,验证结果应由适当的授权人员审核并记录审核过程。

(4)方法学验证:方法学性能验证性能指标应在厂家声明的范围。性能指标还应不低于国家标准、行业标准或地方法规的要求。

1)不精密度(包括批内和批间不精密度)评价:不精密度评价可以参照 WS/T492《临床检验定量测定项目精密度与正确度性能验证》进行评价。还可参照美国临床实验室标准化协会(CLSI)的 EP5《定量测量方法的精密度性能评价》和 EP15《用户对精密度的验证和偏倚评估》等指南文件进行检测系统不精密度性能评价。

示例:

(a)连续测定 5 天,每天一个分析批,每批两个浓度水平。每一个浓度水平同一样品重复测定 3 次。

(b)如果因为质量控制程序或操作问题判断一批为失控,应剔除数据,并增加执行一个分析批。

(c)正确使用每日质控物。

(d)按照厂家的操作说明进行校准。如果厂家指出其声明精密度数据是在多个校准周期下产生的,则实验期间应重新校准。

批内标准差(s_r)、批间方差($s_b{}^2$)、实验室内标准差(s_1)及自由度(T)的计算公式如下:

$$s_r = \sqrt{\frac{\sum_{d=1}^{D}\sum_{i=1}^{n}(x_{di}-\bar{x}_d)^2}{D(n-1)}}$$

$$s_b{}^2 = \frac{\sum_{d=1}^{D}(\bar{x}_d-\bar{\bar{x}})^2}{D-1}$$

$$s_1 = \sqrt{\frac{n-1}{n} \cdot s_r{}^2 + s_b{}^2}$$

$$T = \frac{[(n-1) \cdot s_r{}^2 + (n \cdot s_b{}^2)]^2}{\left(\frac{n-1}{D}\right) \cdot s_r{}^4 + \left[\frac{n^2 \cdot (s_b{}^2)^2}{D-1}\right]}$$

式中：

D—天数

n—每天重复次数

xd_i—第 d 天第 i 次重复结果

$\bar{x}_d$—d 天所有结果的均值

$\bar{x}$—所有结果的均值

计算批内方差(V_r)和批间方差(V_b)，然后合并两项获得总方差，开方得到实验室内标准差(s_1)。方差是标准差的平方，因此，实验室内的不精密度是实验室总方差的平方根，用来描述实验室内精密度水平。

（e）精密度声明的验证：

通过验证值的计算来判断精密度验证是否通过，如果实验室观测的标准差小于这一验证值，则通过厂家的声明。验证值(V)的计算公式如下：

$$V = s_{claim} \times \frac{\sqrt{C}}{\sqrt{T}}$$

式中：

s_{claim}—厂家声明的实验室标准差

T—有效自由度

C—从 χ^2 界值表查得的结果

V—验证值

2）正确度评价：正确度评价可以采用与标准物质比较、参加能力验证等方法。还可参照美国临床实验室标准化协会(CLSI)的 EP9－A2《用患者样本进行方法学比对及偏移评估指南》进行检测系统正确度性能评价。

示例：

（a）样品准备：样品来自受检者，至少收集 40 个样品。分析物浓度尽可能覆盖医学决定水平浓度，至少 30% 的样品分析物浓度不在参考区间内。避免溶血、高胆红素血及高脂血等可能产生干扰的样品。

（b）比较方法的选择：实验室原有的方法、厂家声明的方法和公认的参考方法都可作为比较方法。比较方法应具有比实验方法更好的精密度，不受已知干扰物质的干扰，使用与实验方法相同的单位，结果具有溯源性。比较方法的分析测量范围应与实验方法大致相同。

（c）实验操作：使用两种方法每天选择 8 个样品，按 1 到 8 的顺序编号，按照 1，2，3，4，5，6，7，8，8，7，6，5，4，3，2，1 的样品顺序进行测定，并在 2 小时内完成，共测定 5 天。

（d）实验数据统计：

a）t 检验：配对将被评与对照系统检测结果用下面公式计算 t 值，再在自由度 f 为样品数减 1 的情况下，查表到理论 $t_{0.05}$，f。如果得出 $t < t_{0.05}$，f，则两种检测结果在置信度为 95% 的情况下，无统计学差异。

$$x_i = x1_i - x2_i$$

$$\bar{x} = \frac{1}{n} \times \sum_{i-1}^{n} x_i$$

$$sd^2 = \frac{1}{n-1} \sum_{i-1}^{n} (x_i - \bar{x})^2$$

$$t = \frac{\bar{x}}{s/\sqrt{n}}$$

说明：$x1$ 和 $x2$ 分别表示对照和被评系统的测定值。n 为统计样品数。

b）相关回归分析：将对照和被评系统的测定值进行相关回归分析，计算相关系数（r）、截距（a）、斜率（b），以及用回归方程计算的估计值与各项目的医学决定水平（X_c）的预期相对偏移。计算公式如下：

$$预期相对偏倚 = (b \times X_c + a - X_c)/X_c \times 100\%$$

评价标准：相关系数 r^2 应 ≥ 0.95，斜率 $b = 1.0 \pm 0.05$，预期相对偏移应 $\leq 1/2$ Tea，且在厂家声明范围内。

3）线性范围验证：验证厂家声明的线性范围可以参照 WS/T 408 – 2012《临床化学设备线性评价指南》进行评价，还可参照美国临床实验室标准化协会（CLSI）的 EP6 – A2《定量检测系统线性评价方法》等指南进行检测系统线性性能评价。

示例：

（a）样品制备：依据产生基质效应的可能性，应尽可能按以下顺序进行样品种类的选择：

a）临床混合样品；

b）用适当稀释液稀释的临床样品（如血清等）；

c）添加分析物的临床样品；

d）用处理过的低浓度物质或处理过的血清物质稀释的临床样品；

e）校准品/线性物质/质控物；

f）使用生理盐水稀释的样品；

g）浓缩或过度稀释的质控物；

h）水溶液；

i）其他溶剂溶液。

（b）样品测定：进行线性范围验证时，应进行 4～6 个浓度水平的样品测定，取预期值的高(H)、低(L)浓度样品各一份,按5L、1H+4L、2H+3L、3H+2L、4H+1L、5H配制成6个浓度系列样品,每个样品重复测定3～4次。所有样品应在一次运行中或几次间隔很短的运行中随机测定,样品随机编码,双盲测定,最好在一天内完成。

(c) 数据收集:数据收集可采用电子表格或其他记录形式,但应注意保留原始数据。

(d) 数据处理与线性判断:

a) 离群值的剔除:对于重复测定的数据组,可采用格拉布斯(Grubbs)法进行离群值检验。单个离群值可直接由数据组中剔除,不需重新测定。如发现多个离群值或数据点过于分散,此时需考查造成此误差的可能原因。对可能原因进行纠正后对整套样品进行重新测定。

b) 线性判断:采用统计学软件(如 SPSS,SAS)将上述数据进行多项回归分析,得出一阶、二阶与三阶多项式。一阶模式为直线,二阶模式表现为具增加趋势(上升曲线,或在高值时结果增加)或下降趋势(下降曲线,在高值时结果减小)的曲线。三阶模式为 S 形曲线,表示在测量范围两端具有明显的非线性。

(e) 线性范围报告:线性评价结束后,给出相应的线性范围报告。

4) 生物参考区间(条款号:5.5.2)

5) 可报告范围:定量分析方法的可报告范围是临床实验室发出检验报告的依据之一,可报告范围的验证包括可报告低限(定量下限)与可报告高限(定量上限×样品最大稀释倍数)。

示例:(以血清为例)

(a) 样品准备:宜选择与待测样品具有相同基质的样品。

a) 低值样品准备:将待测样品(含被分析物)用混合人血清(含被分析物浓度水平较低)或5%牛血清白蛋白生理盐水溶液进行稀释,产生接近于方法测量区间低限(定量下限)浓度水平的样品,通常为 3～5 个浓度水平,浓度间隔应小于测量区间低限的20%。

b) 高值样品准备:使用混合血清或5%牛血清白蛋白生理盐水溶液或测定方法要求的稀释液对高值待测样品(必要时可添加被分析物,并计算出理论值)进行稀释,使其接近于线性范围的上 1/3 区域内,并记录稀释倍数。至少选用 3 个高浓度样品,稀释倍数应为方法性能标明的最大稀释倍数并适当增加或减小稀释比例。

(b) 验证方法:在一次运行中将每个低值样品重复测定5～10 次,每个高值样品重复测定 3 次。

(c) 数据分析:分别计算每个低值样品的均值、SD、CV 值。对高值样品,计算乘以稀释倍数后的还原浓度和相对偏差。

(d) 可报告范围的确定:

a) 可报告范围低限(定量下限):以方法性能标示的总误差或不确定度为可接受界值,从低值样品结果数据中选取总误差或不确定度等于或小于预期值的最低浓度水平作为可报告范围低限。部分检验项目,如促甲状腺激素(TSH)、肌钙蛋白 I(TnI),在低浓度水平具有重要临床意义,在验证可报告范围低限(定量下限)时,应特别关注其结果与预期标准的符合性。

b) 可报告范围高限：选取还原浓度与理论浓度的偏差(%)等于或小于方法预期偏倚值时的最大稀释倍数为方法推荐的最大稀释倍数,测量区间的高限与最大稀释倍数的乘积为该方法可报告范围的高限。可报告范围高限的确定应考虑临床需求。

【注意事项】

(1) 任何严重影响检验程序分析性能的情况发生后,应在检验程序重新启用前对受影响的性能进行验证。影响检验程序分析性能的情况包括但不限于：仪器主要部件故障、仪器搬迁、设施(如纯水系统)和环境的严重失控等。

(2) 常规使用期间,实验室可基于检验程序的稳定性,利用日常工作产生的检验和质控数据,定期对检验程序的分析性能进行评审,应能满足检验结果预期用途的要求。现用检验程序的任一要素(仪器、试剂、校准品等)变更,如试剂升级、仪器更新、校准品溯源性改变等,应重新进行验证。

(3) 实验室应根据临床需求制定适宜的检验程序分析性能标准。实验室制定性能标准时宜考虑相关制造商或研发者声明的标准、国家标准、行业标准、地方标准、团体标准、公开发表的临床应用指南和专家共识等。

(4) 进行性能验证时,在正式实验前操作者应熟练掌握仪器的操作程序、校准程序、保养程序以及检测程序等,熟悉评价方案。

(5) 实验过程中严格按照室内质量控制程序进行常规室内质控,任一方法出现失控时应重新测定。

(6) 实验室性能验证的结果应满足实验室制定的判断标准。如果性能指标的验证结果不符合实验室制定的判断标准,应分析原因,纠正后再实施验证。

(7) 如果验证结果符合制造商或研发者声明的性能指标,但不满足实验室制定的判断标准,结果不可接受。

三、检验程序的确认(条款号：5.5.1.3)

【基本要求】

如果使用内部程序,如自建检测系统,应有程序评估并确认正确度、精密度、可报告范围、生物参考区间等分析性能符合预期用途。

【具体操作】

(1) 实验室应对非标准方法、超过预定范围使用的标准方法、修改过的确认方法和实验室设计或制定的方法进行检验程序的确认。

(2) 制定检验程序的方法学确认评估程序。内容至少包括正确度、精密度、可报告范围、生物参考区间、分析特异性(含干扰物)等分析性能。

(3) 应有方法学确认评估记录,确认结果应由适当的授权人员审核并记录审核过程。

【注意事项】

（1）进行性能确认时，在正式实验前操作者应熟练掌握仪器的操作程序、校准程序、保养程序以及检测程序等，熟悉评价方案。

（2）实验过程中严格按照室内质量控制程序进行常规室内质控，任一方法出现失控时应重新测定。

（3）当对确认过的检验程序进行变更时，应将变更所引起的影响文件化，并进行重新确认。

四、生物参考区间或临床决定值（条款号：5.5.2）

【基本要求】

生物参考区间评估内容应包括：参考区间来源、检测系统一致性、参考人群适用性等，评估应有临床医生参加。临床需要时，宜根据性别、年龄等划分参考区间。如果建立参考区间，样品数量应不少于120例，若分组，每组的样品数量应不少于120例。验证参考区间时，每组的样品数量应不少于20例。

【具体操作】

制定实验室的生物参考区间或临床决定值。参考区间的建立和验证可以参照美国临床实验室标准化协会（CLSI）的C28-A2《临床实验室中参考区间的定义、建立和验证》等指南进行评价。

（1）参考区间的建立。

1）建立的参考区间应进行评估，内容至少包括：参考区间来源、检测系统一致性、参考人群适用性等。临床需要时，宜根据性别、年龄等划分参考区间。

2）建立参考区间，样品数量应≥120例，若分组，每组的样品数量应≥120例；验证参考区间时，样品数量应≥20例。

（2）参考区间的验证。

1）实验室可采用行业标准，厂家建议或权威文献中报道的参考区间，但使用前需进行验证。

2）建立一个健康标准，编写一个健康评估调查表。

3）选择20个健康人群的样品，按标准操作规程检测，检测结果用1/3规则（注：Pixo检验法）进行离群值检验，发现离群值均应剔除，并用新的参考个体代替，以确保20例测试结果不含离群值。

4）统计：20个测试结果中应不超过2例（10%的结果）在验证的参考区间之外。

【注意事项】

（1）在选择参考个体时，应考虑是否需要分组。如按性别、年龄等分组。如分组验证参考区间时，每组都应至少选择20个参考个体数。

（2）当特定的生物参考区间或临床决定值不再适用服务的人群时，应进行适宜的改变并通知用户。

（3）如果改变检验程序或检验前程序,实验室应评审相关的参考区间和临床决定值（适用时）。

（4）参考区间的评估应有临床医生参加。

五、检验程序文件化（条款号：5.5.3）

【基本要求】

临床实验室开展的每个项目均应有操作规程且现行有效,并严格按规程进行操作。

制定并执行检验项目校准程序。制定项目校准程序,至少按照制造商的建议、质量控制及实际工作情况。内容至少包括：校准品（包括来源、水平、方式）、校准周期等。保存校准原始记录。

【具体操作】

1. 制订和执行检验项目操作规程

（1）检验项目操作规程的编写,内容至少包括：

1）项目名称、检验方法名称。

2）方法学原理。

3）试剂品牌、代号、包装规格、内含物。

4）仪器品牌、型号。

5）具体操作步骤（包括主要的仪器测定参数）。

6）质控物使用方法、使用水平和频率、质控规则。

7）操作性能概要,如精密度、正确度、线性范围、可报告范围、灵敏度、特异性、方法的局限性（如干扰物质等）、操作注意事项。

8）参考区间。

9）临床意义。

10）受检者准备、样品要求。

11）参考文献。

12）编写者和日期。

13）科主任对每个项目操作规程的签字认可,确定生效日期。

（2）检验项目操作规程的执行：室内质控样品、室间质评样品、受检者样品的检测应按检验项目操作规程操作。

2. 制定和执行仪器设备的操作规程

（1）仪器设备的操作规程的编写,内容至少包括：

1）仪器名称及型号。

2）生产厂家。

3）检测范围。

4）检测原理。

5）开、关机程序。

6）校准程序。

7）常规操作程序。

8）使用、保养、维护程序。

9）常见故障及处理。

10）其他事项。

（2）仪器设备的操作：工作人员在上岗前，应进行仪器设备操作的培训，日常工作中应严格按仪器操作规程操作，并做好仪器设备的日常保养。

3. 检验仪器的校准程序　参见设备校准和计量溯源（条款号：5.3.1.4）。

4. 检验项目校准程序制定和执行

（1）检验项目校准程序制定：可参考制造商的建议、质量控制及实际工作情况制定检验项目校准操作规程，内容至少包括：校准品来源（品牌）、水平、校准方法、校准周期等。保存校准记录。

（2）检验项目校准程序执行

1）校准品的选择：临床化学测量可用于校准的物质类型分为一级参考物质、二级参考物质、制造商工作校准品、制造商产品校准品。校准品应能溯源至参考测量程序和（或）参考物质，有良好的均匀性与稳定性，无明显基质效应，最好是以人血清为基质的校准品。临床实验室选用与测量系统相配套的制造商产品校准品。制造商产品校准品应声明其校准品所适用的测量系统及在该测量系统下的量值溯源性及测量不确定度。

2）校准方法的选择：① 线性校准方法：测量项目的校准曲线呈直线且通过原点，在线性范围内用单个浓度的校准品即可，若校准曲线呈直线但不通过原点，至少需要用两个浓度的校准品做两点校准。② 非线性校准方法：对于非线性校准方法，应在测量方法线性范围内做多点校准，一般选择5～7个浓度，并按其线形选择不同的曲线方程拟合，如双曲线、抛物线、幂函数、指数函数、对数函数方程等。多数生化分析仪已设置有数种曲线方程，可将多点校准的结果自动进行数据处理，得到曲线拟合方程，样品的测量吸光度可通过此方程计算测量结果。③ 校准周期：至少应在制造商规定的周期内进行校准，根据测量项目方法和试剂的稳定性不同而确定不同的校准周期。适用时，应对校准周期进行评价，在校准周期内同一样品测量的最大值和最小值差异应小于 WS/T 403《临床生物化学检验常规项目分析质量指标》规定的偏移。评价后以文件的形式（SOP）确定各项目的校准周期，如每批校准、每周校准、每月校准等。

此外，仪器进行一次大的预防性维护或更换重要部件（如光源、试剂针、样品针等）、试剂批号的更换、室内质控呈现异常趋势或偏移且不能识别和纠正时，应重新进行校准。

【注意事项】

（1）检验项目的操作规程必须与实际操作一致，有科室负责人的签字，现行有效。

（2）仪器设备的操作规程与仪器简易操作卡必须保持一致,现行有效。

（3）检验项目的校准程序必须与实际操作一致,保存校准记录。

第六节　检验结果质量保证(条款号：5.6)

一、总则(条款号：5.6.1)

【基本要求】

实验室每年应对开展的检验项目的分析质量进行一次评估,确保分析性能的持续改进。满足临床诊治要求。

【具体操作】

（1）每年临床生化室应对开展的检验项目的分析质量进行一次评估,内容至少包括：不精密度、正确度、生物参考区间、危急值项目、危急值范围等。

（2）根据质量评估分析的结果,制定下一年的质量目标。

【注意事项】

（1）不精密度可以采用室内质控累计的数据进行统计。

（2）正确度可以采用室间质评反馈结果进行统计。

二、室内质量控制总则(条款号：5.6.2.1)

【基本要求】

应制定室内质量控制操作规程,可参照相关行业规定,内容包括：

（1）实验室室内质量控制目标。

（2）使用恰当的质控规则,检查随机误差和系统误差。可采用多规则控制程序、6 西格玛等质控规则。应有充分的依据证明其采用的规则可保证实验室满足规定的质量标准。

（3）质控物的类型、浓度和检测频度。每个工作日至少使用正常和异常 2 个浓度质控物做 1 次室内质控。

（4）应通过实验室实际检测,确定精密度质控物的均值和标准差；更换质控物批号时,应新旧批号平行测定,获得 20 个以上数据后,重新确定新批号质控物的均值。

实验室每年至少 1 次评估室内质控项目开展率、室内质控项目变异系数值。

【具体操作】

（1）制定室内质量控制操作规程,内容至少包括：实验室室内质量控制目标、质控规则、质控物来源(品牌)、质控物浓度、检测频次、失控处理方式等。

（2）质控物的选择：

1) 质控物的成分应与检测受检者样品的基质相似或一样。质控物应该均一和稳定，条件允许，可储存一年的用量。瓶间变异性应小于分析系统的变异。如果没有商品的质控物，实验室可以自制质控物。

2) 所选质控物的浓度应反映临床有意义的浓度范围的变异。

（3）质控物检测频次：在每一个分析批长度内至少对质控物作一次检测。即每个工作日至少使用正常和异常 2 个浓度质控物做 1 次室内质控。质控数据及时使用质控规则进行判断是否在控。

（4）质控物的位置：应确定每批内质控物的位置，其原则是报告一批受检者检测结果前，应对质控结果作出评价。

1) 在一个分析批长度内，进行非连续样品检测，则质控物最好放在样品检验结束前，可检出偏移。

2) 质控物平均分布于整个批内，可监测漂移。

3) 质控物随机插于受检者样品中，可检出随机误差。

（5）质控规则：质控规则应设计成为可检出随机误差和系统误差。

1) 质量控制方法可采用 Westgard 多规则控制程序，也可采用 6 西格玛等质控规则。

2) 实验室采用的质控规则，应有充分的依据证明其采用的规则可保证实验室满足规定的质量标准。

3) 对室内质控的失控结果有失控分析，采取纠正措施后才可发出检验报告，填写失控分析报告，并对失控前所报告检验结果的可靠性进行验证，抽取失控前已检验的 5 个样品进行复测，二次检验结果应≤1/3 TEa。保留记录。

（6）通过实验室实际检测，确定精密度质控物的均值和标准差；更换质控物批号时，应新旧批号平行测定，获得 20 个以上数据后，重新确定新批号质控物的均值。

（7）按照制定的质量控制目标每月对室内质控的结果进行总结分析。

（8）每年至少 1 次评估室内质控项目开展率、室内质控项目变异系数值。

【注意事项】

（1）质控物不同于校准品。质控物绝不能作为校准品用。

（2）1_{2s}：一个质控结果超过 $\bar{x}+2s$ 或 $\bar{x}-2s$ 控制线。

1_{3s}：一个质控结果超过 $\bar{x}\pm3s$ 控制线，失控。属随机误差。

2_{2s}：同批两个水平的质控结果同方向超出 $\bar{x}+2s$ 或 $\bar{x}-2s$，也可同一水平连续两批的质控结果同方向超出 $\bar{x}+2s$ 或 $\bar{x}-2s$，失控。属系统误差。

R_{4s}：同批两个水平的质控结果差超出 4s 范围，失控。属随机误差。

4_{1s}：同一个水平连续 4 批的质控结果同方向超出 $\bar{x}+1s$ 或 $\bar{x}-1s$，也可同一个水平的连续两批质控结果和另一个水平的连续两批结果同方向超出 $\bar{x}+1s$ 或 $\bar{x}-1s$，失控。属系统误差。

$10_{\bar{x}}$：同一个水平连续 10 批的质控结果同方向超出 $\bar{x}+1s$ 或 $\bar{x}-1s$，也可两个水平的连续相加共 10 批的质控结果同方向超出 $\bar{x}+1s$ 或 $\bar{x}-1s$，失控。属系统误差。

（3）室内质控图：应通过实验室实际检测，获得 20 个以上数据后，确定质控物的均值和标准差。

（4）若使用定值质控物，使用说明书上的原有标定值只能作参考。应通过实验室实际检测，确定均值和标准差。

（5）更换质控物批号时，应新旧批号质控物的每个项目都作平行检测，最好是在不同天内获得 20 个以上检测数据，若无法从 20 天内得到 20 个数值，至少在 5 天内，每天作不少于 4 次的重复检测后，重新确定新批号质控物的均值和标准差。

三、质控数据（条款号：5.6.2.3）

【基本要求】

绘制室内质控图，可使用 Levey-Jennings 质控图和（或）Z 分数图。质控图应包括质控结果、质控物名称、浓度、批号和有效期、质控图的中心线和控制界线、分析仪器名称和唯一标识、方法学名称、检验项目名称、试剂和校准物批号、每个数据点的日期和时间、干预行为的记录、质控人员及审核人员的签字。

对室内质控的失控结果有失控分析，采取纠正措施后才可发出检验报告，填写失控分析报告，并对失控前所报告检验结果的可靠性进行验证。

应每月评审质控数据，以发现可能提示检验系统问题的检验性能变化趋势。发现此类趋势时应采取预防措施并记录。

【具体操作】

（1）通过实验室实际检测，获得 20 个以上数据后，确定精密度质控物的均值和标准差。绘制质控图。

（2）质控图应包括质控结果、质控物名称、浓度、批号和有效期、质控图的中心线和控制界线、分析仪器名称和唯一标识、方法学名称、检验项目名称、试剂和校准物批号、每个数据点的日期和时间、干预行为的记录、质控人员及审核人员的签字（基本只是复述了条款规定，如无法扩展，是否可以简述按条款规定）。

（3）对室内质控的失控结果有失控分析，采取纠正措施后才可发出检验报告，填写失控分析报告，并对失控前所报告检验结果的可靠性进行验证（基本只是复述了条款规定）。

（4）按照制定的质量控制目标每月对室内质控的结果进行评审，以发现可能提示检验系统问题的检验性能变化趋势。发现此类趋势时应采取预防措施并记录。

【注意事项】

（1）失控数据应保留在质控图上。

（2）如有失控，应分析原因，采取纠正措施，填写失控分析报告。

（3）对失控前所报告检验结果的可靠性要进行验证并记录。

四、参加实验室间比对(条款号:5.6.3.1)

【基本要求】

实验室应参加能力验证/室间质评,应制定室间质量评价程序,并实施。该程序应包括职责规定、参加说明,以及室间比对计划的评价标准。实验室应监控实验室比对计划的结果,对"不满意"和"不合格"的室间质评结果进行分析并采取纠正措施并记录。应保留参加参加能力验证/室间质评的检测结果、汇报表和证书。临床化学检测质量控制应满足《各专业质量控制允许误差范围》中的要求。

【具体操作】

(1)按照要求制定室间质量评价操作规程,内容至少包括:职责规定、参加室间质评机构、质评的项目、频次、评价标准等。

(2)实验室对"不满意"和"不合格"的室间质评结果进行分析并采取纠正措施并记录。

(3)保留参加能力验证/室间质评的检测结果、汇报表和证书。

【注意事项】

室间质评样品应与受检者样品检测系统相同,可以随受检者样品一起检测。

五、替代方案(条款号:5.6.3.2)

【基本要求】

对没有开展能力验证/室间质评的检验项目,应通过与其他实验室(如已获认可的实验室、使用相同检测方法的实验室、使用配套系统的实验室)比对的方式,判断检验结果的可接受性,并应满足如下要求:

(1)规定比对实验室的选择原则。

(2)样品数量:至少5份,包括正常和异常水平。

(3)频率:至少每年2次。

(4)判定标准:应有≥80%的结果符合要求。

当实验室间比对不可行或不适用时,实验室应制定评价检验结果与临床诊断一致性的方法,判断检验结果的可接受性。每年至少评价2次,并记录。

【具体操作】

(1)制定无室间质评项目的比对操作规程,内容至少包括:需比对的项目、比对实验室的选择原则、比对的频次、比对的样品浓度、样品数、比对结果的判断等。

(2)一般选择使用相同检测方法、检测系统(试剂、仪器)进行比对。

(3)至少选择5份样品,包括正常和异常水平,每年比对2次。

(4)判定标准:应有≥80%的结果(即每次4份样品的结果)符合要求(规定的可接受范围内)。

（5）实验室间比对不可行或不适用时,应制定评价检验结果与临床诊断一致性的方法,判断检验结果的可接受性。每年至少评价 2 次,并记录。

【注意事项】

比对实验室的选择：首选已通过认可的实验室,且使用相同的检测系统。

六、实验室间比对样品分析（条款号：5.6.3.3）

【基本要求】

使用相同的检测系统检测室间质评样品与受检者样品；应由从事常规检验工作的人员实施室间质评样品的检测；有禁止与其他实验室核对上报室间质评结果的规定。

临床化学负责人应监控室间质量评价活动的结果,并在结果报告上签字。

【具体操作】

（1）应规定使用相同的检测系统检测室间质评样品与受检者样品,禁止与其他实验室核对上报室间质评结果。

（2）由从事常规检验工作的人员进行室间质评样品的检测,工作人员应使用实验室的常规检测方法。

（3）实验室检测室间质评样品的次数应与常规检测受检者样品的次数一致。

（4）室间质评样品检测结果经临床化学实验室负责人签字认可后,按截止时间上报,并保留记录。

【注意事项】

实验室应保存所有室间质评样品检测的原始记录,保存期限应符合规定。

七、实验室表现的评价（条款号：5.6.3.4）

【基本要求】

实验室每年至少 1 次评估室间质评项目覆盖率、不合格率,无室间质评计划项目比对率。

【具体操作】

（1）每年至少 1 次统计室间质评项目覆盖率、不合格率,进行分析并采取纠正措施并记录。

（2）每年至少 1 次统计无室间质评计划项目比对率,进行分析并采取纠正措施并记录。

【注意事项】

评价实验室间比对的结果,如显示出存在潜在不符合的趋势,应采取预防措施。

八、检验结果的可比性（条款号：5.6.4）

【基本要求】

实验室用两套及以上检测系统检测同一项目时,应规定比较程序,该程序应包括设备、方法、受检者样品的选择,比对方法评价等。应有比对数据表明其检测结果的一致性,比对频次每年至少1次,样品数量不少于20,浓度水平应覆盖测量范围,包括医学决定水平,计算回归方程,计算在医学决定性水平下的系统误差(偏倚%),应<1/2 TEa。

比对结果不一致时,应分析原因,并采取必要的纠正措施,及评估纠正措施的有效性。使用不同参考区间的检测系统间不宜进行结果比对。

比对记录应由实验室负责人审核并签字,并应保留至少6年。

【具体操作】

(1) 相同检验项目在不同仪器上进行检测时,或在不同的地点检测同一检验项目,应制定比对的操作规程,内容至少包括:比对仪器设备名称、比对项目、比对样品数量、浓度水平、比对频次、比对结果的判断标准等。

(2) 比对频次每年至少1次,至少20个样品,浓度水平覆盖测量范围,包括医学决定水平。

(3) 计算回归方程,计算在医学决定性水平下的偏移,应<1/2 TEa。

(4) 判断比对结果的一致性,保留比对原始记录。比对记录应由实验室负责人审核并签字。

【注意事项】

(1) 相同的检验项目在不同的检测系统上进行检测时,实验室应在检测系统报告受检者结果前验证不同系统检测结果的一致性。

(2) 比对实验可以不在同一天完成,日常工作中有符合浓度水平要求的样品可以立即比对,并记录数据。

九、POCT项目的质量管理(条款号:5.6.5)

【基本要求】

医疗机构应指定一个由来自实验室、管理部门及包括护理部门代表组成的POCT管理组,该管理组对POCT的实施提出建议。只有已完成培训并已显示具有相应能力的人员才应从事POCT工作,应保留相应的培训/考核记录。POCT项目的质量管理体系建立及运作可参考前面述及的管理要求。

所有POCT项目应开展室内质控,应设计、实施及运行质量控制以保证POCT符合实验室的质量标准,应建立并公布实验室和POCT数据之间的关系,或需要时可以获得。应使用分割的受检者样品或其他可接受的质控物来进行在多地点使用的POCT系统的定期结果比对,并明确比对的允许偏移要求。可行时,POCT项目应参加室间质评,当没有室间质评方案的情况下,实验室负责人应建立外部质量比对方案。

【具体操作】

(1) 所有POCT项目应建立管理文件,制定室内质控操作规程,参加室间质评。

(2) 便携式血糖检测仪与全自动生化分析仪每半年做1次葡萄糖测定的比对实验

（至少 20 个样品，包括高、中、低各种浓度），比对实验及评价标准可参考《医疗机构便携式血糖检测仪管理和临床操作规范（试行）》（卫办医政发〔2010〕209 号）试行。

（3）比对记录应由临床化学负责人审核并签字，当偏移大于规定要求时有处理意见，并报科主任，必要时告知临床。所有记录保留至少 6 年。

【注意事项】

没有室间质评方案的情况下，实验室负责人应建立外部质量比对方案。

第七节　检验后过程（条款号：5.7）

临床样品的储存、保留和处置（条款号：5.7.2）

【基本要求】

实验室应制定检验样品的保留方式、保留时限以及处置的规定。样品的安全处置应符合法规和有关医疗废弃物管理的要求。

【具体操作】

（1）制定检验剩余样品的保存方式，如保存温度等。

（2）规定检验剩余样品的保留时间，如 3 天或 1 周等。

（3）废弃样品处理按有关医疗废弃物管理要求，并符合法规。

【注意事项】

在样品保留期限内应有唯一性，可备查。

第八节　结果报告（条款号：5.8）

报告特性（条款号：5.8.2）

【基本要求】

实验室应与临床相关部门协商并制定常规检验、急诊检验、危急值等结果的传达方式。

当检验延误可能影响受检者医疗时，应有通知检验申请者的方法。

【具体操作】

（1）制定常规检验、急诊检验、危急值等结果的报告方式。

（2）培训所有相关人员，明确报告制度、权限及保护受检者隐私的规定。

(3) 当检验延误可能影响受检者医疗时,应有通知检验申请者的方法。

【注意事项】

(1) 检验结果报告方式有更新时,及时培训相关人员。

(2) 新进人员、实习人员都应进行相应的培训。

第九节　结果发布(条款号：5.9)

一、总则(条款号：5.9.1)

【基本要求】

实验室应建立检验结果发布的制度,制订检验报告的制作、审核、修改、打印、发放的要求、流程和规定权限,有保护患者隐私权的规定。

检验项目无漏检,双人双签复核率100%(急诊报告除外)。

实习人员不得签发检验结果报告单。

【具体操作】

(1) 制定检验结果报告制度,内容包括检验报告的制作、审核、修改、打印、发放的要求、流程和规定权限,有保护受检者隐私权的规定。

(2) 培训所有相关人员,明确报告制度、权限及保护受检者隐私的规定。

(3) 当检验延误可能影响受检者诊疗时,应有通知检验申请者的方法。

(4) 报告发出前必须审核检验项目有无漏检,报告需双人双签。

(5) 实习人员不得签发检验结果报告单。

【注意事项】

(1) 结果报告制度有更新时,应及时培训相关人员。

(2) 新进人员、实习人员都应进行培训。

(3) 急诊报告,如值班人员只有一位时,需复核后签发报告。

二、修改报告(条款号：5.9.3)

【基本要求】

检验报告如需修正应采用杠改方法,在修改处签名及注明修改时间,登记修改记录,不得涂改,并同步修改电子报告单,显示修改记录;如已发出书面报告,应追回原报告。

【具体操作】

(1) 检验报告如需修正应采用杠改方法。

(2) 检验报告修改处签名及注明修改时间。

（3）登记修改记录，不得涂改，并同步修改电子报告单，显示修改记录。

（4）已发出书面报告，但又必须修改报告，则应在发出修改后报告时同时追回原报告。

【注意事项】

实验室对修改报告应有权限规定。

三、危急值报告（条款号：5.9.4）

【基本要求】

实验室应与临床相关科室协商危急值报告的检验项目和危急区间，形成文件并遵照执行。

实验室建立危急值报告制度，编写危急值报告的目的、方法和流程，根据实验室服务对象的实际情况制定危急值项目表。

出现危急值时，检测人员应根据危急值报告制度及时复查样品（包括复测样品或重新采集样品等），并与临床联系，及时报告并做好记录。危急值报告记录内容应包括：患者姓名和识别号（门诊号、住院号或社会保障卡号）和检验结果、样品接收时间、报告时间、向临床报告时间、报告接收人和检验人员姓名（或工号），必要时应保留样品备查。

实验室应有临床相关科室对危急值报告制度有效性评估的措施和记录，评估的内容应包括但不限于危急值的种类、危急值范围、危急值报告流程及临床适用性等。

【具体操作】

（1）制定危急值制度，编写危急值操作规程，内容至少包括危急值报告的目的、报告方法和流程，根据各临床科室的实际情况制定危急值项目表。

（2）出现危急值时，立即检查检测过程的质量控制，核对受检者样品信息编号，检查样品有无严重溶血和脂血等。重新复测样品或重新采集样品，并与临床联系，及时报告并做好记录。必要时应保留样品备查。

（3）危急值报告记录内容应包括受检者姓名和识别号（门诊号、住院号或社会保障卡号）和检验结果、样品接收时间、报告时间、向临床报告时间、报告接收人和检验人员姓名（或工号）。

（4）每年至少1次与临床相关科室沟通，评估危急值制度的有效性和适用性。评估的内容应包括但不限于危急值的种类、危急值范围、危急值报告流程及临床适用性等。

【注意事项】

（1）出现危急值时，应及时与临床沟通，必要时重新采集样品进行复测。

（2）危急值范围的设定可根据临床科室的病种需求进行设定，应经常与临床进行沟通，评估危急值的适用性。

第十节　实验室信息管理(LIS)(条款号：5.10)

一、职责和权限(条款号：5.10.2)

【基本要求】

实验室应确保规定信息系统管理的职责和权限，包括可能对患者医疗产生影响的信息系统的维护和修改。

实验室应规定所有使用系统人员的职责和权限，特别是从事以下活动的人员：

(1) 访问患者的数据和信息。

(2) 输入患者数据和检验结果。

(3) 修改患者数据或检验结果。

(4) 授权发布检验结果和报告。

应对 LIS 的使用进行授权。

【具体操作】

(1) 实验室应制定信息系统管理的职责和权限。

(2) 应对 LIS 的使用进行授权。LIS 的授权应详细，应对接触受检者资料、输入受检者结果、更改结果、更改账单或改变计算机程序等人员进行授权。所有授权进入实验室 LIS 系统的人员应维护所有计算机和信息系统中受检者信息的机密性。

【注意事项】

所有授权进入实验室 LIS 系统的人员应维护所有计算机和信息系统中受检者信息的机密性。

二、信息系统管理(条款号：5.10.3)

【基本要求】

应定期核查 LIS 内的最终检验报告结果与原始输入数据是否一致，统计 LIS 传输准确性验证的符合率。应有防止数据传输错误的程序文件和记录。应定期核查数据在处理及存储过程中是否出现错误。

【具体操作】

(1) 应定期核查 LIS 内的最终检验报告结果与原始输入数据是否一致，应有防止数据传输错误的程序文件和记录。应定期核查数据在处理及存储过程中是否出现错误。如：定期核查医生、护士工作站等检验结果查询系统中的数据与原始数据是否一致；新仪器接入 LIS 时要进行一定数量的仪器与 LIS 数据的比对。

(2) 手工或自动方法将数据输入计算机或其他信息系统时，在计算机最终验收及报告前,应检查核对输入数据的正确性。

(3) 统计 LIS 传输准确性验证的符合率,并有记录。

(4) LIS 宜有程序能在计算机发出报告前发现不合理或不可能的结果,受检者数据修改后,原始数据应能显示。LIS 中应能显示受检者的历史数据,以备检验人员在报告审核时进行检测数据的比较。

(5) 存储在信息系统中的受检者结果数据和档案信息应便于检索查询。实验室应确定信息系统中的受检者结果数据和档案信息的保存时限。

(6) 应定期核查数据在处理及存储过程中是否出现错误。对计算机出现的故障、故障的原因应采取纠正措施,并记录。

【注意事项】

利用信息系统实验室的质量指标进行定期统计评估,以达到实验室质量的持续改进。

第五章 临床免疫学领域质量管理要求

第一节 人员（条款号：5.1）

人员资质（条款号：5.1.2）

【基本要求】

临床免疫学实验室（以下简称"实验室"）特殊岗位（如 HIV 初筛、性病检测、产前筛查、新生儿疾病筛查等）工作人员应取得相应上岗证。

实验室负责人至少应具有以下资格：中级技术职称，医学检验专业背景，或相关专业背景经过医学检验培训，两年临床免疫工作经验。从事特殊检验项目的实验室还应符合相关规范的要求。

【具体操作】

建立实验室技术人员相关的教育背景、专业资格、培训、经历及能力记录档案，特殊岗位（如 HIV 初筛、性病检测、产前筛查、新生儿疾病筛查等）工作人员应参加国家规定的机构组织的培训并取得相应上岗证，具体要求参见第二章第一节。

【注意事项】

技术职称证明不能代替学历证明；在职培训和轮转培训不能代替岗前培训；继续教育培训不能代替在职培训。

第二节 设施和环境条件（条款号：5.2）

一、实验室和办公设施（条款号：5.2.2）

【基本要求】

应实施安全风险评估，如果设置了不同的控制区域，应制定针对性的防护措施及合适的警告。

开展免疫检验的实验场地应与检验工作相适应,应在二级生物安全实验室内开展传染病检验项目,有相应的个人防护用品。

【具体操作】

(1)实验室应根据检验前过程、检验过程和检验后过程以及其他支持性过程中风险发生的频率(经常发生、偶尔发生、极少发生)和风险发生后的危害程度(高度、中度、低度)进行风险程度的评估。

(2)实验室布局符合二级生物安全实验室,启用前需向所在地的卫生主管部门指定的机构进行二级病原微生物实验室备案。

(3)实验室有限制进入的措施,防止受检者或其他非相关人员的随意出入。

(4)生物安全柜每天应记录使用时间,观察风速/风压并每年进行校准。洗眼器和个人防护设备均能正常使用。

【注意事项】

实验室应基于风险评估结果进行安全控制,如果需要分区控制,则应制定相应的防护措施(比如安装门禁系统)和合适的警告标志(生物危害、限制进入等)。

二、储存设施(条款号:5.2.3)

【基本要求】

有足够的、温度适宜的储存空间(如冰箱),用以保存临床样品和试剂,设置目标温度和允许范围,并记录。实验室应有温度失控时的处理措施并记录。

应依据所用分析设备和实验过程对环境温度、湿度的要求,制定温度、湿度控制要求,并记录。应有温度、湿度失控时的处理措施,并记录。应依据用途(如试剂用水、免疫分析仪用水)制定适宜的水质标准(如电导率、微生物含量等),并定期检测。

必要时,实验室可配置不间断电源(uninterrupted power supply,UPS)和(或)双路电源以保证关键设备(如需要控制温度和连续监测的分析仪、培养箱、冰箱等)的正常工作。

【具体操作】

实验室应根据样品用途设置冰箱保存温度和允许范围并监控;应根据试剂盒说明书设置试剂保存温度和允许范围并监控。一旦监控发现冰箱温度不满足样品和试剂保存要求,实验室应分析原因,采取纠正措施并记录。

【注意事项】

如有需要,应定期检测水质并记录。

第三节　实验室设备、试剂和耗材(条款号：5.3)

一、设备校准和计量学溯源(条款号：5.3.1.4)

【基本要求】

实验室应提供仪器校准清单、计划、校准状态；实验室应制定仪器设备校准程序。设备新安装时应按法规或制造商建议进行校准，并保留性能测试记录；投入使用之后的校准周期应按法规或制造商建议进行。

应按国家法规要求对强检设备进行检定。应进行外部校准的设备，如果符合检测目的和要求，可按制造商校准程序进行。应至少对分析设备的加样系统、检测系统和温控系统进行校准。校准报告内容还应包括：校准方、校准周期等。保留校准原始记录，保留校准方出具的校准报告(校准报告应有校准方的公章及实验室负责人的签字确认)。

设备故障修复后，应首先分析故障原因，如果设备故障影响了方法学性能，可通过以下合适的方式进行相关的检测、验证：

(1)可校准的项目实施校准验证，必要时，实施校准。

(2)质控物检测结果在允许范围内。

(3)与其他仪器的检测结果比较，要求：样品数≥5，浓度应覆盖测量范围，包括医学决定水平，至少 80％样品测量结果的偏差＜1/2 TEa。

(4)使用留样再测结果进行判断，判断标准：依据检测项目样品稳定性要求选取长期限样品，样品数≥5，覆盖测量范围，考虑医学决定水平，至少 80％样品测量结果的偏差＜1/3 TEa。

【具体操作】

实验室应制定校准/检定程序，编制年度校准/检定计划，校准计划中应有校准仪器、校准单位、校准周期、校准参数、校准符合要求的判断标准等具体内容。校准/检定周期参照国家计量部门或生产厂商的要求进行，厂商没有规定的则每年至少进行 1 次。外部校准/检定应由具有法定资质的计量机构出具正规的校准/检定报告。校准/检定后的设备应贴上校准/检定标识，并标明下次校准/检定日期。

应对校准/检定报告进行核实，以确认校准/检定参数是否齐全、校准量程是否覆盖常用检测量程、校准结果是否符合检测要求。

校准验证是指以检测受检者样品相同的方式检测已知浓度的物质，在整个受检者检测结果的可报告范围内对仪器和检测系统的校准进行验证。校准验证实验看上去与可报告范围很相似，主要差别在于前者必须使用提供了定值的物质。这些物质可以是厂商或试剂供应商提供的某个特定的校准系列，或定值的控制品，或者提供了已知值的能力验证样品,甚至是具有检测值的受检者样品。数据分析程序应当确定观测值与定值之间的差异,然后将这些差异与实验室所制定的可接受标准进行比较。

【注意事项】

(1) 新购入的设备在投入使用前,应进行校准/检定,经校准/检定合格后才能投入使用,校准/检定不合格的设备不得使用。

(2) 需要期间核查的设备,应根据国家计量部门或生产厂商的规定制定内部校准操作规程和要求,并有内部校准的详细记录。

二、试剂和耗材(条款号: 5.3.2)

【基本要求】

实验室应选用有国家批准文号的试剂,特殊项目如艾滋病病毒抗体初筛试剂应有批检合格证书。实验室应保留制造商提供的试剂性能参数。

新批号试剂和(或)新到同批号试剂应与之前或现在放置于设备中的旧批号、旧试剂平行检测以保证受检者结果的一致性。比对方案应至少利用一份已知阳性、一份弱阳性样品和一份已知阴性的受检者样品(HIV 等特殊项目除外)。

不同批号、相同批号不同试剂盒、同一试剂盒内的不同组分不应混用,如果混用则实验室应提供混用的方法及确认程序和结果。

应提供试剂和耗材检查、接收或拒收、贮存和使用的记录。商品试剂使用记录还应包括使用效期和启用日期。自配试剂记录包括:试剂名称或成分、规格、储存要求、制备或复溶的日期、有效期、配制人。

【具体操作】

应建立完整的试剂和关键耗材采购与验收的标准操作规程,并实施和记录。试剂和关键耗材应有专人保管,应在有效期内使用,并有试剂和耗材检查、接收或拒收、贮存和使用的记录。商品化试剂使用记录还应包括使用效期和启用日期。自配试剂记录应包括试剂名称或成分、规格、储存要求、制备或复溶的日期、有效期及配制人等信息。实验室应对影响检测质量的关键试剂、消耗品及服务的供应商进行评价,供应商评价应从交货质量、及时性、价格和售后服务等几方面来评价,保存评价记录并列出核准使用的名录。定性项目新旧批号检测试剂更换应进行平行试验并记录,比对方案应至少利用一份已知阳性、一份弱阳性样品和一份已知阴性的受检者样品(HIV 等特殊项目除外);如果有混用,应对混用的方法进行确认并有相应程序和结果记录。

尽管使用受检者样品评估所有候选试剂批是很好的实验室实践,但在某些情况下,可能并不需要使用受检者样品评估新批试剂。定量项目新旧批号检测试剂更换可参照 CLSI EP26 - A: 2013 User Evaluation of Between-Reagent Lot Variation, 1st Edition 文件进行。

【注意事项】

特殊项目如 HIV、梅毒螺旋体抗体、乙肝病毒抗原抗体等检测试剂盒应有国家批检合格证书和防伪标签。

第四节　检验前过程(条款号：5.4)

参见第二章第四节具体要求。

第五节　检验过程(条款号：5.5)

检验程序验证(条款号：5.5.1.2)

【基本要求】

定性检验方法和程序的分析性能验证内容应参考试剂盒说明书上明确标示的性能参数进行验证,至少应包括：检出限、符合率(采用国家标准血清盘或临床诊断明确的阴阳性样品各 20 份或与其他分析方法比对),如为定量方法应验证精密度(包括重复性和中间精密度)；并应明确检验项目的预期用途,如筛查、诊断、确认。

开展其他定量新项目应进行方法性能验证,内容至少应包括正确度、精密度、线性范围和生物参考区间。适用时,性能指标应不低于国家标准、行业标准或地方法规的要求。不精密度要求：以能力验证/室间质评评价界限作为允许总误差(TEa),重复性精密度$<1/4$ TEa；中间(室内)精密度$<1/3$ TEa。参考区间：如果建立参考区间,样品数量应$\geqslant 120$ 例,若分组,每组的样品数量应$\geqslant 120$ 例；验证参考区间时,样品数量应$\geqslant$ 20 例。

检验项目校准及校准验证周期应遵循制造商建议；在试剂批号改变、失控处理涉及时、仪器重要部件更换后性能验证涉及时应做项目校准。

【具体操作】

定量检验方法和程序的分析性能验证可以参考 WS/T492 – 2016、EP5、EP15 等,定性检验方法和程序的分析性能验证可以参考 WS/T505 – 2017、EP12 – A 等指南文件。方法学性能验证性能指标应在厂家声明的范围；适用时,性能指标还应不低于国家标准、行业标准或地方法规的要求；定量检测详见生化定量性能验证。

定性检测的重要性能指标包括了临界值、符合率、检出限、分析特异性及抗干扰能力等。可参照中华人民共和国卫生行业标准 WS/T 494 – 2017《临床定性免疫检验重要常规项目分析质量要求》、WS/T 505 – 2017《定性测定性能评价指南》、WS/T 514 – 2017《临床检验方法检出能力的确立和验证》；中国合格评定国家认可委员会的 CNAS—GL038：2019《临床免疫学定性检验程序性能验证指南》、美国临床实验室标准化协会(Clinical and Laboratory Standards Institute，CLSI)的 EP12－A2 等文件进行检测系统性能评价。在评价化学发光免疫试验和酶联免疫吸附试验等可将结果以临界值(cut-off Index，COI 或 S/CO)方式表示的试验中，精密度的定义与定量测定的定义相同，详见第四章第五节检验程序验证。

1. 临界值(cut-off value)的确定

临界值作为判定特定疾病、状态或被测量存在或不存在的界限的数值或量值，测量结果高于临界值判断为阳性而低于临界值判断为阴性，测量结果接近临界值判断为非确定性。临界值的选择决定检验的诊断特异性和诊断灵敏度。C_5、C_{50}、C_{95} 及临界值的关系见图 5-1 不精密度曲线。

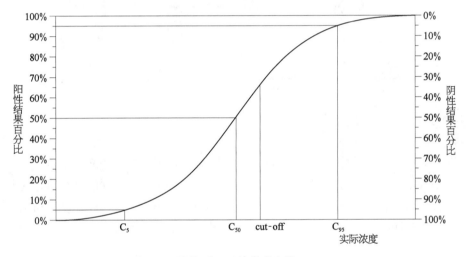

图 5-1　不精密度曲线

注：C_5：检测浓度为 C_5 的分析物时将产生 5％的阳性结果。用浓度＜C_5 的样品进行重复检测时，将持续得到阴性结果。

C_{50}：处于或接近临界值的分析物浓度，多次重复检测此浓度的单一样品将获得 50％的阳性结果和 50％的阴性结果。厂家根据检测目的及敏感性和特异性建立的临界值浓度。

C_{95}：检测浓度为 C_{95} 的分析产物时将产生 95％的阳性结果。用浓度＞C_{95} 的样品进行重复性检测时，将持续得到阳性结果。

C_5～C_{95} 区间("灰区")：临界值附近的分析物浓度范围，在该范围外的检测结果持续阳性(浓度＞C_{95})或持续阴性(浓度＜C_5)。C_5～C_{95} 区间反映了重复检测可能获得不完全一致结果的浓度范围，其宽度可表示定性检测的不精密度。

(1)实验步骤：

1)确定临界值浓度：准备三个浓度水平样品，分别为 C_{50}，C_{50}－20％，C_{50}＋20％。每个水平需保证≥40 次重复检测的需要。

2)C_{50} 的获得：检测试剂或系统说明书可能会注明分析物的临界浓度。如果厂家未提供，则可以将阳性样品进行一系列倍比稀释进行重复检测，以确定能够获得 50％阳性和 50％阴性结果的那个稀释度，即为临界点(C_{50})。

（2）结果判定：

C_{50}：根据检测次数和阳性结果次数的双侧 95％计分可信区间，提示阳性结果的真正百分比（表 5-1 和表 5-2）。

表 5-1　重复性检测次数与样品的实际浓度

重复性检测数	阳　性　结　果			样品的实际浓度
	次　数	百分比	真正百分比	
20	10	50％	30％～70％	$C_{30}～C_{70}$
40	20	50％	35％～65％	$C_{35}～C_{65}$
100	50	50％	40％～60％	$C_{40}～C_{60}$

表 5-2　C_{50} 的判断标准

检　测　数	阳性结果数	阳性百分比	C_{50}准确度判定
40	≤13 次	≤32.5％	不准确（5％ I 类错误）
	≥27 次	≥67.5％	
40	14～26 次	35％～65％	准　确

注：① C_{50}可信度取决于实际试验结果和检测数。② $C_{50}\pm20％$浓度范围是否包含了 $C_5～C_{95}$区间。

2. 符合率

通过与临床诊断、金标准方法和经过验证确认血清样品盘的检测比较来评价，常以灵敏度（诊断敏感性）/特异性（诊断特异性）或阳性符合率/阴性符合率来表示。

（1）评估方案：按照 WS/T 505-2017《定性测定性能评价指南》为有效地评价方法的敏感性和特异性，建议至少获得 50 例阳性样品以确定此种检测方法的敏感性，并且至少获得 50 例阴性样品以确定此种检测方法的特异性。最好为受检者样品，尽可能新鲜（血迹等除外）、足量。

（2）有诊断标准的比较。

1）和金标准诊断比较：常用灵敏度和特异性评价临床定性试剂或系统的性能，具体方法见表 5-3。

表 5-3　待评价方法与金标准比较

待评价方法	金　标　准		总　数
	阳性	阴性	
阳性结果数	A（真阳性 TP）	B（假阳性 FP）	A＋B
阴性结果数	C（假阴性 FN）	D（真阴性 TN）	C＋D
共　计	A＋C	B＋D	A＋B＋C＋D

$$灵敏度＝[A/(A＋C)]*100\%$$
$$特异性＝[D/B＋D]*100\%$$

诊断符合率＝$[(A＋D)/n]×100\%$根据上述公式计算得到的检测性能指标仅是对

真实性能的点估计值,因为其仅针对研究群体的某一部分个体。如果检测其他个体,或在不同时间段对同一部分样品进行检测,那么检测性能的估计值可能在数值上存在差异。

利用可信区间和显著性水平量化样品/个体选择造成的统计不确定性,这种不确定性会随着研究样品数的增加而减小。本文建议使用 Wilson 计分可信区间(Wilson score internal)。

(a)灵敏度的 95% 计分可信区间:

$$\left[100 \times (Q_{1,se} - Q_{2,se}) / Q_{3,se}, 100 \times (Q_{1,se} + Q_{2,se}) / Q_{3,se}\right]$$

其中 $Q_{1,se} = 2 \times TP + 1.96^2 = 2 \times TP + 3.84$

$$Q_{2,se} = 1.96\sqrt{1.96^2 + 4 \times TP \times FN / (TP + FN)}$$
$$= 1.96\sqrt{3.84 + 4 \times TP \times FN / (TP + FN)}$$

$$Q_{3,se} = 2(TP + FN + 1.96^2) = 2(TP + FN) + 7.68$$

(b)特异性的 95% 计分可信区间:

$$\left[100 \times (Q_{1,sp} - Q_{2,sp}) / Q_{3,sp}, 100 \times (Q_{1,sp} + Q_{2,sp}) / Q_{3,sp}\right]$$

其中 $Q_{1,sp} = 2 \times TN + 1.96^2 = 2 \times TN + 3.84$

$$Q_{2,sp} = 1.96\sqrt{1.96^2 + 4 \times FP \times TN / (FP + TN)}$$
$$= 1.96\sqrt{3.84 + 4 \times FP \times TN / (FP + TN)}$$

$$Q_{3,sp} = 2(FP + TN + 1.96^2) = 2(FP + TN) + 7.68$$

2)待评价方法和比较方法的诊断准确度评估方案:如果定性检测中估计的敏感性和特异性被使用者接受,则不必再做其他的数据分析。然而,使用者可能想明确两种检测方法检测性能是否有统计学差异。待评价方法和比较方法都是相对于诊断准确度待评价方法和比较方法解释。

在方法比较时,如果特异性或敏感性不一致,仅比较敏感性或特异性不合适,因为临界值的改变虽然能提高敏感性或特异性,但常常是以降低特异性或敏感性为代价的。但如果一种方法的敏感性和特异性均优于比较用的方法,则同时比较敏感性和特异性有意义。如果一种方法的敏感性优于另一种方法,但其特异性较差,则难以判断哪种方法较好,具体方法见表 5-4。

表 5-4 待评价方法、可比较方法分别与金标准进行比较

| 方 法 结 果 | | 样品总数 | 金 标 准 | |
待评价方法	可比较方法		阳 性	阴 性
阳性	阳性	$a = a_1 + a_2$	a_1	a_2
阳性	阴性	$b = b_1 + b_2$	b_1	b_2
阴性	阳性	$c = c_1 + c_2$	c_1	c_2
阴性	阴性	$d = d_1 + d_2$	d_1	d_2
合计		N	n_1	n_2

（a）灵敏度比较

检测方法（新方法）的灵敏度：

$$灵敏度新 = 100\% \times [(a_1 + b_1)/n_1]$$

可比较方法（原方法）的灵敏度：

$$灵敏度原 = 100\% \times [(a_1 + c_1)/n_1]$$

灵敏度之间的差值 D：

$$D = 灵敏度新 - 灵敏度原 = 100\% \times [(b_1 - c_1)/n_1]$$

灵敏度差异 95% 可信区间：

$(D - \sqrt{Q_5}, D + \sqrt{Q_6})$

$Q_1 = (a_1 + b_1)(c_1 + d_1)(a_1 + c_1)(b_1 + d_1)$（如果 $Q_1 = 0$，那么 $Q_4 = 0$，直接计算 Q_5）

$Q_2 = a_1 d_1 - b_1 c_1$

$Q_3 = Q_2 - n_1/2$ 如果 $Q_2 > n_1/2$

$Q_3 = 0$ 如果 $Q_2 = 0$

$Q_3 = Q_2$ 如果 $Q_2 < 0$

$Q_4 = Q_3 / \sqrt{Q_1}$（如果 $Q_1 = 0$，$Q_4 = 0$）

$Q_5 = (灵敏度新 - l_1)^2 - 2Q_4(灵敏度新 - l_1)(U_2 - 灵敏度原) + (U_2 - 灵敏度原)^2$

$Q_6 = (灵敏度原 - l_2)^2 - 2Q_4(灵敏度原 - l_2)(U_2 - 灵敏度新) + (U_1 - 灵敏度新)^2$

注：$l_1 =$ 新检测方法灵敏度的 95% 得分可信区间的下限。

$U_1 =$ 新检测方法灵敏度的 95% 得分可信区间的上限。

$l_2 =$ 原检测方法灵敏度的 95% 得分可信区间的下限。

$U_2 =$ 原检测方法灵敏度的 95% 得分可信区间的上限。

（b）特异性比较

$$特异性新 = 100\% \times [(c_2 + d_2)/n_2]$$
$$特异性原 = 100\% \times [(b_2 + d_2)/n_2]$$

特异性差值 D：

$$D = 特异性新 - 特异性原 = 100\% \times [(c_2 - b_2)/n_2]$$

特异性差异 95% 可信区间：

$(D - \sqrt{Q_5}, D + \sqrt{Q_6})$

$Q_1 = (a_2 + b_2)(c_2 + d_2)(a_2 + c_2)(b_2 + d_2)$（如果 $Q_1 = 0$，那么 $Q_4 = 0$，直接计算 Q_5）

$Q_2 = a_2 d_2 - b_2 c_2$

$Q_3 = Q_2 - n_2/2$ 如果 $Q_2 > n_2/2$

$Q_3=0$ 如果 $Q_2=0$

$Q_3=Q_2$ 如果 $Q_2<0$

$Q_4=Q_3/\sqrt{Q_1}$（如果 $Q_1=0$，$Q_4=0$）

$Q_5=(\text{特异性新}-l_1)^2-2Q_4(\text{特异性新}-l_1)(U_2-\text{特异性原})+(U_2-\text{特异性原})^2$

$Q_6=(\text{特异性原}-l_2)^2-2Q_4(\text{特异性原}-l_2)(U_2-\text{特异性新})|(U_1-\text{特异性新})^2$

注：l_1＝新检测方法特异性的95%得分可信区间的下限。

U_1＝新检测方法特异性的95%得分可信区间的上限。

l_2＝原有检测方法特异性的95%得分可信区间的下限。

U_2＝原有检测方法特异性的95%得分可信区间的上限。

（3）无诊断标准时的比较：若无可用的诊断标准，需将待评价试剂与某一已验证方法进行比较，此时得到的并非方法的正确度，而是两种方法的符合程度。因此不能计算灵敏度和特异性，而应计算阳性符合率和阴性符合率，见表 5-5。总符合率＝$100\%\times[(a+d)/n]$

$$\text{阳性符合率}(PPA)=100\%\times[a/(a+c)]$$

$$\text{阴性符合率}(NPA)=100\%\times[d/(b+d)]$$

表 5-5　真实诊断未知时的两方法比较

评 价 方 法	比 较 方 法		合 计
	阳 性	阴 性	
阳性	a	b	$a+b$
阴性	c	d	$c+d$
合计	$a+c$	$b+d$	n

总体符合率的95%计分可信区间：

$$[100\%\times(Q_1-Q_2)/Q_3,100\%\times(Q_1+Q_2)/Q_3]$$

其中 Q_1、Q_2 和 Q_3 的值可运用下面的公式得到：

$Q_1=2(a+d)+1.96^2=2(a+d)+3.84$

$Q_2=1.96\sqrt{1.96^2+4(a+d)(b+c)/n}=1.96\sqrt{3.84+4(a+d)(b+c)/n}$

$Q_3=2(n+1.96^2)=2n+7.68$

上式中，1.96 是从标准正态分布对应的95%置信区间得来的。

PPA95%计分可信区间：

$$[100\%\times(Q_{1,ppa}-Q_{2,ppa})/Q_{3,ppa},100\%\times(Q_{1,ppa}+Q_{2,ppa})/Q_{3,ppa}]$$

其中 $Q_{1,ppa}$、$Q_{2,ppa}$ 和 $Q_{3,ppa}$ 的值可运用下面公式得到：

$Q_{1,ppa}=2a+1.96^2=2a+3.84$

$$Q_{2,ppa} = 1.96\sqrt{1.96^2 + 4ac/(a+c)} = 1.96\sqrt{3.84 + 4ac/(a+c)}$$

$$Q_{3,ppa} = 2(a+c+1.96^2) = 2(a+c)+7.68$$

NPA95%计分可信区间的计算方法为：

$$[100\% \times (Q_{1,npa} - Q_{2,npa})/Q_{3,npa}, 100\% \times (Q_{1,npa} + Q_{2,npa})/Q_{3,npa}]$$

其中 $Q_{1,npa}$、$Q_{2,npa}$ 和 $Q_{3,npa}$ 的值可运用下面公式得到：

$$Q_{1,ppa} = 2d + 1.96^2 = 2d + 3.84$$

$$Q_{2,ppa} = 1.96\sqrt{1.96^2 + 4bd/(b+d)} = 1.96\sqrt{3.84 + 4bd/(b+d)}$$

$$Q_{3,ppa} = 2(b+d+1.96^2) = 2(b+d)+7.68$$

（4）符合率的意义：两组试剂与验证方法的总符合率相同，但是两种试剂的性能可以有很大差别。

待评价试剂（方法）与已验证方法相比较，得出的阳性符合率和阴性符合率，与敏感性和特异性相比，具有两个主要的缺陷：

1）"符合"不等于"正确"。两种检测方法可能高度符合，但是敏感性和特异性都很低。相反，两种检测方法不符合也并不意味着待评价的试剂（方法）优于比较方法。

2）符合率受检测人群的分析物阳性率影响。

3. 检出限

检测方法可检测出的最低被测量浓度，也称最低检出浓度。

如前所述，分析物浓度位于 $C_5 \sim C_{95}$ 区间之外（小于 C_5 或者大于 C_{95}）时，候选方法对同一样品的重复性检测将得到相同结果。因此，C_{95} 代表了某一试剂可以测出的最低被测量浓度。

对于感染性疾病用于诊断感染的抗原和抗体的定性免疫测定，在不影响测定特异性的情况下，最低检出限越低越好。

处于检测下限浓度的样品（在临界值浓度＋20%浓度样品）测定 20 次，记录阳、阴性结果数，阳性结果数应符合各相关标准的要求，具体参见 WS/T 514《临床检验方法检出能力的确立和验证》和 CNAS-GL038《临床免疫学定性检验程序性能验证指南》。

4. 分析特异性（交叉反应）

对于特定的自身抗体，分析特异性则是指试剂盒所用抗原与特定自身抗体以外的其他抗体（包括其他自身抗体）的交叉反应程度。理想的分析质量指标是应无交叉反应性，如果有交叉反应，应当在试剂说明书中予以说明。

对于感染性疾病的特异抗原和抗体，分析特异性评估质量指标是指对无特定病原体感染和特定病原体外的其他病原体感染者样品检测时，不应出现阳性结果。

5. 干扰因素

干扰物质来源有内源或外源物质。

（1）内源性：溶血、黄疸及脂血；类风湿因子、异嗜性抗体。

（2）外源性：普通的处方药及非处方药；受检者群体中异常的生化代谢物；受检者群体中常见的治疗药物，如链霉亲和素-生物素包被系统，则要考虑受检者服用生物素治疗的干扰；样品处理过程中的添加物，例如抗凝剂、防腐剂；影响某些实验的膳食物质，例如咖啡因、β-胡萝卜素，罂粟籽。

【注意事项】

（1）本书参照 CNAS‐GL038：2019《临床免疫学定性检验程序性能验证指南》将 C_{50} 浓度等同于临界值(cut-off 值)，但是实验室在验证临界值时应当理解厂家定义的临界值和方法评价时估计的 C_{50} 之间的差异会导致定性测定的偏差。

（2）干扰物质对实验造成的影响既可能是假阴性也可能是假阳性，可造成影响的浓度范围：如"类风湿因子<2 000 U/mL 不出现干扰结果"；如为药物治疗，可说明血药浓度或治疗剂量和采样时间的限制等，例如："使用生物素 5 mg/天的剂量时，需在至少用药 8 小时后方能采样"。

第六节　检验结果质量保证(条款号：5.6)

一、室内质量控制(条款号：5.6.2)

【基本要求】

实验室设计的内部质量控制方案可参照相关文件制定，并实施。

应有校准物(适用时)和质控物，如为自制质控物应有制备程序，包括稳定性和均一性的评价方案，以及配制和评价记录。

1. 定性检验项目

（1）质控物选择：试剂盒自带的为内对照，用于监控试剂的有效性和 Cut Off/检出限的计算。阴阳性质控物为外对照用于监控实验的有效性，实验室在选择时应考虑类型(宜选择人血清基质，避免工程菌或动物源性等的基质)、浓度(弱阳性质控物浓度宜在 2～4 倍临界值左右，阴性质控物浓度宜 0.5 倍临界值左右)、稳定性(宜选择生产者声明在一定保存条件下如 2～8℃或－20℃以下有效期为 6 个月以上)、均一性。

（2）质控频率：每检测日或分析批，应使用弱阳性和阴性质控物进行质控。实验室应定义自己的质控批长度。

（3）质控物位置：不能固定而应随机放置且应覆盖检测孔位。

（4）质控记录应包括以下信息：检验项目名称，方法学名称，分析仪器名称和唯一标识，试剂生产商名称、批号及有效期，质控物生产商名称、批号和有效期；质控结果、结论。失控时，应分析造成失控的根本原因，采取纠正措施，必要时引入预防措施。

（5）质控判定规则。

1）肉眼判断结果的规则：阴、阳性质控物的检测结果分别为阴性和阳性即表明在控，相反则为失控。

2）滴度（稀释度）判定结果的规则：阴性质控物必须阴性，阳性质控物结果在上下1个滴度（稀释度）内，为在控。

3）数值或量值判定结果的规则：应使用统计学质控规则，至少利用一个偶然误差及一个系统误差规则。阴、阳性质控物的检测结果必须分别为阴性和阳性。应使用统一质控软件，按时将室内质控数据上报至上海市临床检验中心进行统计分析，并对每次室内质控反馈结果进行分析和记录。

2. 定量检验项目

定量检测项目每次检测应使用2个浓度质控物至少做1次室内质控，选择适宜质控规则并按照统计学质量控制的方法建立检测项目的控制限（不得直接使用质控物说明书的范围作为控制限），室内质控物的测定值应在相应仪器、试剂组允许的靶值范围内。

（1）使用恰当的质控规则，检查随机误差和系统误差。可采用多规则控制程序、六西格玛等质控规则。应有充分的依据证明其采用的规则可保证实验室满足规定的质量标准。

（2）质控物的类型、浓度和检测频度。每个工作日至少使用正常和异常2个浓度质控物做1次室内质控。

（3）通过实验室实际检测，确定精密度质控物的均值和标准差。更换质控物批号时，应新旧批号平行测定，获得10个以上数据后，重新确定新批号质控物的均值和标准差。

（4）对室内质控的失控结果有失控分析，采取纠正措施后才能发出检验报告，填写失控分析报告，并对失控前所报告检验结果的可靠性进行验证。

（5）使用统一质控软件，按时将室内质控数据上报至上海市临床检验中心进行统计分析。并对每次室内质控反馈结果进行分析和记录。

【具体操作】

1. 定性项目

ELISA和发光技术等方法定性项目应有室内质控原始记录，质控图和室内质控回报表。定性项目均开展室内质控；室内质控检测频次符合要求；质控物测定值和检测结果符合要求；开展的检测项目按时上报数据，室内质控检测数据与上报数据相符；并应合理查找失控原因并采取纠正措施，评估失控可能造成的影响。

2. 定量项目

定量检测项目应有室内质控操作规程，质控图和室内质控回报表，失控分析报告。定量项目质控物浓度个数符合要求；建立适宜的质控规则；室内质控测定值在相应仪器、试剂组允许靶值范围内；失控分析报告记录完整；开展的检测项目按时上报数据；室内质控检测数据与上报数据相符；并应合理查找失控原因并采取纠正措施，评估失控可能造成的影响。

【注意事项】

（1）失控数据应保留在质控图上。

（2）如有失控，应分析原因，采取纠正措施，填写失控分析报告。

（3）对失控前所报告检验结果的可靠性要进行验证并记录。

二、实验室间比对（条款号：5.6.3）

【基本要求】

1. 室间比对

按照相关的要求参加相应的能力验证/室间质评。应保留参加能力验证/室间质评的检测结果、回报表和证书。各检测项目应按照要求参加能力验证/室间质评。可参照相关文件制定室间质量评价程序，并实施。内容包括：

（1）使用相同的检测系统检测室间质评样品与受检者样品；应由从事常规检验工作的人员实施室间质评样品的检测；有禁止与其他实验室核对上报室间质评结果的规定。

（2）临床免疫学负责人应监控室间质量评价活动的结果，并在结果报告上签字，按时将结果上报至上海市临床检验中心进行统计分析。

（3）实验室对"不满意"和"不合格"的室间质评结果进行分析并采取纠正措施，并记录。

（4）定性项目结果的可接受范围为：呈反应（阳性）或不反应（阴性）的结果与预期结果相符；滴度或稀释度的结果在预期值上下一个滴度或稀释度以及阴性质控结果为阴性即为在控，否则为失控。

（5）定量项目结果的可接受范围应满足《各专业质量控制允许误差范围》中的要求。

2. 替代方案

当无实验室间比对计划可利用时，实验室可通过与其他实验室（如已获认可的实验室或其他使用相同检测方法的配套系统的同级别或高级别医院的实验室）比对的方式判断检验结果的可接受性，并应满足如下要求：

（1）规定比对实验室的选择原则。

（2）样品数量：至少5份，包括阴性和阳性。

（3）频率：至少每年2次。

（4）判定标准：应有≥80％的结果符合要求。

（5）结果不一致时，应分析不一致的原因，必要时，采取有效的纠正措施，并定期评价实验室间比对对其质量的改进作用，保留相应的记录。

定量项目要求同生化。

【具体操作】

实验室应制定室间质量评价程序；所开展的检测项目宜参加通过ISO17043能力验证提供者认可的机构所组织的室间质评计划；室间质评检测数据与上报数据应一致；并对

组织者反馈的室间质评结果进行分析并采取纠正措施,并记录。

实验室应对于无能力验证/室间质评活动的检验项目制定室间比对的程序文件,并保持相应比对结果的原始记录和结论。没有可供参加的室间质评计划的检测项目,通过实验室间比对验证结果的可靠性。

【注意事项】

1. 参加实验室间比对(条款号:5.6.3.1)

室间质评样品应与受检者样品检测系统相同,可以随受检者样品一起检测。

2. 替代方案(条款号:5.6.3.2)

比对实验室的选择:首选已通过认可的实验室,且使用相同的检测系统、判断标准。

3. 趋势性问题

三、检验结果的可比性(条款号:5.6.4)

【基本要求】

定性检测如果采用手工操作或同一项目使用两套及以上检测系统时,应每年至少进行1次实验室内部比对,包括人员和不同方法/检测系统间的比对,至少选择2份阴性样品(至少1份其他标志物阳性的样品)、3份阳性样品(至少含弱阳性2份)进行比对,评价比对结果的可接受性。出现不一致,应分析原因,并采取必要的纠正措施,及评估纠正措施的有效性。有相应的记录。比对记录应由实验室负责人审核并签字,保留时间按相关规定执行。

定量检测如果用两套及以上检测系统检测同一项目时,应有比对数据表明其检测结果的一致性。比对频次每半年至少1次,样品数量不少于20个,浓度水平应覆盖测量范围(包括医学决定水平),计算回归方程,计算在医学决定性水平下的系统误差(偏倚%),应<1/2 TEa。比对记录应由实验室负责人审核并签字,保留时间按相关规定执行。

【具体操作】

实验室应保存内部比对的程序文件和比对实验的原始记录。比对频率、样品数量和比对结果符合要求。

(1) 按基本要求中的方案进行验证,以通过认可或能力验证合格的检测系统为X,被评价的检测系统为Y。经实验后获得20对数据(40个),绘制回归曲线,计算回归方程 $y=bx+a$;若某医学决定水平浓度为 x_c;在回归式上,相对与 x_c 的被评价方法的估计值为 $\hat{y_c}$,则系统误差(SE)为:$SE=\hat{y_c}-x_c=(b-1)*x_c+a$。

(2) 如果实验室确有多套(2套以上)定量检测系统检测同一项目,也可参照按照WS/T 407-2012《医疗机构内定量检验结果的可比性验证指南》进行评估,该指南可适用于最多10套检测系统的结果比对。

【注意事项】

如某项目无法获得医学决定性水平,则可用该项目的参考区间的极值代替。

第七节　检验后过程(条款号：5.7)

结果复核(条款号：5.7.1)

【基本要求】

ELISA 检测 HBsAg、HBeAg、抗 HCV、HAV - IgM、抗 HEV - IgM 检测项目临界状态的样品均应复检,复检范围的确定按下列公式计算：cut off 值×0.7≤样品测定值≤cut off 值×3,不得小于此范围。检测 HBsAg、HBeAg、抗 HCV、HAV - IgM、抗 HEV - IgM 阳性对照及阴性对照的吸光度值应符合制造商规定的要求。

应制定化学发光、电化学发光、时间分辨荧光方法检测 HBsAg、HBeAg、抗 HCV 检测项目的临界状态样品的复检措施,至少应遵从制造商推荐的要求,并记录复检结果,归档保存,便于查对。

【具体操作】

样品检测结果落在灰区范围需要引起注意,科室应该采取的处理方法：

(1) 作为可疑样品进行复查。

(2) 建议患者随访。

(3) 有必要可进行核酸等检测。

大多时候都难以找到产生灰区的具体原因,若对检测实验结果处于灰区范围的样品进行动态观察,特别在一定时间间隔内重新取样检查,可以明显提高检测的准确度,甚至还可以发现产生灰区的原因。

【注意事项】

除了上述的检测方法外,其他方法学所涉及的这些检测项目也需制定相应的复检措施,例如荧光法等。

第八节　结果报告(条款号：5.8)

【基本要求】

特殊检验项目的结果报告应符合相关要求,如：HIV 抗体筛查试验等。

【具体操作】

HIV 抗体筛查试验结果处理：HIV 抗体筛查试验无反应,由实施检测的实验室出具"HIV 抗体阴性"报告。筛查试验有反应,不能向受检者出具 HIV 抗体阳性报告,进入 HIV 抗体复检试验。复检两次试验抗体均无反应,出具"HIV 抗体阴性"报告；复检试验有反应（均有反应或一个有反应一个无反应），报告为"HIV 感染待确定"，不能出具阳性报告，进一步做补充试验。

【注意事项】

如有可能，在报告结果的同时，应对结果进行必要的解释。解释中需清楚说明结果对感染性疾病的诊断意义，即指出该检测结果提示病原体感染的可能性，例如病原体感染的可能性高，需说明在何种小概率的情况下有可能显示未感染（例如窗口期感染），并给出排除未感染或验证感染的方法（进一步检测或随访）。如果已在进行进一步的检测，应在报告中予以说明。

第六章 临床微生物检验领域质量管理要求

第一节 人员(条款号:5.1)

一、人员资质(条款号:5.1.2)

【基本要求】

(1) 临床微生物学实验室(以下简称"实验室")负责人至少应具有以下资格:中级技术职称,医学、医学检验专业背景,或相关专业背景经过医学检验培训,3 年临床微生物工作经验。

(2) 报告审核人员应具有中级及以上专业技术职称,从事本专业工作至少 3 年。在本实验室固定设施以外场所,如在临时实验室、移动实验室、抽样现场或野外现场进行检测和抽取样品,都必须在适当的技术控制和有效监督下进行。需要时,可在提供检测结果的上述场所设置报告审核人,且应保留其所有相应活动的记录。

1) 实验室应设置生物安全责任人和生物安全监督员,负责生物安全。

2) 有颜色视觉障碍者不应从事涉及辨色的微生物学检验。

3) 实验室人员应熟悉生物检测安全操作知识和消毒灭菌知识。

4) 实验室使用的高压蒸汽灭菌器,操作人员需持有特种作业人员证书。

【具体操作】

(1) 实验室应建立实验室负责人和报告审核人员完整的技术档案,并核查其任职资格。技术档案至少包括相关教育背景、专业资格、培训、工作经历及能力记录评估材料:

1) 核对证书原件,保存相关复印件。

2) 教育或以前的工作资料。

3) 履行职务情况说明。

4）继续教育记录。

5）能力评估材料等。

（2）在实验室固定设施及固定设施以外场所宜配备相应报告审核人员,接受相关专业技能培训,并应满足相应任职资格。

1）实验室生物安全责任人或生物安全监督员,每年应接受由上海市临床检验中心、上海市预防医学会或其他具有生物安全培训资质的全国性培训机构举办的生物安全培训,经考试合格并取得相应培训证书后,负责组织实验室人员开展年度生物安全培训,培训内容至少包括生物安全操作知识和消毒灭菌知识,并每年组织生物安全应急演练。

2）实验室应组织开展检验人员年度健康体检,并涵盖对视力及辨色力的检查。

3）高压蒸汽灭菌器操作人员,上岗前需接受经上海市卫生监督机构认可的培训机构统一组织的压力容器操作人员岗前专业培训,并取得特种作业人员上岗证书。

【注意事项】

临时实验室、移动实验室、抽样现场或野外现场进行检测和抽取样品,实验室负责人（可为兼职）资质要求,参照固定设施实验室负责人。

二、培训（条款号: 5.1.5）

【基本要求】

应每年对各级工作人员制定培训计划并进行微生物专业技术及知识、质量保证等培训。实验室应制定人员培训和继续教育计划,包括常规微生物检测、无菌操作、生物防护、生物安全柜维护等方面知识的专门培训,掌握相关的知识和专业技能。

【具体操作】

（1）实验室制定的年度培训计划应把包括内部培训计划和参加外部培训的计划,培训内容至少涵盖常规微生物检测、无菌操作、生物防护、生物安全柜维护等。

（2）实验室制定的年度内部培训计划应具有可操作性。培训计划至少包括培训时间（月份/季度）、培训内容（题目）、培训类别（专业技术知识、质量保证等）和培训地点。

（3）实验室制定的年度外部培训计划,应包含参加各类学习班和继续教育培训项目的计划,并满足不同资质检验人员对继续教育学分登记的最低要求。

（4）当实验室执行的标准化操作程序（SOP）发生变更/换版时,应及时组织人员进行培训。

（5）涉及本专业的国家卫生/医药行业新标准颁布实施时,实验室应主动、及时组织人员进行培训。

【注意事项】

检验人员参加继续医学教育培训应保留培训记录,并登记继续医学教育学分。所取得Ⅰ类和(或)Ⅱ类学分,应满足上海市继续医学教育委员会对不同资质检验人员的最低学分要求。

三、能力评估(条款号:5.1.6)

【基本要求】

(1)应每年评估员工的工作能力。实验室可通过内部质量控制、能力验证或使用实验室间比对等方式评估检测人员的能力和确认其资格。对新进员工,在最初6个月内应至少进行2次能力评估。新上岗人员以及间隔一定时间重新上岗的人员需要重新评估。

(2)当职责变更时,或离岗6个月以上再上岗时,或政策、程序、技术有变更时,应对员工进行再培训和再评估,合格后才可继续上岗,并记录。

【具体操作】

(1)实验室应制定年度人员能力评估计划,逐步提高人员能力评估活动的质量和技术要求。

1)实验室可以采用人员比对、答题等多种方式,每年对员工进行能力评估。

2)实验室可以通过内部质量控制、能力验证或使用实验室间比对等方式开展能力评估。

3)实验室应根据员工拟分配的具体工作岗位和相应工作职责,确定能力评估的具体内容和方式。

4)新进员工在最初6个月内应至少进行2次能力评估,评估内容至少应包括生物安全基础知识和防护技能,以及现任职岗位基本操作技能。

(2)检验人员岗位/职责变更时,或离岗6个月以上再上岗时,应对员工进行再评估,评估内容至少包括:

1)新岗位/职责所涉及的标准化操作程序(SOP)/作业指导书。

2)离岗期间新增程序、技术的标准化操作程序(SOP)/作业指导书。

3)对新出台的专业相关政策、行业标准的理解。

【注意事项】

(1)实验室应根据员工具体工作岗位要求和不同任职资质,有区别地选择评估内容/评估方式,以便能够真实、客观地反映员工是否具有相应工作能力。如,不宜采用室内质量控制等简单的操作方式,作为高级职称及报告审核人员的能力评估依据。

(2)实验室宜对人员比对的实验内容和方式进行合理设计,使比对实验的结果报告能够客观反映检验人员对具体实验结果的主观解读和分析判断能力;比对实验内容应涵盖所从事检验工作的主要内容和关键过程。

(3)实验室室内质量控制的结果,不能替代人员能力评估结果,反之亦然。

第二节　设施和环境条件(条款号：5.2)

一、总则(条款号：5.2.1)

【基本要求】

实验室的建设、总体布局和设施应能满足从事检验工作的需要,并以能获得可靠的检测结果为重要依据,且符合所开展微生物检测活动生物安全等级的要求。对影响检测结果或涉及生物安全的设施和环境条件的技术要求应制定成文件。实验室内照明宜充足,避免阳光直射及反射,如可能,可在实验室内不同区域设置照明控制,以满足不同实验的需要。应有可靠的电力供应和应急照明。

(1) 对需要在洁净条件下工作的区域,实验室应能有效地监控和记录环境条件。当条件不满足检测方法要求或者可能影响到检测的结果时,应停止检测。

(2) 对需要使用的无菌器具和器皿应能正确实施灭菌;无菌器具和器皿应有明显标识以与非无菌器具和器皿加以区别。

(3) 应定期使用生物指示物检查灭菌设备的效果并记录,指示物应放在不易达到灭菌的部位。日常监控可以采用物理或化学方式进行。

【具体操作】

(1) 实验室的建设、总体布局和设施应能满足从事检验工作的需要,同时,满足中华人民共和国卫生行业标准(WS233 - 2017)《病原微生物实验室生物安全通用准则》、中华人民共和国国家标准 GB19489 - 2008《实验室生物安全通用要求》,以及《医学生物安全二级实验室建筑技术标准》(T/CECS 662 - 2020)的相关要求。

(2) 根据所消毒医疗废弃物品中可能携带病原微生物种类不同,物品消毒和灭菌的操作与管理,需满足中华人民共和国卫生行业标准(WS/T 367 - 2012)《医疗机构消毒技术规范》、中华人民共和国国家卫生健康委员会《新型冠状病毒实验室生物安全指南(第二版)》的相关要求。

(3) 从事病原微生物检验的实验室,应在县级及以上卫生和健康委员会进行二级病原微生物实验室(BSL - 2)备案,保存并公示相关备案证明文件。

【注意事项】

(1) 移动实验室的设施和布局,需满足中华人民共和国国家标准 GB/T 29479 - 2012《移动实验室通用要求》。

(2) 当二级病原微生物实验室的单位法定代表人(负责人)、实验室负责人实验涉及的病原微生物种类或实验室所在场地等重要信息发生变更时,实验室应主动申请变更备案信息。

二、办公室和办公设施(条款号:5.2.2)

【基本要求】

实验室总体布局应减少和避免潜在的污染和生物危害,即实验室布局设计宜遵循"单方向工作流程"原则,防止潜在的交叉污染。

1)办公室应与实验室有效隔离。实验室间应有有效的隔离,有措施防止交叉污染。

2)实验室与休息、办公区应有相应的物理隔断,确保实验室和休息、办公区不能有交叉污染。

3)实验室应配备满足要求的生物安全柜。

4)适用时,应限定在某个工作区域专门使用的物品如防护服、移液器、离心管等。

5)检测样品中的霉菌时,要有适当的措施控制孢子在空气中的扩散。

不同的功能区域应有清楚的标识。实验室应正确使用与检测活动生物安全等级相对应的生物危害标识。实验室应对授权进入的人员采取严格控制,并明确以下内容:

1)特殊区域的特定用途。

2)特殊工作区域的限制措施。

3)采取这些限制措施的原因。

【具体操作】

(1)办公室与办公设施及实验室分区管理,应能满足所从事检验工作的需要,同时,满足中华人民共和国卫生行业标准(WS233 - 2017)《病原微生物实验室生物安全通用准则》、中华人民共和国国家标准 GB19489 - 2008《实验室生物安全通用要求》,以及《医学生物安全二级实验室建筑技术标准》(T/CECS 662 - 2020)的相关要求。

(2)检验人员不得将在病原微生物实验室穿戴和使用的工作服或个人防护用品带入办公室等洁净区。

(3)实验室宜为病原微生物实验室检验人员配备不同颜色或有显著区别标识的 2 套工作服,以满足检验人员在实验室不同清洁区域活动的实际工作需求。

【注意事项】

在病原微生物实验室使用后的工作服,不得与检验人员的个人物品一起存放。

三、患者样品采集设施(条款号:5.2.5)

【基本要求】

受检者样品采集设施应将接待/等候和采集区分隔开。同时,实验室的样品采集设施也应满足国家法律法规或者医院伦理委员会对受检者隐私保护的要求。

【具体操作】

受检者样品采集设施,应满足《医学生物安全二级实验室建筑技术标准》(T/CECS 662 - 2020)的相关要求,采样人员应严格遵守《中华人民共和国医务人员医德规范及实施办法》中关于保护受检者隐私的相关要求。

【注意事项】

女性生殖道分泌物等特殊样品,应由具有相应医师资格的人员采集,并按照相关规定,至少需有1名护士同时在现场协助。

四、设施维护和环境条件(条款号:5.2.6)

【基本要求】

应依据所用分析设备和实验过程的要求,制定环境温湿度控制要求并记录。应有温湿度失控时的处理措施并记录。

必要时,实验室可配置不间断电源和(或)双路电源以保证关键设备(如需要控制温度和连续监测的分析仪、培养箱、冰箱等)的正常工作。

【具体操作】

(1)实验室制定的环境温湿度控制要求,应能够满足实验室内所有仪器设备对温度和湿度的管理要求,且要重点关注检测质量受环境温度和湿度影响较大的仪器设备。

(2)实验室应每日监控、记录环境温湿度,可以采用手工记录或温湿度控制自动化数据采集系统,并保留完整温湿度记录。

(3)当实验室环境的温湿度失控时,实验室应采取必要纠正措施,如,开启空调/加湿器/除湿器等相应应急设备,尽快使实验室环境满足实验需求,并做好完整记录。

(4)对需要连续控制温度或连续监测细菌生长曲线的仪器设备,如,自动化微生物鉴定和药敏试验分析系统、自动化血培养系统、各种培养箱和冰箱等,实验室应配置不间断电源和(或)双路电源以保证关键设备正常工作。需要24小时连续运行的检测设备,应记录开机和关机的时间。

【注意事项】

测定环境温湿度的温湿度计,每年应进行设备校准,校准的技术参数应能满足温湿度计实际应用的量程。

五、实验室生物安全管理(条款号:5.2.7)

【基本要求】

凡是实验操作卫生部文件《人间传染的病原微生物名录》内规定的生物危害第三、四类的致病微生物或少量第二类致病微生物(仅为样品检测)的临床实验室为二级病原微生物实验室(BSL-2),其实验室所用设施、设备和材料、生物安全管理和实验操作均应符合《实验室生物安全通用要求》和《病原微生物实验室生物安全通用准则》中关于二级生物安全实验室的相关标准和要求。

进入实验室要穿工作服,不允许穿着工作服到实验室以外的地方。

微生物实验室应列明可能存在的危险因子的清单,以便在意外事故发生后能将详细信息及时提供给医生。

实验室应有妥善处理废弃样品和废弃物(包括废弃培养物)的设施和制度。

实验室应制定临床微生物实验室内生物安全事故的处理程序。

生物安全事故(包括生物危险物质溢洒)要立即进行处置,并评价是否对人员、环境、设施和客户等造成危害,是否对检测结果和客户造成影响。

【具体操作】

(1) 凡是实验操作卫生部文件《人间传染的病原微生物名录》内规定的生物危害第三、四类的致病微生物或少量第二类致病微生物(仅为样品检测)的临床实验室为二级病原微生物实验室(BSL‐2),其实验室所用设施、设备和材料、生物安全管理和实验操作均应符合《实验室生物安全通用要求》和《病原微生物实验室生物安全通用准则》中关于二级生物安全实验室的相关标准和要求。

(2) 进入实验室要穿工作服,不允许穿着病原微生物实验室工作服到实验室以外的地方。

(3) 微生物实验室应列明可能存在的危险因子的清单,以便在意外事故发生后能将详细信息及时提供给医生。

(4) 实验室应有妥善处理废弃样品和废弃物(包括废弃培养物)的设施和制度。

(5) 实验室应制定临床微生物实验室内生物安全事故的处理程序。

(6) 生物安全事故(包括生物危险物质溢洒)要立即进行处置,并评价是否对人员、环境、设施和客户等造成危害,是否对检测结果和客户造成影响。

【注意事项】

(1) 临床微生物实验室在启用前须向所在地的卫生主管部门指定的机构进行二级病原微生物实验室备案。

(2) 实验室新增检验项目时,应及时按照《病原微生物实验室生物安全通用准则(WS233‐2017)》的要求,针对相应检验项目可能涉及的生物安全风险开展生物危害评估,并及时更新《生物安全手册》中相关内容。

第三节　实验室设备、试剂和耗材(条款号：5.3)

一、实验室设备、试剂和耗材总则(条款号：5.3.1.1)

【基本要求】

实验室设备配置实验室应配备满足检测工作要求的仪器设备,如生物安全柜、培养箱、水浴锅、冰箱、均质器、显微镜等。其中,生物安全柜的类型和安装应满足工作要求;培养箱的数量和种类(如特殊温度范围和气体要求)、冰箱应满足诊断需要;无菌体液的显微镜检查应配备细胞离心机。临床微生物实验室根据实验需要配备包括必要通用基础设备和专用基本检测设备。

临床微生物实验室根据实验需要配备必要通用基础设备：

（1）普通孵育箱（28℃、35℃至少各1台）。

（2）冰箱（4℃）。

（3）二氧化碳孵育箱（35℃）。

（4）离心机（做结核分枝杆菌检验的离心机转子应该带有防气溶胶的密封盖）。

（5）高压蒸汽灭菌锅。

（6）Ⅱ级（含二级）以上生物安全柜。

（7）个人防护材料如隔离衣、防护口罩帽子等。

（8）样品转运箱（符合生物安全要求，带扣防渗漏，箱内有样品支架）。

临床微生物实验室根据实验需要配备专用基本检测设备：

（1）细菌/药敏鉴定系统（半自动或全自动鉴定/药敏仪，也可使用手工的鉴定系统）。

（2）血培养仪（也可使用人工判读的血培养瓶）。

（3）厌氧培养系统［如开展此项目（包括开展厌氧血培养）；厌氧培养系统包括厌氧手套箱或厌氧抽气换气系统或厌氧罐/袋，厌氧袋为一次性使用］。

（4）光学显微镜（物镜要配备低倍、高倍、油镜）。

【具体操作】

（1）孵育箱配置应满足相应检验项目需求：真菌培养（28℃普通孵育箱）、普通培养和K-B法药敏试验（35℃普通孵育箱）、苛养菌培养（35℃，5%～10% CO_2孵育箱）和结核分枝杆菌培养（37℃普通孵育箱）。

（2）冰箱配置应满足固体培养基（平板）、细菌鉴定和药敏试验板条、药敏纸片暂存和增菌培养基储存等需要（2～8℃），以及药敏纸片和标准菌株储存需要（-20℃，-70℃，必要时）。

（3）实验室开展需浓缩样品的涂片镜检，样品浓缩制备涂片过程应使用细胞离心机，且做结核分枝杆菌检验的离心机转子应该带有防气溶胶的密封盖。

（4）实验室应配置高压蒸汽灭菌锅，且其容积应满足实际工作需求，并由具有特种设备上岗证的人员操作。

（5）实验室应配置Ⅱ级（含二级）以上生物安全柜。生物安全柜应定期维护保养，Ⅱ-A级生物安全柜，每2年应核查高效过滤膜的完整性和有效性；Ⅱ-B级生物安全柜在安装时应设有专用气体外排管道，确保Ⅱ-B级生物安全柜全排功能。

（6）实验室配置的个人防护设备，至少包括防护服、隔离衣、防护口罩（外科口罩及N95口罩）、帽子等。必要时，应配备完整的三级个人防护设备。

（7）微生物检验样品转运箱应符合生物安全相关要求，带扣防渗漏，箱内有样品支架；疑含有高致病性病原微生物的样品，应置可转运A类病原微生物或B类病原微生物的专用转运箱内转运。

（8）实验室不得采用样品弹射转运系统转运临床微生物检验样品。

（9）实验室应配备细菌鉴定/药敏试验基础设备,可以为自动化细菌鉴定/药敏试验系统,质谱鉴定系统,分子生物学方法鉴定/药敏试验系统,也可使用手工鉴定/药敏试验技术。

（10）实验室应配自动化血培养系统。基层实验室,可使用人工判读的血培养瓶,但实验室必须保证每一个血培养瓶都经过盲转,通过接种平板并培养后,才能最终判断血培养是否有病原菌生长,以防止漏检。

（11）开展血培养的实验室,应建立厌氧培养系统或与能够常规开展厌氧培养检验的实验室签订委托检验协议。厌氧培养系统,可采用厌氧手套箱、厌氧抽气换气系统、厌氧罐或厌氧袋(厌氧袋为一次性使用)。

（12）实验室开展微生物形态学检验,应配置具有镜检基本功能的光学显微镜,且物镜要配备低倍、高倍、油镜。采用荧光技术开展病原菌检查的实验室,还应该配备相应荧光显微镜。

【注意事项】

新进仪器设备在正式使用前,除了要完成仪器的性能验证(必要时),还需要完成仪器设备的校准。

二、设备使用说明(条款号: 5.3.1.3)

【基本要求】

主要检验仪器设备应由经过培训并授权的人员操作。设备使用和维护的最新版说明书(包括设备制造商提供的有关手册)应便于合适的实验室有关人员取用。

【具体操作】

（1）自动化细菌/真菌鉴定和药敏试验系统,自动化微生物质谱鉴定系统,基于分子生物学技术的细菌/真菌鉴定系统(含高通量测序系统),基于分子生物学技术的药敏试验系统(如 GeneXpert),微生物动态检测系统,自动化血培养系统等主要检验仪器设备,应由设备生产厂商授权的工程师提供专业培训,经现场操作考核合格后,由所在实验室负责人授权检验人员操作。

（2）实验室应将设备使用和维护的最新版说明书(包括设备制造商提供的有关手册、软件)作为实验室的受控文件管理,并存放于实验室内,以便于检验人员随时取用。

【注意事项】

实验室应保存主要检验仪器设备操作人员的培训证书。

三、设备校准和计量学溯源 (条款号: 5.3.1.4)

【基本要求】

实验室应配备正确进行检测和(或)校准(包括抽样、物品制备、数据处理与分析)所要求的所有抽样、测量和检测设备。当实验室需要使用永久控制之外的设备时,应确保满足本规范(如性能验证、比对实验等,并有记录)。

用于检测、校准和抽样的设备及其软件应达到要求的准确度,并符合检测和(或)校准相应的规范要求。对结果有重要影响的仪器的关键量或值,应制定校准计划。设备(包括用于抽样的设备)在投入服务前应进行校准或核查,以证实其能够满足实验室的规范要求和相应的标准规范。设备在使用前应进行核查和(或)校准。

(1)自动化鉴定仪、血培养仪的校准应满足制造商建议。

(2)每 6 个月进行检定或校准的设备至少应包括浊度仪。

(3)每 12 个月进行检定或校准的设备包括但不仅限于以下内容:生物安全柜(高效过滤器、气流、负压等参数)、CO_2 浓度检测仪、细胞离心机、压力灭菌器、游标卡尺、培养箱、温度计、移液器、微量滴定管或自动分配器。

(4)应保存仪器功能监测记录的设备包括但不限于以下内容:温度依赖设施(冰箱、培养箱、水浴箱、加热块等每日记录温度)、CO_2 培养箱(每日记录 CO_2 浓度)、超净工作台(定期做无菌试验)、压力灭菌器(至少每个灭菌包外贴化学指示胶带、内置化学指示卡,定期进行生物监测)。

【具体操作】

临床微生物实验室常用主要仪器设备的维护、校准基本要求参见表 6-1。

表 6-1　临床微生物实验室常用仪器设备的校准监控方法和频率

仪器设备名称	控制标准	允许范围	监控方法和频率	校 准 频 率
显微镜			每年或需要时	需要时
普通孵育箱	35℃	±1℃	每天观察记录温度	每年校准温度
二氧化碳孵育箱 温度 气体	 35℃ 5%~10%	 ±1℃ <10%	每天观察记录温度和 CO_2 浓度	每年校准温度和二氧化碳
冰箱 冷藏室 冷冻室	 4℃ −5℃	 ±2℃ ±1℃	每天观察记录温度	每年校准温度
低温冰箱	−20℃	±5℃	每天观察记录温度	每年校准温度
压力蒸汽灭菌器	121℃	≥121℃ 且<124℃	使用时观察并记录温度、压力,每次用化学方法测试灭菌效果,每月用生物指示剂测试灭菌效果	每年校准
厌氧罐/厌氧箱			每次用厌氧指示剂/条测试	每年校准
细菌鉴定/药敏仪			厂商每年对仪器进行维护,应及时更新升级专家系统	每年校准
微生物质谱鉴定仪			厂商每年对仪器进行维护,应及时更新升级数据库	每年校准
自动化血培养仪			每年请厂商对仪器进行维护	每年校准
生物安全柜			每天记录使用时间、关键技术参数	每年校准
超净工作台			定期做无菌测试	每年校准

（续表）

仪器设备名称	控制标准	允许范围	监控方法和频率	校准频率
浊度仪			定期对仪器进行维护	每半年校准
细胞离心机			定期对仪器进行维护	每年校准
游标卡尺			每次使用后进行维护	每年校准
移液器			每次使用后进行维护	每年校准

【注意事项】

实验室在进行设备校准时，还需满足下列要求：

（1）仪器设备的首次校准，应在新进仪器设备正式启用前完成。仪器设备正式启用的判断依据，为该仪器设备参与的检测结果是否已经向临床发放了检验报告。

（2）仪器设备校准的频次要求，应在满足国家行业标准和质量管理规范要求的前提下，参照仪器设备生产厂商的建议。

（3）仪器设备校准的技术参数设定，应满足国家行业标准和质量管理规范要求，并满足仪器设备在实际检验过程中的技术要求和使用量程。

（4）仪器设备校准的机构，应为具有该仪器设备校准资质的计量院，或该仪器设备的生产商，或经中国合格评定国家认可委员会（CNAS）认可的具备该设备校准资质的第三方检测机构。

（5）从事仪器设备校准的人员，应为具有该仪器设备校准资质的专业技术人员，或经该仪器设备生产商授权的专业技术人员/工程师。

（6）仪器设备的校准报告，应附有在本次校准中所测得的该仪器设备关键技术参数的相关原始数据；校准结果的判读，应关注关键技术参数的设定值/校准点与实测值之间的误差，是否满足国家卫生行业标准或质量管理规范的要求，并同时满足该仪器设备在本实验室实际检验过程中的技术要求和使用量程。

（7）实验室负责人应对设备校准证书进行审核并对校准结果确认/签字，对产生的校准因子进行适当处理。如仪器设备的校准结果，其关键技术参数不能满足相应技术要求，实验室应及时申请对仪器设备进行维修，并在维修后再次进行设备校准，校准合格后才能使用。

（8）实验室应在仪器设备铭牌上标识设备校准状态，至少包括本次校准日期，下次校准日期；设备校准的有效期，应同时满足国家行业标准、质量管理规范及设备生产商的要求。

四、设备维护与维修（条款号：5.3.1.5）

【基本要求】

实验室应具有安全处置、运输、存放、使用和有计划维护测量设备的程序，以确保其功能正常并防止污染或性能退化。检测和校准设备包括硬件和软件应得到保护，以避免发生致使检测和(或)校准结果失效的调整。

应制定预防性维护计划并记录的设备包括但不限于以下内容：生物安全柜、CO_2培养箱、自动化鉴定仪、血培养仪、压力灭菌器、超净工作台、显微镜和离心机。

当需要利用期间核查以保持设备校准状态的可信度时，应按照规定的程序进行。当校准产生了一组校准因子时，实验室应有程序确保其所有备份(例如计算机软件中的备份)得到正确更新和正确使用。

【具体操作】

(1)实验室应制定检测设备的预防性维护计划，如日保养(必要时)、周保养和月保养计划，明确设备维护具体内容和程序，如外部擦拭、清洁消毒、工程师检修等，以确保其功能正常并防止污染或性能退化。

(2)实验室需记录主要仪器设备实施预防性维护计划的内容，包括但不限于以下设备：生物安全柜、CO_2培养箱、自动化鉴定仪、血培养仪、压力灭菌器、超净工作台、显微镜和离心机。

(3)实验室应制定实验室内部的设备期间核查计划并实施，确保校准合格后的设备能够维持正常工作状，并记录设备运行情况。当校准产生了一组校准因子时，实验室应有程序确保其所有备份得到正确更新和正确使用。

【注意事项】

实验室制定的检测设备预防性维护计划和设备期间核查计划，应涵盖在实验室固定场所以外使用的检测设备和程序。

五、设备不良事件报告(条款号：5.3.1.6)

【基本要求】

曾经过载或处置不当、给出可疑结果，或已显示出缺陷、超出规定限度的设备，均应停止使用。这些设备应予隔离以防误用，或加贴标签、标记以清晰表明该设备已停用，直至修复并通过校准或检测表明能正常工作为止。实验室应核查这些缺陷或偏离规定极限对先前的检测和(或)校准的影响，并执行"不符合工作控制"程序。

【具体操作】

(1)实验室应有文件描述本实验室可能遇到的设备不良事件的具体情形，如，超出实验室规定的极端温湿度环境，试剂过期，设备内部光电池疲劳，光源/线路老化，专家系统软件未及时更新，UPS老化，实验室电压过高/过低等，使实验室设备不良事件报告的描述更准确，不良事件预防及"不符合工作控制程序"具有可执行性。

(2)实验室应在仪器设备铭牌中明确描述设备的实际运行状态。如"正常运行""暂停使用""设备维修""设备报废"等，以防误用；涉及实验室设备的不良事件，设备维修/维护后需经过重新校准。

(3)实验室在填写设备不良事件报告时，应根据设备不良事件的性质和发生原因，核查和评估不良事件对先前检测结果的影响,并执行"不符合工作控制程序"。

【注意事项】

设备不良事件如果涉及电源线路、插座或 UPS 老化,以及电压过高或过低,检验人员不得随意变更实验室电源线路的设计,需请专业电工检修,注意实验室用电安全。

六、设备记录(条款号:5.3.1.7)

【基本要求】

用于检测和校准并对结果有影响的每一设备及其软件,如可能,均应加以唯一性标识。实验室控制下的需校准的所有设备,只要可行,应使用标签、编码或其他标识表明其校准状态,包括上次校准的日期、再校准或失效日期。

应保存对检测和(或)校准具有重要影响的每一设备及其软件的记录。该记录包括但不限于以下内容:

(1) 设备及其软件的识别。

(2) 制造商名称、型式标识、系列号或其他唯一性标识。

(3) 对设备是否符合规范的核查。

(4) 当前的位置(如果适用)。

(5) 制造商的说明书(如果有),或指明其存放地点。

(6) 所有校准报告和证书的日期、结果及复印件,设备调整、验收准则和下次校准预定日期。

(7) 设备维护计划,以及已进行的维护(适当时)。

(8) 设备的任何损坏、故障、改装或修理。

【具体操作】

(1) 实验室应设置设备管理员岗位,由专人对设备进行日常管理,每一设备及其软件的均应加以唯一性标识/编号,建立完整的设备管理档案,包括但不限于条款号:5.3.1.7[基本要求]相关内容。

(2) 按照条款号:5.3.1.7 的要求,及时记录并保存对检测结果具有重要影响的每一设备(含软件)的使用记录,定期报实验室负责人签字确认。

【注意事项】

实验室可以采用纸质或电子文档形式,建立设备管理档案及设备使用记录。同时,电子文档形式的设备管理档案和设备使用记录应按照受控文件管理。

七、试剂和耗材的验收试验(条款号:5.3.2.3)

【基本要求】

实验室应建立和保持有效的适合试验范围的培养基(试剂)验收程序。该程序包括对即用型培养基、商品化脱水合成培养基(包括完全培养基和需添加补充物的基础培养基)

进行评估的方式和储存的规定、拒收的标准等。实验室应保留生产厂商提供的培养基质量测试报告。要求厂商在培养基任何配方的改变时应及时告知实验室。

对于关键培养基和试剂,要求进行技术性验收,可参考 ISO/TS 11133 或 SN/T1538《培养基制备指南》。当有足够数据证明其可信性时,验收的技术性指标可以减少。实验室不得使用不符合要求的培养基和试剂。实验室应有关键培养基(试剂)的批号、入库日期、开启日期等的记录。

针对即用型培养基、商品化脱水合成培养基,对每批培养基除用标准菌株进行测试验收,适用时,用人工污染实际样品进行检测,以更好地验证培养基的适用性;含有指示剂或选择剂的培养基,应使用能证明其指示或选择作用的菌株进行试验。

1)新批号及每一货次试剂和耗材,如吲哚试剂,杆菌肽,奥普托辛,X、V、XV 因子纸片等应使用阴性和阳性质控物进行验证。

2)新批号及每一货次的药敏试验纸片使用前应以标准菌株进行验证。

3)新批号及每一货次的染色剂(革兰染色、特殊染色和荧光染色)应用已知阳性和阴性(适用时)的质控菌株进行验证。

4)新批号及每一货次直接抗原检测试剂(无论是否含内质控)应用阴性和阳性外质控进行验证。

5)培养基外观良好(平滑、水分适宜、无污染、适当的颜色和厚度,试管培养基湿度适宜),新批号及每一货次的商品或自配培养基应检测相应的性能,包括无菌试验、生长试验或与旧批号平行试验、生长抑制试验(适用时)、生化反应(适用时)等,应以质控菌株进行验证。

6)一次性定量接种环每批次应抽样验证。

【具体操作】

(1)实验室应建立关键培养基和试剂进出库台账,包括品名、批号、存量、入库日期、动态使用等记录,并根据培养基和试剂的实际使用量,合理调整培养基和试剂的库存量,以免培养基和试剂过期而造成浪费。

(2)实验室应建立和保持有效的适合试验范围的即用型培养基、商品化脱水合成培养基(试剂)技术性验收程序,满足 5.3.2.3 条款 a)至 e)的技术要求,并保留生产厂商提供的培养基质量测试报告和实验室所做的技术性验收记录。

(3)实验室不得使用过期或技术性验收不符合要求的培养基和试剂。

(4)实验室常用培养基技术性验收所用标准菌株及基本要求见表 6-2。

表 6-2　常用培养基的技术性验收基本要求

培养基名称	质控菌株 ATCC	验 收 标 准
血平板	金黄色葡萄球菌 25923 化脓性链球菌 19615 肺炎链球菌 6305 大肠埃希菌 25922	中度到大量生长 生长,β-溶血 生长,α-溶血 生长

培养基名称	质控菌株 ATCC	验 收 标 准
巧克力平板	流感嗜血杆菌 10211 脑膜炎奈瑟菌 13090 淋病奈瑟菌 43096	生长 生长 生长
伊红亚甲蓝平板	鼠伤寒沙门菌 14028 大肠埃希菌 25922 粪肠球菌 29212	生长,无色到琥珀色菌落 生长,蓝黑菌落,金属光泽 部分抑制
麦康凯平板	大肠埃希菌 25922 奇异变形杆菌 12453 鼠伤寒沙门菌 14028 粪肠球菌 29212	生长,红色菌落 生长,无色菌落,迁徙现象部分抑制 生长,无色菌落 部分抑制
SS 平板	鼠伤寒沙门菌 14028 福氏志贺菌 12022 粪肠球菌 29212 大肠埃希菌 25922	生长,无色菌落,有或无黑心 生长,无色菌落 全部抑制 部分或全部抑制
TCBS 平板	霍乱弧菌 9459 副溶血弧菌 17802 大肠埃希菌 25922	生长,黄色菌落 生长,蓝色菌落 部分或全部抑制
营养琼脂平板	福氏志贺菌 12022	中度到大量生长
沙保弱平板	白色念珠菌 10231 大肠埃希菌 25922	生长 部分或全部抑制
罗氏培养基	结核分枝杆菌 H37Ra25177 大肠埃希菌 25922	生长 部分或全部抑制
淋病选择性培养基	淋病奈瑟菌 43096 奇异变形杆菌 43071 表皮葡萄球菌 12228	生长 部分抑制 部分抑制

【注意事项】

实验室应将关键培养基和试剂的技术性验收纳入实验室室内质量控制的日常管理。

八、试剂和耗材的记录(条款号:5.3.2.7)

【基本要求】

对实验室自制的培养基即实验室制备各别成分培养基,实验室应有培养基质量控制程序。应有在培养基的配制过程中避免接触性和吸入性危害的措施。质量控制程序包括培养基的性能测试、实验室内部的配制规范等,以监控基础材料的质量,目的是保证培养基验收合格,确保不同时期制备的培养基性能的一致性和符合检测的要求。各种培养基(试剂)的制备过程应有记录,包括但不仅限于以下内容:

(1)培养基(试剂)名称和类型。

(2)配制日期和配制人员。

(3)培养基(试剂)的体积。

(4)分装体积。

(5)成分及其含量、制造商、批号。

（6）最初和最终 pH（适用时）。

（7）无菌措施，包括实施的方式、时间和温度（适用时）。

实验室必须保存有满足试验需要的标准菌种/菌株（标准培养物），除检测方法（如药物敏感试验、抗菌性能测试）中规定的菌种外，还应包括应用于培养基（试剂）验收/质量控制、方法确认/证实、阳性对照、阴性对照、人员培训考核和结果质量的保证等所需的菌株。实验室应有程序和措施以保证标准菌种/菌株的安全，防止污染、丢失或损坏，确保其完整性。

标准菌种必须从认可的菌种或样品收集途径获得。实验室应有文件化的程序管理标准菌种（原始标准菌种、标准储备菌株和工作菌株），涵盖菌种申购、保管、领用、使用、传代、存储等诸方面，确保溯源性和稳定性。该程序应包括：

（1）保存菌株应制备成储备菌株和工作菌株。标准储备菌株应在规定的时间转种传代，并做确认试验，包括存活性、纯度、实验室中所需要的关键特征指标，实验室必须加以记录并予以保存。

（2）每一支标准菌种都应以适当的标签、标记或其他标识方式来表示其名称、菌种号、接种日期和所传代数。

（3）记录中还应包括（但不限于）以下内容：从原始菌种传代到工作用菌种的代数；菌种生长的培养基及孵育条件；菌种生存条件。

所有的标准菌种从原始标准菌种到储备菌株和工作菌株传代培养次数原则上不得超过 5 次，除非标准方法中有明确要求，或实验室能够证明其相关特性没有改变。

样品菌株取样应由经过培训合格的人员进行。对于有完整包装的样品，尽可能整件抽取，减少操作过程，避免污染。对于无完整包装或需要打开包装抽取的样品，要求无菌取样，监控并记录需要控制的因素包括相关的环境条件如采样时间、采样点的环境状况等。

运输和储存应在一定的条件下（如合适的冷藏或冰冻），以保持样品的完整。监测条件并保存记录。如果条件合适，应有从取样到送达检测实验室的运输和储存的详细的责任档案。样品的检测要尽可能在取样之后及时进行，并且要符合相关标准。

建立样品的标识系统，确保样品在传递过程中不会对测试结果造成影响、不会混淆和误用，保护样品的完整性及实验室与客户的利益。样品标识系统中应包括样品检测过程中涉及的增菌液和培养皿等的标识规定，确保在容器上和培养皿上等的标记要安全可见并可追溯。

样品储存和运输过程中诸如温度、持续时间等因素对微生物定量检测的结果会有影响，实验室应核查并记录所接受样品的状态。

（1）样品贮存设备应足够保存所有的试验样品，并具备保持样品完整性和不会改变其性状的条件。在试验样品需要低温保存时，冷冻冷藏设备必须有足够的容量和满足样品保存所要求的条件。

（2）致病菌检测项目的结果报告发出后，方能处理剩余的微生物样品，并满足实验室对样品保存的规定要求。检出致病菌的样品以及疑似病原微生物污染的样品应经过无害化处理。

【具体操作】

（1）实验室自制的培养基，应有培养基制备程序和质量控制程序。其中，质量控制程序可参照"条款号：5.3.2.3 试剂和耗材的验收试验"中关键培养基的技术性验收要求。

（2）实验室应保留培养基制备原始记录和质量控制记录，并满足条款号：5.3.2.7 的要求。

（3）实验室必须保存满足检测方法、培养基（试剂）验收/质量控制、方法确认/证实、阳性对照、阴性对照、人员培训考核和结果质量保证等所需的标准菌株。

（4）实验室应有程序和措施以保证标准菌种/菌株的安全，防止污染、丢失或损坏，确保其完整性和稳定性。

（5）实验室应具备标准菌株短期保存的基本条件，如配置满足"双人双锁"要求的 −20℃ 和（或）−70℃ 冰箱/冰柜，并保证所存储标准菌种的溯源性，应从被认可的菌种或样品收集途径获得。

（6）实验室应有文件化的程序管理标准菌种，满足条款号：5.3.2.7 相关技术要求，能够涵盖菌种申购、保管、领用、使用、传代、存储等诸方面，确保溯源性和稳定性，所有的标准菌种从原始标准菌种到储备菌株和工作菌株传代培养次数原则上不得超过 5 次，并保存实验室内传代和保存的完整记录。

【注意事项】

实验室必须严格遵守国家和地方对Ⅱ级生物安全实验室（BSL‐2）管理的相关要求，临床实验室不得存储高致病性病原微生物（包括标准菌株）。

保存标准菌株的实验室，应严格遵守《病原微生物实验室生物安全通用准则（WS233‐2017）》的要求，对实验室储存的标准菌株，采取"双人双锁"、领用审核等严格管理和控制措施。

第四节　检验前过程（条款号：5.4）

一、检验前过程（条款号：5.3.2.3）

【基本要求】

检验申请单应包括临床诊断，必要时说明感染类型和（或）目标微生物，宜提供抗菌药物使用信息。

【具体操作】

微生物检验申请单应包括受检者的临床诊断信息，必要时说明感染类型和（或）目标微生物,即提出明确的检验需求,如细菌涂片镜检/培养＋药敏试验、真菌镜检/培养＋药敏试验、支原体培养＋药敏试验或衣原体抗原检测等,长期住院患者(如 ICU 危重患者)宜提供抗菌药物使用信息。

【注意事项】

在样品接收过程中,实验室不得因检验申请单缺少受检者临床诊断信息或抗菌药物使用信息而拒收样品,特别是可能携带对温度或湿度敏感的病原微生物、需要快速送检的临床样品,如脑脊液、生殖道分泌物等,此类样品如未能及时检验,可能会直接影响检验结果的准确性。实验室应在样品接收并妥善处理后,及时与临床沟通,并补充相关信息。

二、采集前活动的指导(条款号: 5.4.4.2)

【基本要求】

样品的收集、运输、储存、处理、销毁等按照上海市病原微生物菌(毒)种或样品运输及保存规范的相关规定。

收到样品后记录验收时间和接种时间,原则上应在 2 小时内作相应处理,暂时不能处理的应按规定贮存。

【具体操作】

(1) 实验室制定的样品采集及转运程序,应满足中华人民共和国卫生行业标准《临床微生物学检验标本的采集和转运(WS/T 640－2018)》的基本要求。

(2) 实验室收到样品后,记录验收时间和接种时间,原则上应在 2 小时内作相应处理。暂时不能处理的样品,应根据不同样品类型和检验目的,选择合适的贮存条件短暂储存。如,尿液培养的样品可在 4℃ 短暂保存,粪便培养的样品应置转运培养基暂时保存。

(3) 样品的消毒及销毁,应满足中华人民共和国卫生行业标准《病原微生物实验室生物安全通用准则(WS233－2017)》的要求。

【注意事项】

临床开展血液、脑脊液或骨髓等无菌体液培养的样品,所采集的样品如已注入血培养瓶且暂时不能处理的,可将血培养瓶放室温短时保存,严禁放冰箱储存。

三、采集活动的指导(条款号: 5.4.4.3)

【基本要求】

不同部位样品的采集方法。如:明确说明并执行血培养样品采集的消毒技术、合适的样品量。诊断成人不明原因发热、血流细菌感染时宜在不同部位抽血 2 套,每套 2 瓶(需氧、厌氧各 1 瓶);儿童受检者至少做 1 套血培养(推荐做 2 套血培养);所有用于厌氧培养的样品,应根据样品的不同性状,置适宜的厌氧培养专用运送培养基内(包括厌氧血培养瓶),方可尽快送检。实验室应组织厌氧培养样品采集专门培训,确保样品采集或置入厌氧培养专用运送培养基时,不得破坏运送培养基(包括厌氧血培养瓶)的厌氧环境,并有培训及考核记录。痰样品直接显微镜检查找抗酸杆菌或结核分枝杆菌培养,应送检三份痰样品;最好至少连续 3 日,采集每日清晨第一口痰。

【具体操作】

(1) 实验室应建立样品采集手册,规定不同部位样品的采集方法,说明各种样品采集的消毒技术(如果需要)及合适的样品量。

(2) 诊断成人不明原因发热、血流细菌感染时,宜在临床使用抗生素前,在不同部位抽血 2 套,每套 2 瓶(需氧、厌氧各 1 瓶);儿童受检者至少做 1 套血培养(推荐做 2 套血培养);采血时,注意先采需氧瓶,再采集厌氧瓶。

(3) 所有用于厌氧培养的样品,应根据样品的不同性状,置适宜的厌氧培养专用运送培养基内(包括厌氧血培养瓶),方可尽快送检。

(4) 实验室应及时更新样品采集手册,以满足国家卫生行业标准的最新要求,并及时组织样品采集人员进行培训,并保留培训和考核记录。

(5) 实验室应组织厌氧培养样品采集专门培训,确保样品采集或置入厌氧培养专用运送培养基时,不得破坏运送培养基(包括厌氧血培养瓶)的厌氧环境,以提高厌氧菌的检出率。

(6) 痰样品直接显微镜检查找抗酸杆菌或结核分枝杆菌培养,应连续 3 日、每日送检 1 份痰样品,推荐送检清晨第一口痰。

【注意事项】

直接显微镜检查找抗酸杆菌或结核分枝杆菌培养阳性时,应按照危急值的相关要求及时报告临床,并作为法定传染病上报当地疾病预防和控制中心。

四、样品运送(条款号:5.4.5)

【基本要求】

明确规定需要尽快运送的样品,延迟运送时,有样品适宜的保存方法。采用合适的运送培养基;采用安全运送样品的方法(如密封容器、无样品外漏等)。

【具体操作】

(1) 实验室宜根据实际开展的检验项目所涉及的样品类型,编写临床常见样品类型清单,并参照《全国临床检验操作规程》,明确不同类型样品中常见的病原微生物种类。

(2) 实验室应根据不同类型样品的理化形状、正常菌群等因素,就样品采集后的存放时间及存放条件对样品中病原菌检出率的影响进行评估。

(3) 根据样品采集后的存放时间及存放条件等因素对样品中病原菌检出率影响程度的评估结果,明确规定需要尽快运送的样品,并根据需要选择合适的运送培养基。

(4) 实验室制定的样品转运程序,应满足中华人民共和国卫生行业标准《临床微生物学检验标本的采集和转运(WS/T 640 - 2018)》的基本要求。

【注意事项】

怀疑含有高致病性病原微生物的临床样品或分离菌株的转运,应按照国务院的要求提出转运申请,并满足《中华人民共和国生物安全法》及中华人民共和国卫生部令(第45号)《可感染人类的高致病性病原微生物菌(毒)种或样本运输管理规定》的相关要求。

严禁采用各种快速弹射系统转运微生物检验样品,以免造成容器破裂或样品洒溢,带来实验室生物安全风险。

五、样品接收(条款号:5.4.6)

【基本要求】

应制定样品接收标准,如无肉眼可见的渗漏、合适的样品类型/量、正确的保存、预防拭子干燥、适当的运送培养基等;宜评估样品的质量并反馈评估结果(如血培养样品的血量、套数、污染率等),痰样品检验前需做痰的质量检查。不合格的样品(如痰样品等)宜尽快通知医生、护士或受检者(门诊),以便重新采集。

【具体操作】

(1)实验室应制定文件化的样品接收标准,并作为样品采集和转运的标准化操作程序,在实验室内进行培训。

(2)实验室应能够提供样品接收的记录,定期评估样品的质量并向临床反馈样品质量评估结果。

(3)痰培养的样品,检验前需做痰的质量检查,包括痰液的外观和显微镜检测,并应通过检验报告向临床报告质量检查结果。

(4)实验室收到的所有不合格的样品,宜尽快通知医生、护士或受检者(门诊),以便及时重新采集送检。

【注意事项】

实验室制定的样品接收标准,应同时满足中华人民共和国卫生行业标准《临床微生物学检验标本的采集和转运(WS/T 640-2018)》的基本要求。

第五节 检验过程(条款号:5.5)

一、检验程序验证(条款号:5.5.1.2)

【基本要求】

新的鉴定系统使用前,应查阅已发表的完整、科学的系统评估文献作为性能验证的初级证据,再按优先顺序依次选择标准菌株、质控菌株或其他已知菌株对商业鉴定系统(包括自动、半自动、手工)每种板(条/卡/管)的鉴定/药敏结果的符合性进行验证。在进行方法证实时,样品的选择最好采用自然污染样品或人为添加目标微生物的样品进行方法证实试验。当有几种方法可供选择,或标准化方法提供多种可选程序时,实验室应有相应选择规定。

在微生物鉴定系统常规应用前,实验室应对检验系统进行独立验证。验证的性能指标,应与检验结果的预期用途相关,满足但不限于以下内容:

(1) 需要进行确认与验证的微生物鉴定系统,包括传统生化鉴定系统、质谱鉴定系统、分子生物学鉴定系统(或其衍生方法)等。

(2) 菌株按优先顺序,依次选择标准菌株、质控菌株或其他已知菌株,试验应覆盖实验室使用的全部卡片种类和(或)方法。

(3) 菌株种类选择范围应参照厂商说明书,覆盖革兰阳性和革兰阴性非苛养菌、苛养菌、厌氧菌、念珠菌、隐球菌等,每种类型应至少 1 株,总体不少于 20 株。

(4) 一般要求鉴定至种水平,特殊微生物(如棒状杆菌、厌氧菌、芽孢杆菌)可鉴定到属。

(5) 标准/质控菌株符合率应为 100%,临床菌株的符合率应在 90% 以上。

【具体操作】

(1) 新的鉴定系统使用前,在设计性能验证实验时,实验室首先应参照鉴定系统生产商提供的仪器使用说明书中所提出的质量控制要求,对鉴定系统的关键技术参数和配套试剂、耗材进行全面性能验证。同时,满足相关国家卫生行业标准和质量管理规范的要求(如果有)。

(2) 实验室在开展微生物鉴定系统性能验证实验时,应按优先顺序依次选择标准菌株、质控菌株、其他具有良好溯源性的已知菌株(含临床分离菌株),对商业鉴定系统(包括自动、半自动、手工)每种板(条/卡/管)的鉴定/药敏结果的符合性进行验证。

(3) 在进行方法证实时,实验室可以选择的样品包括自然污染样品/临床样品、人为添加目标微生物的样品以及临床留样再测样品,进行方法证实试验。

(4) 在微生物鉴定系统常规应用前,实验室应对检验系统进行独立验证。验证的性能指标和技术参数,应与检验结果的预期用途相关。实验室可以根据不同鉴定系统自身特点,参照 CLSI 发布的《M52 Verification of Commercial Microbial Identification and Antimicrobial Susceptibility Testing Systems》,同时满足 CNAS-GL028《临床微生物检验程序验证指南》的基本要求。

【注意事项】

临床微生物实验室需要进行性能验证的常用微生物鉴定系统,包括自动化微生物鉴定和药敏试验系统、自动化质谱鉴定系统及分子生物学鉴定系统(或其衍生方法);实验室采用 2 套或多套鉴定系统开展相同的微生物检验(涂片镜检、微生物鉴定或药敏试验)时,不同鉴定系统间尚需进行方法学比对。

二、检验程序的确认(条款号: 5.5.1.3)

【基本要求】

微生物检验非标方法的确认,可以参照 AS/NZS 4659、AOAC International Methods

Committee Guidelines for Validation of Qualitative and Quantitative Food Microbiological Official Methods of Analysis、ISO16140 或 SN/T 3266 - 2012。

【具体操作】

实验室拟建立非标准微生物检验方法时,应将新建方法与基准方法[国际标准化组织(ISO)、中国国家标准(GB)、国际分析家协会(AOAC)推荐的方法]进行比对,以确认新建方法的实用性。推荐实验室参照中华人民共和国出入境检验检疫行业标准 SN/T 3266 - 2012《食品微生物检验方法确认技术规范》,按照微生物定性检验和定量检验方法学验证技术规范,进行非标方法的方法学验证和确认。

【注意事项】

微生物检验非标方法的确认,应根据所建立的检验方法种类不同(定性检验或定量检验),分别选择相应的确认程序。

三、被测量值的测量不确定度(条款号: 5.5.1.4)

【基本要求】

适用时,检验程序验证内容宜包括精密度、线性、准确度、分析灵敏度、分析特异度、生物参考区间。通常,培养方法的性能特征不包括精密度和线性。

在微生物检测领域,某些情况下,一些检测无法从计量学和统计学角度对测量不确定度进行有效而严格的评估,这时至少应通过分析方法,考虑它们对于检测结果的重要性,列出各主要的不确定度分量,并作出合理的评估(必要时)。有时在重复性和再现性数据的基础上估算不确定度也是合适的。

【具体操作】

(1) 适用时,微生物定量检验项目,如内毒素检测,检验程序验证内容宜包括精密度、线性、准确度、分析灵敏度、分析特异度、生物参考区间。

(2) 通常,微生物培养方法和涂片镜检方法的性能特征,不包括精密度、线性及测量不确定度,必要时可以评估其重复性和再现性。

【注意事项】

基于定量分析的结果/方法出具定性检验报告的检验项目,原则上,应按照定量检测项目的数据处理方法估算被测量值的测量不确定度,如,血清内毒素测定和真菌 β - D 葡聚糖测定。

四、检验程序文件化(条款号: 5.5.3)

【基本要求】

细菌培养和鉴定程序应满足如下要求:操作规程编写应按照 WS/T227 - 2002《临床检验操作规程编写要求》等相关要求。此外还应包括(但不限于)下列内容:

（1）样品的采集、运送、接收、处理以及样品拒收标准。

（2）血培养、脑脊液的分级报告。

（3）检验流程：细菌的分离培养操作说明（包括对病原菌菌落的具体描述），包括流程图、注意事项。

（4）脑脊液培养，必须包含增菌过程；无菌体液培养，应按照《全国临床检验操作规程》（最新版）的具体要求执行。

（5）细菌鉴定。

（6）结果报告。

（7）药敏试验方法、结果判断标准、质控方法、质控范围。

（8）临床意义。

所选择的涂片、染色技术、培养基应能从样品中分离、识别相应的病原菌；鉴定方法应符合要求，如：通过血清学、革兰染色、菌落形态、生长条件、代谢反应、生化和酶活性、抗菌药物耐药性谱等特性鉴定；应有处理组织样品的能力。

应明确伤口样品培养程序，深部伤口感染应至少包括样品采集、需氧菌及厌氧菌的培养及鉴定。如果不具备厌氧培养条件，则应将样品置合格的厌氧运送系统迅速送有条件的实验室。应有适当的检测苛养菌（如：放线菌、快速生长的分枝杆菌等）的方法。

厌氧菌培养时间与样品类型、诊断有关，在第一次培养评估之前应有足够的培养时间（至少48小时）。应有合适的液体培养基及适当的鉴定方法（适用时）。

分枝杆菌样品应置密闭的防渗漏容器内；某些样品（如：尿液、脑脊液）抗酸染色应浓缩，所有样品培养前应浓缩。应以密闭试管置密封离心架内离心，还应满足但不限于以下要求：

（1）按照上海市结核病防治工作的质量要求开展结核病检验工作。

（2）新的载玻片应经过95％乙醇脱脂，检查无痕后使用。

（3）每张玻片只限涂1份样品，严禁重复使用。

（4）抗酸染色每周开展阳性/阴性质控。

（5）自制抗酸染色第一液应定期过滤清除染料沉渣。

（6）抗酸染色镜检结果采用分级报告，阳性结果应由他人复验，阴性结果可根据实际样品量进行抽查（10％～20％）。

（7）所有抗酸染色镜检片上的唯一性编号应与登记一致，至少保留3个月，定期抽查并记录。

真菌培养宜使用含和不含抗菌药物的两类培养基。经空气传播有高度感染性的真菌样品、含菌丝体的真菌应在生物安全柜内处理。若采用平皿培养，应封盖。

病毒培养时，应详细记录细胞类型、传代数、细胞来源、培养基及生长状况；应检测并记录培养基和稀释剂的无菌试验和pH；应监测细胞病变效应，以优化培养的最佳时间。应比较未经接种或接种无菌物质的单层细胞与接种临床样品的培养物。

法定传染病病原微生物的检验程序应满足包括但不限于如下要求：

（1）检验程序应至少符合国家标准或卫生行业标准。

（2）当培养过程中发现人间传染的高致病性病原微生物（依据《人间传染的病原微生物名录》）时，应按相关法规要求进行处理，或送至相应级别的生物安全实验室进行检验。

常规细菌培养和鉴定程序，实验操作还应满足但不限于下列要求：

（1）所有产生气溶胶的操作应在生物安全柜内进行，生物安全柜内避免使用明火。

（2）样品作细菌分离培养时，一块平板只限接种一份样品，初次分离用非选择性培养基的平板，直径应不小于 9 cm。

（3）中段尿细菌培养时必须定量接种作菌落计数，推荐使用移液器定量接种。

（4）下呼吸道样品做细菌培养时要求同时接种血平板、麦康凯平板（或其他弱选择性平板）、巧克力平板。

（5）应包括适宜的培养环境和足够的培养时间；用于苛氧菌分离培养的平板接种后必须放入 5%～10%二氧化碳环境。

（6）应有适当的方法和能力检测苛养菌（如肺炎链球菌、A 群链球菌、脑膜炎奈瑟菌、淋病奈瑟菌、流感嗜血杆菌、放线菌等），有临床需求的可开展厌氧菌检验。

细菌抗菌药物敏感性试验程序应满足如下要求：

（1）应制定常规药敏试验方法（纸片扩散法、琼脂稀释法、微量肉汤稀释法、E 试验或其他）的操作程序［含各类病原体和（或）样品的检测药物、质控标准、结果解释等］。

（2）抗菌药物敏感性试验方法包括纸片扩散法、稀释法（琼脂稀释法、肉汤稀释法）、浓度梯度扩散法（E 试验）或自动化仪器检测；实验室应提供与服务相适应的抗菌药物敏感性试验。

细菌培养和鉴定原始记录包括但不限于：

（1）每一份样品均要有检验过程的原始记录，原始记录至少应包括以下信息：受检者信息、样品类型、样品接收和接种时间、接种的培养基、孵育条件和时间、病原菌的涂片和菌落形态、初步的生化试验结果、病原菌鉴定的器材、药敏试验结果、检验人员等。

（2）原始记录应信息完整、字迹清晰可辨，无涂改。如需修正应采用杠改法。

【具体操作】

（1）实验室编写标准化操作规程（SOP）或作业指导书时，应按照 WS/T227－2002《临床检验操作规程编写要求》进行设计，不得遗漏标准化操作规程构成要素［条款号：5.5.31）～8)]和必要技术参数（如培养温度、气体环境、孵育时间、离心力等）。

（2）实验室所编写的标准化操作规程（SOP）或作业指导书，应与现行《全国临床检验操作规程》保持一致，并满足中华人民共和国卫生行业标准现行版本的要求（如果有）；原则上，对相同检验项目和检验方法，实验室应参照《全国临床检验操作规程》进行编写，其操作步骤不得省略或更改，否则，实验室应对改变后的操作程序进行重新验证。

（3）按照"写实验室所做，做实验室所写"的原则。有多种检验方法可选择的检验项目，实验室在编写标准化操作规程（SOP）或作业指导书时，应选择实验室实际采用的检验方法。

（4）实验室应本为实验室开展的所有检测项目（包括临床检验项目、科研检测项目及质量监测项目，如消毒效果监测等）编写标准化操作规程（SOP）或作业指导书，并满足条款号：5.5.3 的要求。

（5）实验室新建立非标准微生物检验方法，如 LDT 项目，应将新建方法与基准方法进行比对，以确认新建方法的实用性（条款号：5.5.1.3）。同时，实验室也需按照 WS/T227-2002《临床检验操作规程编写要求》，编写相应检验项目的作业指导书。

（6）标准化操作规程（SOP）或作业指导书，是开展实验室开展日常检验工作和质量控制管理的重要文件，实验室应确保检验人员在实验室获得的全部标准化操作规程（SOP）或作业指导书均是受控和有效版本。

【注意事项】

实验室应及时更新标准化操作规程（SOP）或作业指导书，确保其能够满足国家卫生行业标准和质量管理规范的最新要求。

第六节　检验结果质量保证(条款号：5.6)

一、总则（条款号：5.6.1）

【基本要求】

实验室应制订质量控制计划，对内部质量控制活动的实施内容、方式、责任人作出明确的规定；对内部质量控制活动，计划中还应给出结果评价依据。质量控制计划应尽可能覆盖实验室的所有检测项目和所有检测人员。实验室应根据工作量、人员水平、能力验证结果、外部评审等情况对质控频次做出明确规定，如：定量检测项目 6 次/年，定性检测项目 4 次/年等。在实施人员比对、设备比对和方法比对时，要选取均匀性和稳定性符合要求的样品进行。

【具体操作】

（1）实验室应制订年度质量控制计划，包括内部质量控制计划、室间质评活动计划和实验室间比对计划。

（2）实验室年度内部质量控制计划，应明确室内质控涵盖的具体项目、质控品来源、质控频次、实验内容、操作步骤（如果必要）、结果评价标准等。

（3）实验室参加室间质评活动计划，应明确参加室间质评的项目，室间质评活动组织者，室间质评频次，室间质评作业指导书，室间质评结果确认，不满意结果分析（如果有）等。

（4）实验室应制定室间年度比对计划，根据上年度参加室间质评计划所覆盖本实验室开展检验项目的实际情况，制定本年度实验室间比对计划。原则上，实验室应能够提供所有检验项目参加室间质评或室间比对的结果，且成绩合格。

（5）实验室间比对计划的组织实施：比对作业指导书、计划组织者、比对频次、样品数量、溯源性、均匀性和稳定性要求、样品转运、比对结果评价等，可参照 CNAS‐CL03‐A001《能力验证提供者认可准则在微生物领域的应用说明》。

【注意事项】

实验室在组织内部质量管理评审活动时，应核查年度质量控制计划完成情况，并及时查阅室间质评活动组织者（能力验证提供者）发布的下年度室间质评计划，关注室间质评计划中是否有项目调整，并在此基础上制定下年度的实验室间比对计划。

二、室内质量控制（条款号：5.6.2.1）

【基本要求】

细菌培养与鉴定试剂、耗材室内质量控制应满足但不限于如下要求：

（1）使用中的染色剂（革兰染色、特殊染色和荧光染色），至少每周用已知阳性和阴性（适用时）的质控菌株检测；自配的染色液，应将整个配制过程的操作步骤形成记录并保存；商品化染色液：应向生产商索取染色液鉴定的质量保证书；染色液应每周做一次质量控制（若检测频率小于每周1次，则实验当日做1次质量控制）。

（2）凝固酶、过氧化氢酶、氧化酶、β‐内酰胺酶，实验当日应做阴性和阳性质控，Optochin纸片、杆菌肽、商业头孢菌素试剂的β‐内酰胺酶试验可遵循制造商的建议，每周做1次阴性和阳性质量控制；诊断性抗血清试剂，实验当日至少应做多价血清阴性和阳性质控。定性试验试剂每次检测时应至少包括阳性和阴性质控菌株。直接抗原检测试剂，若含内质控，每一新批号需检测阳性和阴性外质控并记录。不含内质控的直接抗原检测试剂，实验当日应检测阳性和阴性质控并记录；所有试剂要有名称、浓度或滴度、存放条件、配制时间、失效期。若试剂启封，改变了有效期和储存条件，宜记录新的有效期。试剂的储存条件宜遵循生产商的建议，并在标明的有效期内使用。

（3）非培养检测项目（如细菌性阴道病唾液酸酶测定、支原体检查、衣原体检查、真菌D‐葡聚糖检测、呼吸道九联检等）的检测试验，其室内质量控制需有阴、阳性对照的质控。

（4）厌氧菌：应以有效的方法检测厌氧培养环境（如以亚甲蓝试条、厌氧菌或其他适当方法）。

（5）分枝杆菌：抗酸染色应在实验当日用适当的阴性和阳性质控验证；荧光染色应每次实验以阴性和阳性质控验证。

（6）真菌：直接染色（如抗酸染色、PAS、吉姆萨染色、墨汁染色）检查受检者样品时，应在实验当日做阴性和阳性质控（某些染色如吉姆萨染色，玻片本身作为阴性质控。KOH制备的玻片不需要质控）。

（7）病毒：连续细胞传代时应定期监测支原体污染（宜监测阴性未传代的质控株，而不是培养支原体）；应监测用于细胞生长培养液的动物血清的细胞毒性；应具备相应的细胞株用于病毒培养。

药敏试验室内质控应满足如下要求：

实验室采用的抗菌药物敏感性试验方法，应以质控标准菌株连续检测 20～30 天，每一组药物/细菌超出参考折点（抑菌圈直径或 MIC）的频率应不超过（≤）1/20 或 3/30；也可采用替代质控方案，即连续 5 天，每天对每一组药物/细菌重复测定 3 次，每次单独制备接种物，15 个数据超出参考折点（抑菌圈直径或 MIC）的结果应不超过（≤）1 个，若失控结果为 2～3 个，则如前述，再进行 5 天，每天 3 次重复试验，30 个数据失控结果应不超过（≤）3 个。此后，应每周使用标准菌株进行质控。若检测频率小于每周 1 次，则每个检测日应进行质控。采用自动或半自动仪器检测 MIC 时，药敏试验质控每月 1 次。

质谱鉴定系统的室内质控应满足下列要求：

实验室应使用与质谱鉴定系统响应、尽可能接近临床待测菌株的质控物，按优先顺序，依次为标准菌株、质控菌株或其他已知菌株，应覆盖质谱鉴定系统所涉及的全部菌株种类，包括革兰阳性和革兰阴性非苛养菌、苛养菌、厌氧菌、念珠菌、隐球菌等 5 种（实验室鉴定菌株未涉及的种类可除外），每种类型应至少 1 株，总体不少于 5 株。用质谱技术鉴定丝状真菌的实验室，质控菌株还应包括丝状真菌。每个工作日至少使用 BTS 标准液在靶板点样 1 次；每月至少使用质控菌株做质控 1 次。实验室应保留每次质控菌株的鉴定图谱和原始记录。

分子生物学鉴定系统（或其衍生方法）的室内质量控制，参见《分子诊断领域质量管理要求》条款号：5.6.2 室内质量控制相关条款。

【具体操作】

（1）细菌培养与鉴定试剂、耗材室内质量控制应满足本条款 1)～5) 相关要求，微生物检验常用的生化试剂质控具体要求参见表 6-3。

表 6-3 微生物检验常用的生化试剂的质控要求

试 剂 名 称	阳性对照菌种	阴性对照菌种	监 控 频 率
凝固酶血浆	金黄色葡萄球菌	表皮葡萄球菌	每工作日
杆菌肽	A 群链球菌	B 群链球菌	每周
Optochin 纸片	肺炎链球菌		每周
过氧化氢	金黄色葡萄球菌	A 群链球菌	工作当日
氧化酶	铜绿假单胞菌	大肠埃希菌	工作当日
β-内酰胺酶			每周

（2）实验室应采用 ATCC 质控菌株、参考 CLSI 推荐的纸片扩散法和 MIC 法药敏试验质控频率（表 6-4 和表 6-5）开展室内质控。药敏试验室内质控通过后，即可开展药敏试验的临床检验。一旦发现药敏试验质控数据失控，不应对外发放药敏试验报告。此外，在更换药敏纸片、药敏试验板条、MH 培养基、0.5 单位麦氏比浊标准管的批号时，均应同时做药敏试验室内质控。

表 6 - 4　纸片扩散法质控频率参考指南(CLSI M100 - S27)

试　验　变　动	连续 QC 试验要求天数			注　释
	1	5	20/30 或 15	
纸片				
使用新货或新批号时	√			
使用新品牌时	√			
增加新的抗生素纸片			√	还要做内部确认研究
培养基(成品琼脂培养基)				
使用新货或新批号时	√			
使用新品牌产品时		√		
接种物的制备				
变更接种物制备方法/改用了设备进行标定,该设备自身有其 QC 规程		√		菌液浊度的调节由肉眼改为使用分光光度计,该设备提供有质控方法
变更接种物制备方法/改变了标定方法依赖于操作者技能			√	将用肉眼调节浊度改为其他非分光光度计法
测量抑菌圈				
改变测量抑菌圈方法			√	将手工测量改为自动化判读仪需要做内部研究
设备/软件(例如,自动化抑菌圈判读仪)				
影响药敏试验结果的软件更新		√		需要监测所有药物
对药敏试验结果有影响的设备修理	√			根据维修的程度或许要追加试验(如 5 天)

表 6 - 5　MIC 试验质控频率参考指南(CLSI M100 - S27)

试　验　变　动	连续 QC 试验要求的天数			注　释
	1	5	20/30 或 15	
MIC 试验				
使用新货或新批号时	√			
扩大稀释度范围	√			MIC 折点板条改成扩大了范围的 IC 板条
降低稀释度范围	√			扩大了稀释范围的板条改成折点板条
采用新的方法(同一公司产品)			√	肉眼判读改仪器判读。将过夜培养改快速 MIC 试验,要做内部确认
使用新品牌的肉汤或琼脂培养基			√	要做内部确认研究
使用新品牌	√			
增加新的抗生素试验			√	要做内部确认研究
接种物的制备				
变更了制备方法/改成设备进行标定,该设备自身有一套 QC 方法		√		菌液浊度调节由肉眼改为使用分光光度计,该设备提供有质控方法
变更了制备方法/标定依赖于操作者的技能			√	将用肉眼调节浊度改为其他非分光光度计法
仪器/软件				
影响药敏试验结果软件更新		√		需要监测所有药物
会影响到药敏试验结果的设备修理	√			根据维修的程度,或许要追加试验(如,5 天)

（3）实验室开展药敏试验室内质控，也可采用替代质控方案，即连续 5 天，每天对每一组药物/细菌重复测定 3 次，具体程序参见图 6-1。

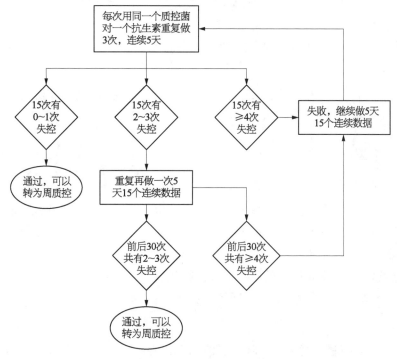

图 6-1　5 天 15 个连续数据替代方法的流程图

【注意事项】

实验室室内质量控制计划，应尽可能覆盖实验室的所有检测项目、检测设备和检测人员。实验室可以安排具体人员负责室内质控项目管理，但具体实验操作应随机由当日在岗的检测人员操作完成。

三、质控物（条款号：5.6.2.2）

【基本要求】

实验室应贮存与诊断相配套的质控物，以便在染色、试剂、试验、鉴定系统和抗菌药物敏感性试验中使用。药敏用标准菌株种类和数量应满足工作要求，保存其来源、传代等记录，并有证据表明标准菌株性能满足要求。

【具体操作】

（1）实验室应贮存与诊断相配套的质控物，以便在染色、试剂、试验、鉴定系统和抗菌药物敏感性试验中使用。质控品的种类和数量，应能够满足国家卫生行业标准、《全国临床检验操作规程》的要求，以及相关仪器、试剂开发商的建议（仪器、试剂说明书）。

（2）标准菌株的种类和数量，应能够分别满足药敏试验系统和细菌鉴定系统的说明书列出的相关要求。

（3）标准菌株应置于温度－20℃或－70℃的冰箱保存，防止菌株死亡、丢失或被污染，实行双人双锁管理。

（4）实验室应明确所保存标准菌株的溯源信息，保存其溯源性证明文件，并做好本实验室内标准菌株的再次复苏、传代记录。标准菌株的累计传代次数不得超过5次，并通过室内质控的结果，验证标准菌株的生物学特性保持稳定。

【注意事项】

标准菌株的购买、保存、使用和销毁，应满足中华人民共和国卫生行业标准（WS233-2017）《病原微生物实验室生物安全通用准则》。

四、参加实验室间比对（条款号：5.6.3.1）

【基本要求】

实验室应按照质量管理要求，参加与检验项目相应的能力验证/室间质评。应能提供参加能力验证/室间质评的结果和证书。实验室负责人或指定人员应监控能力验证/室间质评活动的结果，并在结果报告上签字。发现失控应立即查找原因，采取纠正措施并记录。有相应能力验证/室间质评的质控项目，则实验室必须参加；无能力验证/室间质评的项目，实验室可以选择替代程序，如与同级或更高级别实验室进行该项目的比对实验。

【具体操作】

（1）实验室应编制本实验室实际开展的临床微生物专业检验项目清单，并根据项目清单制定参加相应检验项目能力验证/室间质评的年度计划。

（2）实验室参加能力验证/室间质评的年度计划，应涵盖本实验室实际开展的临床微生物专业检验项目。

（3）实验室所参加的微生物专业能力验证/室间质评计划，应能够涵盖临床常见苛养菌的分离和鉴定技术，满足《医学实验室质量和能力认可准则在临床微生物学检验领域的指南（CNAS-CL02-A005：2018）》关于对临床常见样品中苛养菌培养和鉴定能力认可的相关要求。

（4）室间质评成绩不合格，出现有2个或多个样品的上报结果出现错误时，实验室应立即查找原因，采取纠正措施；室间质评成绩合格，当有1个样品结果出现错误时，实验室也应分析和查找原因。

（5）无能力验证/室间质评的项目，实验室可以选择与同级或更高级别实验室进行该项目的比对实验，优先推荐选择该项目已通过ISO15189认可的实验室。

【注意事项】

开展实验室间能力比对的实验室，应制定年度实验室间能力比对计划，该计划包括但不限于：比对的项目名称，参与比对的实验室名称、地址及医院级别，参与比对实验室的联系人和联系方式（手机号），比对的频次，样品制备单位，样品数量，样品溯源性/正确性验证，样品均匀性验证，样品转运方法，样品发放时间，结果回报时间，结果评价标准，靶值保密措施等。

能力比对样品在实验室间的转运过程,应采取必要的生物安全防护措施,满足《中华人民共和国生物安全法》《病原微生物实验室生物安全管理条例》等生物安全管理相关法律法规的要求。

五、检验结果的可比性(条款号:5.6.4)

【基本要求】

实验室用2套及以上检测系统(仪器/试剂)检测同一项目时,应有比对数据表明其检测结果的一致性。相同的定性检验项目在不同的检测系统上进行检测时,每年至少做1次比对实验;相同的定量检测项目在不同的检测系统上检测,每6个月至少做一批样品比对实验。实验室应保存比对实验的原始记录。

(1)细菌鉴定项目,应选择至少5份个样品,覆盖革兰阳性和革兰阴性非苛养菌、苛养菌、念珠菌、隐球菌、厌氧菌(如开展厌氧菌鉴定项目)等,标准菌株符合率应为100%,临床菌株的符合率应在90%以上。

(2)细菌性阴道病唾液酸酶(BV)项目,应选择至少5份个样品(包含高、中、低浓度和阴性),检测结果应80%符合。

(3)真菌β-D-葡聚糖、内毒素检测等定量检测项目,应选择至少5个样品,其浓度均匀分布在试剂盒或检验程序的测量区间,计算偏倚百分比,应<1/2 Tea。

(4)针对微生物定量检测项目,应定期使用有证标准物质/标准样品进行监控,或使用质控样品开展内部质量控制活动。针对微生物定性检测项目,应定期使用标准物质/标准样品、质控样品或用标准菌种人工污染的样品开展内部质量控制。

应制定人员比对的程序,规定由多个人员进行的手工检验项目比对的方法和判断标准,至少包括显微镜检查、培养结果判读、抑菌圈测量、结果报告,定期(至少每6个月1次,每次至少5份临床样品)进行检验人员的能力比对、考核并记录。

【具体操作】

(1)实验室应制定相同检验项目在不同检测系统上检测时检测系统间(仪器/试剂)的比对程序,具体要求应满足本条款1)~4)的相关要求。

(2)实验室应制定人员比对的程序,规定由多个人员进行的手工检验项目比对的方法和判断标准,比对的项目至少涵盖显微镜检查、培养结果判读、抑菌圈测量、结果报告。

(3)显微镜检查的人员能力比对程序,应涵盖样品预处理、涂片、染色及镜检全过程,并至少应包括直接涂片镜检、革兰染色镜检、抗酸染色镜检和墨汁染色镜检。其中,革兰染色镜检和抗酸染色镜检又包括非浓缩样品染色镜检和浓缩样品染色镜检两种。

(4)培养结果判读即平板阅读的人员能力比对程序,应包括纯培养和含有正常菌群的复数菌原代培养平板,比对不同人员对菌落形态的描述、对细菌革兰染色性的初步判断及根据细菌在不同平板上的生长情况和菌落形态对常见病原微生物大致属种的初步判断能力。

(5) 抑菌圈测量的人员能力比对程序,应选择抑菌圈内有微量细菌生长、有少量迁徙生长或出现拮抗、协同效应等抑菌圈不是标准圆形的平板,需要检验人员进行主观判断的药敏试验平板,如 K‐B 法真菌药敏试验;也可以选择比对整个药敏试验过程,包括菌液稀释、平板涂布和抑菌圈测量整个过程。

(6) 检验结果报告的人员能力比对程序,应包括对检验报告的完整性、细菌鉴定结果的正确性以及药敏试验规则运用的正确性等,进行综合判断和审核的能力。

【注意事项】

应根据人员的不同资质将人员进行分组,分别设计与其工作能力相匹配的比对实验。如,高年资检验人员间的检验结果报告能力比对,应涵盖仪器不能直接鉴定、需要手工补充实验协助判断时,检验人员对双歧索引法的应用能力,以及出现特定耐药模式,需要对药敏试验结果进行修正时的处理能力。

显微镜检查人员能力比对,旨在评估检验人员对样品中微生物的镜下形态学掌握程度,应该与染色液的室内质控相区别。实验室应选择含有样品残渣干扰或携带多种正常菌群的临床原始样品或液体增菌的培养物,而不宜选用细菌纯培养或标准菌株做显微镜检查的人员能力比对。

第七节　检验后过程(条款号:5.7)

【基本要求】

实验器材和废弃物处置应由专人负责。实验室污水、污物,如实验用一次性个人防护用品和实验器材、弃置的菌(毒)种、生物样品、培养物和被污染的废弃物应在实验室内无害化处理后,达到生物学安全后再按感染性废弃物收集处理。

【具体操作】

(1) 实验室主任/负责人即为该实验室的生物安全责任人。

(2) 实验室应设立生物安全员,负责本实验室的实验器材和医疗废弃物的生物安全管理。

(3) 实验室应配置高压蒸汽灭菌锅等消毒、灭菌装置。高压蒸汽灭菌锅属于特殊设备,操作人员需经过当地卫生监督机构委托/认可的特种压力容器操作人员岗前培训并考试合格取得相应上岗证,通过实验室负责人授权后方可操作设备。

(4) 实验室的污水、污物的消毒处置相关程序,应满足中华人民共和国《医疗机构消毒技术规范》(WS/T 367‐2012)相关要求。

（5）消毒后的医疗放弃物,应交由在当地卫生监督机构备案的机构集中处理,并做好相关交接记录。

【注意事项】

实验室应加强新型冠状病毒等高致病性病原微生物感染者的生物样品生物安全相关管理。如,对新冠肺炎受检者、新型冠状病毒核酸检测阳性或疑似病例的生物样品,应根据国家的相关规定及时移交当地菌(毒)种保藏中心统一处置,实验室不得长期储存;对检测后的阴性样品,应按照中华人民共和国国家卫生健康委员会《新型冠状病毒实验室生物安全指南(第二版)》的规定,在实验室内集中统一消毒、灭菌处理。

第八节　结果报告(条款号：5.8)

一、结果报告总则(条款号：5.8.1)

【基本要求】

结果报告应与检验的内容一致,如粪便沙门菌、志贺菌培养,报告为"未检沙门菌、志贺菌"。血培养阴性结果报告应注明培养时间。普通血培养 5 天无细菌生长可报告："5天培养未见细菌生长",某些特殊病原菌培养时间需延长。血液、脑脊液、国家规定立即上报的法定细菌性传染病,其显微镜检查及培养阳性结果应立即报告临床;应在收到样品24 小时内报告分枝杆菌抗酸或荧光染色结果。

【具体要求】

（1）结果报告应与检验的内容一致。除条款号：5.8.3 规定的内容外,有多种检验方法可供选择的检验项目,实验室应首选医嘱中要求的检验方法(如果有),需要调整时,应及时与临床沟通。

（2）某些特殊病原菌培养时间需延长。如受检者第一套血培养的孵育时间尚未满 5 天,在此期间,临床再次送来该受检者的第二套或更多套血培养,则实验室应将该受检者的第一套血培养继续培养至 7 天;必要时,其阴性培养瓶(仪器未报阳)也需要转种至血平板或巧克力平板进行可疑病原菌分离(盲转),以防漏检。如果发现有细菌生长,应作为危急值及时向临床报告,并在完成整个检验程序后,向临床发送正式检验报告。

（3）实验室检出国家规定应立即上报的法定细菌性传染病的病原菌,应在相应检验报告单上做必要提示,或通过电话报告所在单位的医院感染控制管理部门,并做好完整的病例上报相关记录。

【注意事项】

国家规定应立即上报的法定细菌性传染病,原则上,应经所在单位的医院感染控制管理部门审核后,统一上报当地的传染病预防和控制中心。

二、报告内容(条款号: 5.8.3)

【基本要求】

药物敏感试验结果报告基本信息:

(1)报告单包括信息:受检者信息(姓名、年龄、性别、病历号等)、临床信息(如科室、临床诊断、样品类型等)、实验室信息(包括样品采集时间、送检时间、接收时间和审核报告时间、操作人和审核人双签名)等。

(2)涂片、培养鉴定和药敏试验同时出现在报告单上时,建议先写涂片、培养鉴定结果,按原始样品涂片—培养鉴定结果—药敏试验的顺序呈现,应注意结果的准确性和完整性。

(3)细菌名称应规范化,药物名称应使用规范的化学通用名称,禁止使用商品名。建议在检验报告中,同一类药物不同品种集中排列。

药物敏感试验报告结果方式:

(1)按照"抗菌药物""折点""MIC/KB""结果解释"顺序排列报告内容。

(2)如果适用,报告单应明确列出各类药物对待测菌种的药敏判定标准,即"折点"。不宜使用"参考值""参考区间"等替代"折点"。

(3)报告单应明确列出各类药物对待测菌种的药敏试验结果,即"结果解释"。不宜用"敏感度"替代"结果解释"。

(4)如果适用,可根据折点将结果解释分为"敏感""中介""耐药"或"剂量依赖敏感",也可使用"S""I""R""SDD"表示,但两种表示方法不宜同时使用或混用。

(5)MIC法,须报告MIC数值和结果解释,MIC的单位为$\mu g/mL$,或mg/L。

(6)纸片扩散法,须报告抑菌圈直径和结果解释,抑菌圈直径数值为整数,单位为mm。

(7)替代药物不能直接报告"敏感"或"耐药",可以报告阳性或阴性;天然耐药的抗菌药物不得报告。

(8)少见和矛盾耐药表型需要进行确认,并建议在报告中明确标注特殊耐药表型,如MRSA、CRE、VRE等。

(9)检出具有重要临床意义或传染病学意义的病原菌,要及时提示临床,如"高致病性/高传播性病原菌""需要上报传染病卡"等。

【具体操作】

(1)向临床发送药物敏感试验初步报告的实验室,所选择的药物敏感试验方法应通过相应的方法学验证,报告方式能够满足条款号: 5.8.3所列的基本要求及与临床有效沟通需求;向临床发送的药物敏感试验结果正式报告,应涵盖并满足条款号: 5.8.3所列条款的全部要求。

(2)实验室应及时更新药敏试验规则。原则上,至少应采用CLSI公布的上一年的药敏试验规则,同时满足中华人民共和国卫生行业标准(WS/T 639-2018)《抗菌药物敏感性试验的技术要求》。采用商品化自动化微生物鉴定和药敏试验系统的实验室,也应该采用该系统所配置的药敏试验专家系统最新版本软件。

(3) 已经发布并开始实施的国家卫生行业标准,商品化自动化微生物鉴定和药敏试验系统所配置的药敏试验专家系统尚没有更新的部分,实验室应通过人工审核实验报告的方式,对实验结果进行修正。

【注意事项】

药物敏感试验初步报告的审核和发放流程管理等同于正式报告,应实行操作人员与报告审核人员同时签名。

实验室向临床发送的药物敏感试验初步报告,不能替代正式报告。实验室在完成细菌鉴定和药敏试验标准化流程后,应及时向临床出具完整的正式检验报告。

第九节　结果发布(条款号:5.9)

危急值报告(条款号:5.9.4)

【基本要求】

血液、脑脊液样品的涂片、培养为阳性鉴定结果时,应作为危急值立即电话通知/发送分级报告至临床医师,如,样品直接涂片或湿片直接镜检、培养结果的判读等阳性发现,并按照危急值的处理程序与要求,准确记录仪器报告培养阳性的时间和危急值报告时间(准确至时分),并有确认临床收到危急值报告的有效方法。其他无菌部位来源样品,宜按照实验室规定时间报告直接涂片镜检的阳性结果。

当同一个血培养、脑脊液培养分级报告的结果不一致时,应进行原因分析,将未报告培养阳性的培养瓶转种平板进行培养结果核实,必要时与临床沟通或反馈,并记录。

应保存抗菌药物敏感性试验资料,定期向临床医师报告流行病学分析结果。

【具体操作】

(1) 危急值的报告方式,可以采用电话通知、网络通知(如 HIS 系统)、书面通知或几种方式组合应用,并有验证信息被准确传达至临床的评估方法,如,对方复述、计算机数据自动采集或书面记录。

(2) 实验室应根据所涉及的不同样品和检测项目的实际检验流程,按照质量管理规范的相关要求发送分级报告至临床医师(如,血培养宜向临床发送三级报告),以弥补 TAT 时间较长的缺陷。

(3) 危急值报告的记录应完整、准确。受检者相关信息,至少应包括姓名、门诊号/住院号、床号;血培养、脑脊液培养,应报告培养阳性的样品数量及培养条件(需氧培养/厌氧培养），并准确记录仪器报告培养阳性的时间，以及危急值报告的准确时间（精确至日、时、分）；实验室应核实危急值接收者的身份，并做好记录。如，核实接收到危急值报告的人员为本医疗单位值班人员（医师/护士），并记录医护人员准确身份信息，至少包括接收者的姓名或工号。

（4）当同一个血培养、脑脊液培养分级报告的结果不一致时，应进行原因分析，将未报告培养阳性的培养瓶转种平板进行培养结果核实，必要时与临床沟通或反馈，并记录。

（5）实验室应保存抗菌药物敏感性试验资料，每季度向临床医师报告本实验室临床分离菌株的细菌耐药情况及耐药趋势。

【注意事项】

采用网络通知方式（如 HIS 系统）向临床发送危急值报告的实验室，在定期对信息系统进行维护和数据验证时，应同时验证临床微生物专业危急值数据报告的完整性和准确性。

第七章　分子诊断领域质量管理要求

第一节　组织(条款号：4.1)

法律实体(条款号 4.1.1.2)

【基本要求】

实验室为独立法人单位的,应有医疗机构执业许可,执业证书的诊疗科目中应有医学检验科—临床细胞分子遗传学专业;实验室为非独立法人单位的,其所属医疗机构执业证书的诊疗科目中应有医学检验科或病理科等。临床实验室开展临床基因扩增检验技术和基因芯片诊断技术需经上海市临床检验中心技术评估合格并向核发《医疗机构执业许可证》的卫生行政部门备案后方可开展。临床基因扩增检验实验室的设置应为二级及以上医疗机构或具备相应临床应用能力和条件的医疗机构及医学检验所。医疗机构对临床基因扩增检验实验室应当集中设置,统一管理。

临床实验室应根据其核定的分子诊断技术评估项目开展工作。如需要增加分子诊断项目,应向上海市临床检验中心提出新技术评估申请,并向核发《医疗机构执业许可证》的卫生行政部门备案后方可开展。

临床实验室如开展自建分子诊断项目应按国家相关规定执行,其实验室资质、人员要求、管理要求及质量控制要求应符合相关规定。

以科研为目的的检测项目,不得向临床出具检验报告,不得向患者收取任何费用。

【具体操作】

医疗机构拟开展上海市首次开展的分子诊断新技术,在开展首例临床应用前,应当完成临床研究论证并向上海市临床检验中心提交评估申请。具体操作流程：医疗机构登录中心网站填写申请后,先按要求提交电子版材料,专家对电子版材料进行评审合格后医疗机构按要求提交纸质材料,纸质材料齐全后中心将组织专家进行现场评估,根据专家组评估意见出具技术评估结论报告并报送市卫生行政部门。评估通过后向卫生行政部门申请分子诊断技术备案。

已经通过分子诊断新技术评估的项目,其他医疗机构拟开展该项临床应用的,即按照限制类医疗技术临床应用备案的流程进行备案即可。

【注意事项】

根据《医疗技术临床应用管理办法》(中华人民共和国国家卫生健康委员会令 第 1号)和《上海市〈医疗技术临床应用管理办法〉实施细则》的通知(沪卫规〔2019〕3 号)要求,医疗机构开展的限制类分子诊断项目都应进行医疗技术临床应用备案。

第二节　质量管理体系(条款号:4.2)

一、总则(条款号:4.2.1)

【基本要求】

临床实验室开展分子诊断技术应按照相关要求建立质量管理体系。

开展孕妇外周血胎儿游离 DNA 产前筛查与诊断的实验室应按照《孕妇外周血胎儿游离 DNA 产前筛查与诊断实验室检测技术规范》相关要求建立检出率、假阳性率、阳性预测值、检测失败率等相关质量控制指标。

【具体操作】

(1) 实验室建立的质量体系应至少涵盖:人员、设施和环境条件、实验室设备、试剂和耗材、检验前过程、检验过程、检验结果质量的保证、检验后过程、结果报告、结果发布和实验室信息管理等技术要素。

(2) 开展孕妇外周血胎儿游离 DNA 产前筛查与诊断的实验室应建立相关质量控制指标:

1) 检出率:21 三体综合征检出率不低于 95%,18 三体综合征检出率不低于 85%,13 三体综合征检出率不低于 70%。

2) 假阳性率:21 三体综合征、18 三体综合征、13 三体综合征的复合假阳性率不高于 0.5%。

3) 阳性预测值:21 三体综合征、18 三体综合征、13 三体综合征的复合阳性预测值不低于 50%。

4) 检测失败率:由于凝血、溶血、DNA 质量控制不合格等标本原因造成的检测失败率不超过 5%。

【注意事项】

(1) 制定的操作规程应做到现行有效,应根据相关试剂耗材说明书最新版本编写,且符合最新相关技术规范要求。

（2）操作规程具有可操作性。

二、记录控制（条款号：4.13）

【基本要求】

所有检测的原始记录和导出数据均应包括足够的信息以保证其能够再现。

样品检测过程中，应及时、准确、如实记录，包括操作人员、仪器、试剂及原始数据、计算和（或）导出数据、质控信息等。

分子遗传、分子病理、产前筛查与诊断等相关记录的保存期限按相关要求执行。

第三节 人员（条款号：5.1）

一、人员资质（条款号：5.1.2）

【基本要求】

分子诊断实验室（以下简称实验室）负责人应至少具有中级专业技术职称、医学检验或相关专业背景。有从事分子诊断工作的经历。

分子诊断实验室操作人员应具备相关资质并经过有资质的培训机构培训合格取得上岗证后方可上岗。

签发分子病理报告的医师应至少具有中级病理学专业技术职务任职资格，并有从事分子病理工作的经历。

签发分子遗传报告的医师应至少具有中级遗传学专业技术职务任职资格，并有从事分子遗传工作的经历。

【具体操作】

建立分子诊断实验室技术人员相关的教育背景、专业资格、培训、经历及能力记录档案，内容包括：

（1）证书或执照复印件。

（2）教育或以前的工作资料。

（3）职务说明。

（4）继续教育记录。

（5）能力评估等。

【注意事项】

（1）分子诊断实验室技术人员必须具备出具检验报告及 PCR 上岗证，两者必须同时满足。

（2）临床基因扩增检验实验室技术人员档案应定期更新，以便能很好体现其具备相应的能力及定期接受继续教育的证明。

二、岗位描述（条款号：5.1.3）

【基本要求】

实验室应至少具备 2 名本单位在职检验/检查人员。开展遗传性疾病或基于组织、细胞等分子病理并出具诊断报告的实验室，应至少有 1 名具备出具相关诊断报告资质的医师。

【具体操作】

如实验室开展遗传性疾病检测并出具诊断报告，应至少具有 1 名有中级遗传学专业技术职务任职资格，并有从事分子遗传工作经历的医师。

开展基于组织、细胞等分子病理检测并出具诊断报告的实验室，应至少具有 1 名有中级病理学专业技术职务任职资格，并有从事分子病理工作经历的医师。

【注意事项】

从事分子检测技术人员必须同时具备相关检验资质和临床基因扩增实验室技术人员上岗证。

三、人员记录（条款号：5.1.9）

【基本要求】

应每年评估员工的工作能力。对新进员工在最初 6 个月内应至少进行 2 次能力评审，保存评估记录。

当职责变更时，或离岗 6 个月以上再上岗时，或政策、程序、技术有变更时，应对员工进行再培训和再评估，合格后才可继续上岗，并记录。

【具体操作】

实验室可采用以下全面或任意方法组合，在与日常工作环境相同的条件下，对实验室员工的能力进行评估。

（1）直接观察常规工作过程和程序，包括所有适用的安全操作：受检者的准备、样品的处理和检测、质控结果的判断、报告单的审核和结果解释、综合差错、投诉、日常监督、咨询、内审、不符合项报告、生物安全等内容。

（2）直接观察主要设备维护和功能检查。

（3）监控检验结果的记录和报告过程。

（4）核查工作记录，可包括但不限于：实验室原始记录、质控记录、定标记录、试剂使用记录、仪器维护保养记录等。

（5）评估解决问题的技能：包括但不限于：对事故或不合格报告适当的补救措施和后续调查、对不符合受检者病情的结果的处理、解决设备及其他技术或测试问题的情况、对紧急情况的处理、满足特定受检者的需求所采取的措施、判断问题的严重性及在个人水平不能解决时将问题上报。

（6）检验特定样品：如先前已检验的样品、实验室间比对的物质或分割样品。检验特定样品的优点是评估性能的可靠性和能在所有工作流程阶段中对所出现问题的识别。先前已检验样品的再次检测可以提供内部的比较。检验（检测）阶段只能作为业绩评估，通常不能作为检验前、后的评估。由于检测样品是已测试受检者的样品，所以成本会显著降低。

【注意事项】

（1）员工并不是持有 PCR 上岗证就可以上岗操作，必须通过能力评估认定其已具备相应工作能力后才可操作。

（2）能力评估内容宜专门设计对专业判断能力并与目的相适应的评估内容。

第四节 设施和环境条件（条款号：5.2）

一、总则（条款号：5.2.1）

【基本要求】

应实施安全风险评估，如果设置了不同的控制区域，应制定针对性的防护措施及合适的警告。

【具体操作】

开展感染性疾病的分子检测项目（如新冠）的医学实验室应当符合《病原微生物实验室生物安全管理条例》（国务院令第 424 号）有关规定，并具备经过当地卫生健康行政部门审核备案的生物安全二级及以上实验室条件。

【注意事项】

所有实验室内的个人防护措施应满足生物安全二级防护要求。

二、实验室和办公设施（条款号：5.2.2）

【基本要求】

涉及基因扩增检验的实验室原则上分四个独立的工作区域：试剂贮存和准备区、样品制备区、扩增区、扩增产物分析区。如使用自动分析仪（扩增产物闭管检测），扩增区和扩增产物分析区可合并。具体实验室分区应依据其所使用的技术平台及检验项目和工作量而定。

开展下一代测序（next generation sequencing，NGS）技术的实验室设置遵循"工作有序、互不干扰、防止污染"的基本原则。

开展孕妇外周血胎儿游离 DNA 产前筛查与诊断的实验室，样品制备区不能与其他项目的样品制备区共用。

上述每个区域应有充足空间以保证：

（1）样品处置符合检验前、后样品分区放置。

（2）仪器放置符合维修和操作要求。

（3）样品制备区放置生物安全柜、离心机和冰箱等仪器设备。

（4）打印检验报告时交叉污染的控制。

工作区域应符合如下要求：

（1）实验室各分区应配置固定和移动紫外线灯，波长为 254 nm，照射时离实验台的高度一般为 60～90 cm。

（2）样品制备区应配置二级生物安全柜和洗眼器，实验室附近应有喷淋装置。

所有分子病理实验室均应设置独立的样品前处理区，包括切片区和脱蜡区，用于组织切片、脱蜡、水化、染色等。脱蜡、水化及染色应在通风设施中进行。

【具体操作】

依据《医疗机构临床基因扩增检验实验室管理办法》要求，临床基因扩增检验实验室设计方案示例见图 7-1，实验室应依据自身所用检测方法对分区进行相应增减，如开展 NGS 相关检测，则至少应增加文库扩增与检测区。实验室设计应遵循以下原则：① 各区间相互独立；② 各区不能直通，应有缓冲间；③ 各区应有独立通风系统；④ 各区都应有水池；⑤ 各工作区域应有明确的标记，进入和使用实验室各区域应有明确的限制和措施，防止受检者和其他非相关人员随意进出。但需明确的是，物理分区目的是为了防止实验室交叉污染，但仅有规范分区并不足够，更重要的是建立严格的实验室管理制度，且检测人员应严格遵守并执行相关规章制度。

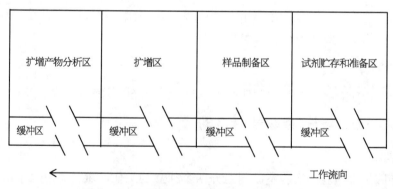

图 7-1 临床基因扩增检验实验室设计方案

【注意事项】

（1）样品接收区建议放在四个区域以外的房间。

（2）样品处理需在生物安全柜内进行，对具有潜在传染危险性的材料，必须在生物安全柜内开盖。

（3）所有经过检测的反应管不得在扩增区打开。

（4）实验室应严格管理实验样品，医疗废弃物应按《医疗废弃物管理条例》进行管理。

三、储存设施(条款号：5.2.3)

【基本要求】

储存设施用以保存临床样品和试剂的设施应设置目标温度和允许范围,并记录。实验室应有温度失控时的处理措施并记录。

【具体操作】

应符合实验室所有仪器设备放置及正常运行相应的温度范围要求。实验室应有相应的温度控制措施,如 Illumina 测序仪温度要求 18～22℃,温度波动＜2℃,避免阳光直射。湿度是测序仪运行和文库制备过程中至关重要的影响因素之一。测序仪湿度 20％～60％最佳。

【注意事项】

应有超出温湿度允许范围的应急措施,并做好相关记录。

四、设施维护和环境条件(条款号：5.2.6)

【基本要求】

设施维护和环境条件。

不同的实验区域应当有其各自的清洁用具以防止交叉污染。工作结束后应立即对工作区进行清洁,必要时进行消毒及去污染。

应依据所用分析设备和实验过程的要求,制定环境温湿度控制要求并记录。应有温湿度失控时的处理措施并记录。

扩增仪应配备不间断电源(uninterrupted power supply，UPS)；

应依据用途(如：RNA 检测用水),制定适宜的水质标准(如：应除 RNase),并定期检测。

分子检验各工作区域应有明确的标记。进入基因扩增实验室各工作区应按照单一方向进行,即试剂贮存和准备区→样品制备区→扩增区→扩增产物分析区。不同的工作区域宜使用不同的工作服(如不同的颜色)。工作人员离开各工作区域时,不应将工作服带出。

【注意事项】

实验室应有清洁、消毒和去污染相关记录。

第五节　实验室设备、试剂和耗材(条款号：5.3)

一、设备(条款号：5.3.1)

【基本要求】

总则(条款号：5.3.1.1)

如从事 RNA 检测,宜配备－70℃的冷冻设备。需要时,配备高速冷冻离心机。样品制备区使用的一次性加样器吸头应带有滤芯。PCR 试验用容器应可密闭,不同工作区域内的设备、物品不能混用。

组织样品前处理区的设备通常应包括切片机、裱片机、切片刀、电热恒温箱、脱蜡缸、水化缸及 HE 染色缸等。

【具体操作】

临床基因扩增实验室的设备是否正常运行直接关系到检测结果的准确可靠。因此,为了保证检测质量,必须对实验室相关设备进行有效管理。实验室应制订仪器、试剂、耗材购买、验收程序文件及试剂、耗材储存要求,应分册建立主要仪器设备档案,内容至少包括:设备名称,制造商名称、型号、序号或其他唯一性标识、到货日期和投入运行日期、目前放置地点、接收时的状态、仪器使用说明书或其存放处,证实设备可以使用的设备验证报告、校准和(或)检定报告、维护、损坏、故障或维修记录。每一台设备应有明显的仪器状态标识,校准了的设备应贴校准标识,标明其校准的状态。

临床基因扩增实验室仪器设备主要有核酸扩增仪、核酸杂交仪、生物安全柜、离心机、移液器、移动紫外灯、恒温金属浴、震荡混匀器、温湿度计、冰箱等,各区基本仪器设备配置见表 7-1。实验室应依据自身所用检测技术或试剂特点,对仪器设备进行必要增减。

表 7-1　临床基因扩增实验室基本仪器设备

区　　域	序号	所需仪器	数量	规　　　格
试剂贮存和准备区	1	冰箱	1	4℃、-20℃
	2	移液器	1	0.1~2.5 μl
		移液器	1	2~20 μl
		移液器	1	20~200 μl
		移液器	1	200~1 000 μl
	3	震荡混匀器	1	持续、瞬时震荡
	4	微型离心机	1	适用多种微量离心管
	5	移动紫外灯	1	254 nm 波长
样品制备区	1	冰箱	1	4℃、-20℃
	2	生物安全柜	1	单人 A2 型
	3	高速冷冻离心机	1	最高转速 14 000 g
	4	恒温金属浴	1	温控范围:室温-105℃
	5	移液器	1	0.1~2.5 μl
		移液器	1	2~20 μl
		移液器	1	20~200 μl
		移液器	1	200~1 000 μl
	6	震荡混匀器	1	持续、瞬时震荡
	7	微型离心机	1	8 联管转头
	8	移动紫外灯	1	254 nm 波长
扩增(和产物分析)区	1	核酸扩增仪	1	
	2	移动紫外灯	1	254 nm 波长

（续表）

区 域	序号	所需仪器	数量	规 格
扩增产物分析区	1	核酸杂交仪	1	温控范围：室温～99℃
	2	冰箱	1	4℃、−20℃
	3	移液器	1	20～200 μl
		移液器	1	200～1 000 μl
	4	移动紫外灯	1	254 nm 波长

【注意事项】

（1）基因扩增实验室出具临床报告所涉及使用的仪器设备必须符合国家相关规定，即必须三证（生产许可证、医疗器械注册证或国食药准字号、经营许可证）齐全。

（2）各类仪器设备应有专人保管，应制定各类仪器维护保养、校准/检定计划，并有相应执行记录。

（3）维护保养计划中应有维护参数、维护周期，如何维护等具体内容。

二、设备校准和计量学溯源（条款号：5.3.1.4）

【基本要求】

实验室应建立设备的校准程序，相应程序中至少应包括需校准的设备、校准单位、校准周期、校准参数、校准参数符合相关检验目的和要求等内容。需内部比对、校准的辅助设备，实验室宜根据国家计量部门或生产厂商的规定制定比对或内部校准操作规程和要求。

应按国家法规要求对强检设备进行检定。应进行外部校准的设备，如果符合检测目的和要求，可按制造商校准程序进行。应至少对分析设备的加样系统、检测系统和温控系统进行校准（适用时）。分析设备和辅助设备的内部校准应符合 CNAS-CL 31《内部校准要求》。

应定期对测序仪、基因扩增仪、杂交仪、加样器、微量分光光度计、温度计、恒温设备、离心机和生物安全柜等进行校准。有合格的校准报告，并对校准参数实施评估。当校准给出一组修正因子时，应确保之前的校准因子得到正确更新。

测序仪校准参数宜至少包括：缓冲液液路、光路、反应温度。

扩增仪校准参数宜至少应包括：温度示值误差、温度均匀度、平均升温速率、平均降温速率、样品示值误差和样品线性，技术性能指标应满足 JJF1527-2015《聚合酶链反应分析仪校准规范》的要求。

高速冷冻离心机校准参数宜包括：转速和温度（适用时）。

恒温金属浴的校准宜包括：温度示值误差和温度均匀度，并覆盖常用的检测温度。

移液器的检定应包括：容量允许误差和测量重复性，计量性能要求应符合 JJG646-2006《移液器检定规程》的规定。

【具体操作】

实验室应制定校准/检定程序、编制年度校准/检定计划，校准计划中应有校准仪器、校准单位、校准周期、校准参数、校准符合要求的判断标准等具体内容。校准/检定周期参照国家计量部门或生产厂商的要求进行,厂商没有规定的则每年至少进行一次。外部校准/检定应由具有法定资质的计量单位出具正规的校准/检定报告。校准/检定后的设备应贴上校准/检定标识,并表明下次校准/检定日期。

【注意事项】

(1)新购入的设备在投入使用前,经校准/检定合格后才能投入使用,校准/检定不合格的设备不得使用。

(2)内部校准的辅助设备,应根据国家计量部门或生产厂商的规定制定内部校准操作规程和要求,并有内部校准的详细记录。

(3)校准/检定报告应进行核实,以确认校准/检定参数是否齐全、校准量程是否覆盖常用检测量程、校准结果是否符合检测要求。

三、设备维护与维修(条款号:5.3.1.5)

【基本要求】

设备故障后,应首先分析故障原因,如果设备故障可能影响了方法学性能,故障修复后,可通过以下合适的方式进行相关的检测、验证:

(1)可校准的项目实施校准验证,必要时,实施校准。

(2)质控物检验,其检验结果在允许范围内。

(3)与其他仪器或方法比对。① 定性项目:选择阴性和弱阳性样品各 1 份,测量结果与预期结果一致。② 定量项目:选取 5 份样品,覆盖测量区间,至少 4 份样品测量结果偏倚<±7.5%。

(4)以前检验过的样品再检验。留样再测判断标准:按照项目稳定性要求选取最长期限样品。① 定性项目:选择阴性和弱阳性样品各 1 份,测量结果与预期结果一致。② 定量项目:选取 5 份样品,覆盖测量区间,至少 4 份样品测量结果偏倚<±7.5%。

【具体操作】

设备故障后,应立即停止使用,并加上明显标识。参照基本要求对设备进行相应修复和检测、验证,满足要求后才能再次投入使用。实验室应检查由于设备故障对先前所做的检测工作是否产生影响,并记录相关分析、处理意见。

【注意事项】

留样再测所用样品应为实际临床受检者样品,不能为抽提好的核酸等。

四、试剂和耗材(条款号:5.3.2)

【基本要求】

实验室应建立试剂和关键耗材(如离心管、带滤芯的吸头)的验收程序,相应程序中应有明确的判断符合性的方法和质量标准。

【具体操作】

应建立完整的试剂和关键耗材采购与质检的标准操作规程,并严格实施和记录。试剂和关键耗材应有专人保管,应在有效期内使用,并有试剂和耗材检查、接收或拒收、贮存和使用的记录。商品化试剂使用记录还应包括使用效期和启用日期。自配试剂记录应包括试剂名称或成分、规格、储存要求、制备或复溶的日期、有效期及配制人等信息。实验室应对影响检测质量的关键试剂、消耗品及服务的供应商进行评价;保存评价记录并列出核准使用的名录。

【注意事项】

（1）实验室试剂应选择已获国家药品监督管理局（national medical products administration，NMPA）批准的基因检测类试剂盒。

（2）应建立试剂和耗材的库存控制系统,包括所有相关试剂、质控物/校准品的批号记录,实验室接收日期及投入使用日期记录。

五、试剂和耗材的验收试验（条款号：5.3.2.3）

【基本要求】

实验室应对新批号或同一批号不同货运号的试剂和关键耗材进行验收,验收试验至少应包括:

（1）外观检查:肉眼可看出的,如包装完整性、有效期等。

（2）性能验证:通过实验才能判断的,如试剂的核酸提取效率和核酸扩增效率、试剂的批间差异、关键耗材的抑制物等。

1）试剂性能验证记录应能反映该批试剂的核酸提取效率和核酸扩增效率。一般情况下,临床实验室在新批号试剂或关键耗材使用前,应验证试剂批间差异和耗材的抑制物,符合下列要求即可视为满足要求。特殊情况下,如实验室怀疑提取试剂有质量问题,可采用凝胶电泳试验比较核酸提取物与核酸标准物确认核酸片段提取的完整性、260 nm紫外波长测定确认核酸提取的产率、260 nm/280 nm比值确认核酸提取的纯度。

2）用于定性检验的试剂,选择阴性和弱阳性的样品进行试剂批号验证。

3）用于定量检验的试剂,应进行新旧试剂批间的差异验证,选取 5 个旧批号检测过的样品,覆盖测量区间（包括阴性、临界值、低值、中值和高值）,至少 4 个样品测量结果偏倚＜±7.5％,其中阴性和临界值样品必须符合预期。

4）耗材的抑制物验收（除非已标明不含抑制物）:对关键耗材应检测是否存在核酸扩增的抑制物,选取 5 个旧批号检测过的样品,覆盖测量区间（包括阴性、临界值、低值、中值和高值）,至少 4 个样品测量结果偏倚＜±7.5％,其中阴性和临界值样品必须符合预期。

【具体操作】

1. 外观检查

对于试剂,应核对检测项目和数量、批号、有效期、包装是否完整等,是否处于所需保存条件(如冻存)。对于离心管,应检查有无破损、能否闭盖等情况。对于带滤芯吸头,应检查有无畸形、破损、毛刺等情况。初步验收合格后,将试剂耗材按要求保存。

2. 性能验证

(1) 离心管的质检

1) 爆管试验:① 随机抽查 10 个,每个装 2/3 的蒸馏水,13 000 rpm 离心 10 分钟,观察是否出现爆管;② 将上述装水离心管放于恒温金属浴 100℃ 条件下 15 分钟,观察是否出现爆管。上述两种情况如有爆管,则给予退回。

2) 抑制物检验:参照基本要求内容操作执行。

(2) 带滤芯吸头的质检

1) 每批随机抽样 10 个用于实验检测。用适配加样器吸取最大量程有色液体,看有无吸孔堵塞、漏气等现象发生,在排除移液器因素后,如有异常发现,即认为该批吸头不符合本实验室要求,作退货处理。

2) 抑制物检验:参照基本要求内容操作执行。

(3) 试剂的核酸提取效率验证(以 HBVDNA 检测为例说明)。

1) 可选用试剂盒自带的阳性质控物作为参考品。

2) 准备 10 个 1.5 ml 离心管,分别加 100 μl 阴性血清,每管分别取 5 μl 阳性质控物混匀作为待测样品。

3) 在上述 10 管待测样品中分别加 100 μl 浓缩液,充分混匀后,12 000 rpm 离心 10 分钟,弃上清,留沉淀。

4) 10 管待测样品沉淀中分别加入 20 μl DNA 提取液充分混匀,100℃ 恒温 10±1 分钟。

5) 12 000 rpm 离心 5 分钟,备用。

6) 取 24 管 PCR 反应管,第一组 10 管直接分别加阳性质控物 5 μl,第二组 10 管分别加提取好的核酸 5 μl,另外加一组(4 管)标准品。

7) 各反应管瞬时离心,上机,温度条件设置参照试剂盒说明书。

8) 核酸提取效率计算:

第一组 10 管定量值分别取对数值并计算出算术平均值($\overline{X}_1$)。

第二组 10 管定量值分别取对数值并计算出算术平均值($\overline{X}_2$)

$$DNA\ 提取效率 = \frac{\overline{X}_2 \times 4}{X_1} \times 100\%$$

注:RNA 提取效率验证同 DNA,一组直接加阳性质控物,一组参与提取和逆转录过程。

(4) 试剂的批间差异:参照基本要求内容操作执行。

【注意事项】

(1) 实验室购买不含抑制物的耗材,如供应商能提供相应证明文件,可不进行抑制物质检。

226

（2）试剂的批间差异、关键耗材的抑制物试验中所用样品应为实际临床受检者样品，不能为抽提好的核酸等。

第六节 检验前过程（条款号：5.4）

一、原始样品采集和处理（条款号：5.4.4.3）

【基本要求】

应规定分子诊断样品留取的具体要求，如：

（1）使用无 DNase 和（或）无 RNase 的一次性密闭容器。

（2）正确使用抗凝管：通常全血和骨髓样品应进行抗凝处理，EDTA 和枸橼酸盐为首选抗凝剂，不使用肝素抗凝（核酸提取采用吸附法而不受肝素干扰时除外）。

（3）用于 RNA（如 HCVRNA）扩增检测的血样品宜进行抗凝处理，并尽快分离血浆，以避免 RNA 的降解；如未作抗凝处理，则宜尽快分离血清。

（4）分泌物、拭子、肿瘤组织等样品留取的注意事项等。

实验室应制定正确采集和处理原始样品的文件化程序。并将文件化程序提供给负责原始样品采集人员使用。当文件化采集程序的内容发生偏离、省略和增加时，应记录并纳入含检验结果的所有文件中，并告知相关的人员。

注：对患者执行的所有程序需患者知情同意。对于大多数常规实验室程序，如患者携带申请单自行到实验室并愿意接受普通的采集程序如静脉穿刺，即可推断患者已同意。对住院患者，正常情况下，宜给予其拒绝（采集的）机会。

特殊程序，包括大多数侵入性程序或那些有增加并发症风险的程序，需有更详细的解释，在某些情况下，需要书面同意。

紧急情况时不可能得到患者的同意，此时，只要对患者最有利，可以执行必需的程序。

【具体操作】

（1）确认接受原始样品采集的受检者身份。

（2）确认受检者符合检验前要求，例如禁食、用药情况（最后服药时间、停药时间）、在预先规定的时间或时间间隔采集样品等。

（3）按血液和非血液原始样品的采集说明采集样品，确保原始样品容器及必需添加物符合要求。

（4）当原始样品采集作为临床操作的一部分时，应确认与原始样品容器、必需添加物、必需的处理、样品运输条件等相关的信息和说明，并告知适当的临床工作人员。

（5）用可明确追溯到被采集受检者的原始样品的方式的进行标记。

（6）记录原始样品采集者身份及采集日期，以及采集时间（必要时）。

（7）确保采集样品运送到实验室之前在正确储存条件下存放。

(8) 采样物品使用后进行符合生物安全的处置。

【注意事项】

对于分子诊断样品还有一些特殊的留取的具体要求,如:

(1) 使用无 DNase 和(或)无 RNase 的一次性密闭容器。

(2) 正确使用抗凝管:通常全血和骨髓样品应进行抗凝处理,EDTA 和枸橼酸盐为首选抗凝剂,不使用肝素抗凝(核酸提取采用吸附法而不受肝素干扰时除外)。

(3) 用于 RNA(如 HCV RNA)扩增检测的血样品宜进行抗凝处理,并尽快分离血浆,以避免 RNA 的降解;如未作抗凝处理,则宜尽快分离血清。

(4) 用于孕妇外周血胎儿游离 DNA 产前筛查与诊断的样品,如采用常规乙二胺四乙酸(以下简称 EDTA)抗凝采血管采集的样品应当自离体后 8 小时内完成血浆分离,在干冰冷链状态下暂时保存及运转。采用专用血浆保存管的,可在室温下完成暂时保存与运转。此操作环节须双人复核。

(5) DBS 样品:适合用于 DNA 检测,不推荐作为完整 RNA 检测的样品类型。无菌采集 4～5 滴全血。

(6) 胸腹水:避免污染

(7) 痰液:合格样品为多于 10 个鳞状上皮细胞/每低倍镜视野。

(8) 尿液:避免污染。

(9) 肿瘤组织:成人 40～50 mg,儿童至少 25 mg,转移灶组织采样要求同肿瘤组织。

(10) 石蜡切片或冷冻切片要求 5～6 张切片,切片厚度 5～10 μm。

(11) DNA:至少需要 5～40 μg 高质量 DNA 样品,多项目组合需要 100 μg。

(12) 组织样品:应由有经验的病理医师进行病理样品评估,肿瘤细胞所占比例应达到所用检测方法的要求。组织样品如需要用显微切割法刮取组织以保证有足量的肿瘤细胞,应由经验丰富的工作人员审阅,标注出肿瘤细胞所在区域。对于肿瘤样品,无论采用哪种样品类型进行的组织切片,均应保证肿瘤数量达到相应规定或专家共识的规定。如 EGFR 突变检测需至少 200～400 个肿瘤细胞,KRAS 突变检测至少应有 100 个肿瘤细胞,尽量剔除非肿瘤组织和细胞。一般需切片 5～10 μm 的切片 10 张以满足对肿瘤细胞数量的要求,切片时要有措施避免不同病理组织间的交叉污染,如应建立独立的分子诊断切片区域和切片设备,不同的病理组织切片时更换新的刀片等。

二、样品运送(条款号: 5.4.5)

【基本要求】

样品运送应使用专用储存箱,防止丢失、污染、过度振荡、容器破损、唯一性标识丢失或混淆、高温/低温/阳光直射导致样品变质。运送过程应符合相关时间、温度和生物安全的要求,并进行有效监控。

【具体操作】

样品运送应使用专用储存箱,防止丢失、污染、过度振荡、容器破损、唯一性标识丢失或混淆、高温/低温/阳光直射导致样品变质。运送过程应符合相关时间、温度和生物安全的要求,并进行有效监控。

(1) 靶核酸为 DNA 的样品:室温下需 24 小时内运送至实验室。

(2) 靶核酸为 RNA 的样品:需 4 小时内送至实验室,时间长需加冰块。

(3) 冰冻组织样品:最好保证其在运送过程中不发生融化。

(4) 石蜡包埋组织:可常温下运送。

(5) DBS 样品:可常温下运送。

【注意事项】

不涉及原始样品采集和运送的实验室,当接受的样品完整性被破坏或已危害到运送者或公众的安全时,立即联系运送者并通知应采取的措施以防再次发生。

三、样品接收(条款号:5.4.6)

【基本要求】

(1) 当样品验收不合格,如受检者识别或样品识别有问题、运送延迟或容器不适当导致样品不稳定、样品量不足,样品对临床很重要或样品不可替代,而实验室仍选择处理这些样品,应在最终报告中说明问题的性质,并在结果的解释中给出警示(适用时),如脑脊液、关节腔穿刺液等。

(2) 基于组织/细胞学形态基础的分子检测项目应由具有病理诊断资质的医师确认样品是否满足检测要求。

(3) 样品检测全过程包括核酸提取、扩增、产物分析、保存等应能溯源至原始样品。

(4) 分子病理检测项目在检测过程中应以病理号作为原始样品、取材样品(包埋盒)、蜡块或切片的唯一性标识。

(5) 孕妇外周血胎儿游离 DNA 产前筛查与诊断的实验室其采血管应当有唯一编号,该编号应当与知情同意书、检测申请单和临床报告单编号一致。

【具体操作】

实验室应制定原始样品接收的文件化程序,以保证样品可识别性、可追溯性,并制定不同类型样品的接收或拒收标准。

(1) 确保样品可通过申请单和标识明确追溯到确定的受检者或地点。

(2) 检查样品的唯一性标识、样品类型、容器、外观、样品量、防腐剂和抗凝剂使用、运送时间及运送条件,确保样品满足实验室制定的样品接受的文件化标准。

(3) 如果受检者识别或样品识别有问题,运送延迟或容器不适当导致样品不稳定,样品量不足,样品对临床很重要或样品不可替代,而实验室仍选择处理这些样品,应记录并在最终报告中说明问题的性质,并在结果的解释中给出警示(适用时)。

（4）应在登记本、工作单、计算机或其他类似系统中记录接收的所有样品。应记录样品接收和（或）登记的日期和时间。如可能，也应记录样品接收者的身份。

（5）授权人员应评估已接收的样品，确保其满足与申请检验相关的接受标准。

（6）应有接收、标记、处理和报告急诊样品的相关说明。这些说明应包括对申请单和样品上所有特殊标记的详细说明、样品转送到实验室检验区的机制、应用的所有快速处理模式和所有应遵循的特殊报告标准。

【注意事项】

拒收样品原因要明确，并做好相关记录。

对所有取自原始样品的部分样品应可明确追溯至最初的原始样品。

不合格样品原则上应拒收，如遇特殊情况（样品来源困难）可优先检测，但在报告单中应注明（具体参照 CLSI-H56）。

四、检验前处理、准备和储存（条款号：5.4.7）

【基本要求】

样品应尽快处置并以适当方式储存，以尽可能减少核酸降解。超长期储存后的样品，使用前应再次评估样品的完整性。样品储存应避免反复冻融，确保样品的完整性。

用于分子病理检测样品若为组织，应采用 10% 中性缓冲的福尔马林固定，固定液的量和固定时间应符合检测要求。

用于分子病理检测的石蜡包埋组织样品应按要求及时进行切片、脱蜡等处理，新鲜组织样品应及时进行取材作冰冻切片或切开、固定等处理，穿刺细胞应及时进行制备细胞蜡块、切片等处理。

组织样品如需要用显微切割法刮取组织以保证有足量的肿瘤细胞，应由经验丰富的工作人员评估，标注出肿瘤细胞所在区域。

【具体操作】

实验室应有保护受检者样品的程序和适当的设施，避免样品在检验前活动中以及处理、准备、储存期间发生变质、遗失或损坏。

实验室的程序应规定对同一原始样品申请附加检验或进一步检验的时限。

除此之外，分子诊断样品应尽快处置并以适当方式储存，以尽可能减少核酸降解。超长期储存后的样品，使用前应再次评估样品的完整性。样品储存应避免反复冻融，确保样品的完整性。

用于分子病理检测样品若为组织，应采用 10% 中性缓冲的福尔马林固定，避免使用 Bouin 液等含重金属离子的固定液。固定液的量和固定时间应符合检测要求，活检组织样品一般固定 6～12 小时，手术切除样品需固定 6～48 小时。用于分子病理检测的石蜡包埋组织样品应按要求及时进行切片、脱蜡等处理，新鲜组织样品应及时进行取材作冰冻切片或切开、固定等处理，穿刺细胞应及时进行制备细胞蜡块、切片等处理。

组织样品如需要用显微切割法刮取组织以保证有足量的肿瘤细胞,应由经验丰富的工作人员评估,标注出肿瘤细胞所在区域。

用于无创产前诊断的血液样品如使用常规 EDTA 抗凝采血管采集的样品应当自离体后 8 小时内完成血浆分离,在干冰冷链状态下暂时保存及运转。采用专用血浆保存管的,可在室温下完成暂时保存与运转。

第七节　检验过程(条款号:5.5)

一、检验程序的选择、验证和确认(条款号:5.5.1)

实验室应选择预期用途经过确认的检验程序,应记录检验过程中从事操作活动的人员。

随着现代分子生物学技术的发展,新的分子诊断项目日益增多,为保证新的检测系统的检测质量,需要我们在自己实验室内对检验方法进行确认或验证。检验程序的确认是指对非标准方法、实验室设计或制定的方法、超出预定范围使用的标准方法、修改过的确认方法进行性能确认;而检验程序的验证是指对未加修改而使用的已确认的检验程序进行独立验证。方法确认应尽可能全面,而验证则是证实检验程序的性能与其声明相符。要求实验室将验证程序文件化,在新开展项目或仪器、试剂、方法更新时,有方法学验证的实验记录。根据检验项目的结果分为定性项目和定量项目。

二、检验程序验证(条款号:5.5.1.2)

【基本要求】

定量检测方法和程序的分析性能验证内容至少应包括精密度、正确度、线性范围、检出限等。定性检测项目验证内容至少应包括精密度、特异性、准确度(方法学比较或与金标准比较)等。验证结果应经过授权人审核。

应使用验证过的核酸抽提和纯化方法,必要时进行核酸定量。

对产前检验,在完成分子诊断前应保留备份培养物并跟踪监测实验的准确性;在检验胎儿样品前,应检验父母一方或双方的突变状态,宜由同一实验室检验;如有足够的样品,应从两份不同样品中提取 DNA 进行双份检验。实验室应了解检验方法受母体细胞污染的影响,应有程序评估并减少这种影响。

应有明确和统一的原位杂交(ISH)阳性信号的标准,并建立本实验室的阳性阈值。组织病理 ISH,应结合组织形态进行结果判读,并采用国际通用的评分标准。

(1)定量检测项目的检验方法和程序的分析性能验证:其内容至少应包括:精密度、正确度、线性范围、检出限等。

(2)定性检测项目的检验方法和程序的分析性能验证:定性检测项目验证内容至少

应包括精密度和符合率等。验证结果应经过授权人审核。

【具体操作】

1. 定量检测项目的检验方法和程序的分析性能验证

(1) 精密度：可参考美国临床和实验室标准协会(Clinical and Laboratory Standards Institute，CLSI)相关文件，包括《EP5 - A2 定量测量方法的精密度性能评价》《EP10 - A2 临床实验室定量方法的初步评价》和《EP15 - A 用户对精密度和准确度性能的核实指南》。

精密度样品应首选采用临床样品，在临床样品难以取得的情况下可采用模拟样品基质包括质控物(不同于当前用于常规质控程序的质控物)、校准品、已分析过的受检者样品以及厂家用于精密度实验的物质。样品要求采用两个浓度，一个弱阳，一个强阳；尽可能选择接近"医学决定水平"或厂商性能相近的浓度。每个浓度样品每天检测 3 次，连续检测 5 天。如果某一批因为质控或操作困难而被拒绝，需在找到并纠正原因后重新进行一批实验。待实验全部结束后，进行数据统计：

1) 计算批内不精密度和总不精密度：

$$批内不精密度\ s_{批内} = \sqrt{\frac{\sum\limits_{d=1}^{D}\sum\limits_{i=1}^{n}(X_{di} - \overline{x_d})^2}{D(n-1)}}\ ;$$

$$总不精密度首先计算变量：B = \frac{\sum\limits_{d=1}^{D}(\overline{x_d} - \overline{\overline{x}})^2}{D-1}\ ;再计算\ s_{总} = \sqrt{\frac{n-1}{n} \times s_{批内}^2 + B}\ ;$$

注：其中，$\sum$ 表示代数和；D 表示总天数；n 表示每批重复测定次数；X_{di} 表示每天每次的结果；$\overline{x_d}$ 表示一天中所有结果的均值；$\overline{\overline{x}}$ 为表示所有结果的均值。

2) 通过估计的批内精密度与厂家声明的精密度比较，验证厂家声明的批内精密度。厂家声明的批内精密度($CV_{批内}$)转换为检验结果的标准差 $\sigma_{批内} = CV_{批内} \times \overline{x}$；如果估计的批内标准差小于厂家声明的，则核实了批内精密度与厂家声明的一致。如果批内标准差大于厂家声明的批内标准差，则需进一步进行差异的显著性检验来证明差异是否有统计学意义。如果最后厂家声明的批内精密度未被验证，应联系厂家寻求帮助。

3) 通过估计的总精密度与厂家声明的总精密度比较，验证厂家声明的总精密度。厂家声明的总精密度($CV_{总}$)转换为检验结果的标准差 $\sigma = CV \times \overline{x}$；如果估计的总标准差小于厂家声明的，则核实了总精密度与厂家声明的一致。如果总标准差大于厂家声明的总标准差，则需要进行差异的显著性检验来证明差异是否有统计学意义。如果最后厂家声明的批内精密度未被验证，应联系厂家寻求帮助。

4) 另外，不精密度的判断标准也可参照《CNAS - CL02 - A009 医学实验室质量和能力认可准则在基因扩增检验领域的应用说明》，以能力验证/室间质评评价界限(靶值±0.4 对数值)作为允许总误差(TEa)，重复性精密度<3/5 TEa；中间精密度<4/5 TEa。

(2)正确度：指测试结果与参照值间的一致程度，不能直接以数值表示，用不正确度来衡量。可参考 CLSI 相关文件，包括《EP9－A2 用受检者样品进行方法学比对及偏倚评估》《EP15－A 用户对精密度和准确度性能的核实指南》和《CNAS－CL02－A009 医学实验室质量和能力认可准则在基因扩增检验领域的应用说明》。

正确度验证样品可选择标准的血清盘或临床诊断明确的样品，样品数量至少 20 例。样品浓度应分布整个线性范围，不要使用超出线性范围的样品。采用临床样品验证方法的同时使用待评估项目与标准方法或参考方法对同一批次样品进行分析。样品检测可在同一天测定完，也可持续 3～4 天，每天测定 5～7 个样品。待实验全部结束后，进行数据统计。计算两个样品两种方法结果的差异，偏倚（b_i）＝实验方法结果$_i$－比较方法结果$_i$，偏倚的百分比（%b_i）＝100%＊（实验方法结果$_i$－比较方法结果$_i$）/比较方法结果$_i$；并计算回归方程。判断标准：≥80%的样品结果偏倚＜±7.5%或系统误差＜±7.5%为可接受。

正确度验证样品也可选择标准物质或参比样品，在分析前确定最大允许偏倚，使用待评估项目对已知标准值的标准物质进行分析，将检测结果与已知参比标准值进行比较。需重复检测，直到分析次数足以使统计检验得到明确的结论为止。

(3)线性范围：线性是指在检测体系的检测范围内，测量值与预测值之间的关系。需要说明的是线性与准确度密不可分，高准确度是线性分析的必要条件。可参考《EP6－A 定量测量方法的线性评价：统计方法》。

收集临床高浓度样品，用阴性样品稀释至 5～7 个浓度，至少 5 个浓度。并在同一批次内完成所有样品检测，每个浓度样品至少检测 2 次。待实验全部结束后，进行数据统计，统计时单个离群值可直接从数据组中删除而不用更换。最后计算回归方程，符合厂商声明的线性要求为性能验证可接受。

(4)检出限：检出限的建立一般由厂家、方法建立者完成，实验室可以采用简单的程序进行验证。样品首选标准物质，稀释至接近检出限浓度，至少检测 20 次。待实验全部结束后，进行数据统计，如果实验获得的不精密度在可接受范围内，且 87%的结果检出即验证的检出限为可接受。

2.定性检测项目的检验方法和程序的分析性能验证

(1)精密度：采用两个浓度样品，一个阳性和一个阴性，阳性样品浓度尽可能选择接近"医学决定水平"、弱阳性或厂商性能相近的浓度。每个浓度样品每天检测 3 次，连续检测 5 天。如果某一批因为质控或操作困难而被拒绝，需在找到并纠正原因后重新进行一批实验。待实验全部结束后，与预期结果进行判断，符合率在 90%以上为精密度性能可接受。

(2)符合率：可采用三种方法：① 标准血清盘，使用待评估的检测项目对已知的标准血清盘进行检测。② 临床诊断明确的受检者样品，使用待评估的检测项目检测临床诊断明确的阴性样品和阳性样品至少各 10 例。③ 与临床公认或主流方法比对，同时使用待评估的检测项目与比对方法对至少 20 例样品进行分析。三种方法最后均计算符合率，结果符合率在 90%以上为可接受。

【注意事项】

（1）定量检测项目的检验方法和程序的分析性能验证：分子生物学的定量检测的特点是其检测结果大多是科学计数法（例如 5×10^5），所以统计有其特殊性。注意事项包括 ① 所有数据统计前应进行 $\log_{10}$ 的转换。② 实验前收集足够的样品量，并在适当的条件下保存。③ 每次实验必须同时进行常规质控程序。④ 当实验室验证性能不可接受时，实验室应加大验证的样品数量。

（2）定性检测项目的检验方法和程序的分析性能验证：① 实验前收集足够的样品量，并在适当的条件下保存。② 每次实验必须同时进行常规质控程序。③ 当实验室验证性能不可接受时，实验室应加大验证的样品数量。

（3）其他特殊项目检验方法和程序的分析性能验证注意事项：分子诊断项目覆盖面广，包括疾病个体化治疗、药物代谢预测以及疾病的诊断等；其验证相比其他体外诊断大体一致但也有其特殊性。注意事项包括：

1）目前许多检测项目试剂厂商提供的检测试剂盒未提供相应的核酸抽提及纯化试剂盒，实验室在选择检测方法时同时应验证核酸抽提和纯化方法，必要时进行核酸定量。

2）在基因突变检测项目或病毒不同亚型检测项目验证时，精密度验证可以选择其中的一个突变位点或一个突变亚型进行验证。在符合率验证时样品的选择应覆盖不同的突变型或不同的亚型，涉及的突变位点或亚型较多时，应考虑扩大验证需要的样品数量。

3）使用原位杂交（in situ hybridization，ISH）方法时，在验证时应有明确和统一的 ISH 阳性信号的标准，并建立本实验室的阳性阈值。组织病理 ISH，应结合组织形态进行结果判读，并采用国际通用的评分标准。

三、检验程序的确认（条款号：5.5.1.3）

【基本要求】

如开展分子诊断自建项目（laboratory-developed molecular tests，LDMTs），应有程序评估并确认精密度、正确度、参考区间、可报告范围、分析灵敏度、分析特异性等分析性能符合预期用途，必要时还需进行临床验证。确认结果应经过实验室负责人审核并签字。

【具体操作】

（1）精密度：因需考虑安排不同的操作者、不同批号的试剂以及不同型号的仪器来进行多次的重复操作，一般建议确认一项分子检验方法的精密度大致需要 20 个工作日。在选择待测样品用于确认实验时，一般用接近检测限的高和低 2 个不同含量样品来进行。样品类型、取样与储存条件应尽量符合待测的临床样品。目前尚缺乏统一的国际参考标准来确定临床诊断实验室可普遍接受的精密度范围。对于定性试验，判断结果的一致性，一般符合率应该大于 90%。对于定量试验，一般确认实验可接受的精密度为不能超过已知靶分子平均含量的 3 个标准差或者 15% 变异度。美国食品药品监督管理局（Food and Drug Administration，FDA）建议变异度不能超过 20%。CNAS 的要求则以能力验证/室间质评评价界限(靶值±0.4对数值)作为允许总误差(TEa),重复性精密度<3/5 TEa;中间精密度<4/5 TEa。

(2)正确度:可以使用参考物质进行评定,或者与另一种临床上有连续性并被普遍接受的方法(所谓"金标准")进行比对。在缺乏金标准的情况下,可以引用参考文献作为指导。用于确认的样品通常选用与临床检测同类的样品。样品数 n≥20,浓度应覆盖测量区间。定性结果一致性宜大于90%,定量结果一般可接受为不能超过对照方法平均含量的3个标准差或者15%变异度。

(3)参考区间:对于大部分检测项目,正常参考区间与异常值范围都是在前期研究中就已经明确,目的是为了给特定受检者群体确定正常数值范围。对于定性试验,参考区间可以是阴性、正常、无克隆性增生,或者其他能够表明检测结果是否正常的用词。需要注意的是,某些检测项目是没有参考区间的。如对于 HCV 阳性样品的 HCV 基因分型检测,就无法在所有 HCV 已知基因型中选出一个"正常"的基因型。

(4)可报告范围:对于定性测试,应包括所有的报告结果(如野生型纯合子、突变型杂合子或纯合子)。对于定量试验,实验室必须明确定量分析中的分析测量范围(analytic measurement range,AMR)。AMR 是指待测样品在未被稀释、浓缩或其他不属于常规检查步骤部分的预处理条件下,一种方法可直接测量待测样品值的范围。因为可以稀释样品,报告范围可能大于 AMR。

(5)分析灵敏度:在分子检测领域,分析灵敏度是指用该项分子测试技术能够测到生物样品中待测靶核酸分子的最低含量。定性实验中,分析灵敏性常用"最低检测限(limit of detection,LoD)"来表达。这种检测低限指能连续在同一个样品中测到靶核酸的可能性在统计学上概率≥95%。定量实验中,多用"定量限(limit of quantitation,LoQ)"来表示。与 LoD 不同,LoQ 表示一个能够检测出的靶物质在样品中的最高和最低的量。对于某些分子检测方法来说,LoD 与 LoQ 相同。但由于 LoD 不需要考虑是否在线性范围内,所以 LoD 常常比 LoQ 还要低。通常通过一系列稀释已知含量的靶病原体或分子来分析 LoD。在同一个实验条件下并用同一个批号的制剂,重复测定已稀释至最低浓度的样品,重复测定来自临床的5个样品,60个结果,CV 值小于指定标准视为接受。

(6)分析特异性:是指该方法本身能够检测出特定待测核酸分子的能力。与其他相关的核酸分子的交叉反应和样品条件的变化是否对待测分子的检测造成影响。分子测定方法的交叉反应多来源于其他有相关或类似的核酸分子。干扰物质是指样品中其他非靶分子物质对待测的靶分子检测正确性的影响。在生物样品中,内源性干扰物质除去包括常见的血液中的血红素、胆红素、三酰甘油外,还有很多肉眼不能观察到的与疾病有关的代谢产物等。外源性干扰物常见于采集和处理样品过程中的污染。例如:采样管含有的抗凝剂、防腐剂、稳定剂,手套上的滑石粉以及核酸分子提取纯化过程中残留的试剂。评价分子检测方法的交叉反应性,首先要获得尽可能多的可能与特定待测靶分子发生交叉反应的分子核酸序列并加以分析。如果在所测的样品中存在某些结构和核酸序列相近的病原体或内源性生物分子,应对这些病原体和生物分子进行验证评价。干扰物的作用是抑制正常 PCR 反应,使结果偏低,从而造成假阴性。最常见的验证方法之一是在验证实验的过程中加入一个已知的 PCR 反应对照。在测定过程中,如果 PCR 反应对照未发生扩增或扩增产物量低于预期值范围,即可证实有干扰抑制物在该样品中存在。

(7)临床验证:临床验证是确定某种分子检测技术检出核酸分子诊断疾病的能力。临床验证的目的是评价这种新的分子检测技术是否适合于特定的临床疾病的诊断。临床敏感性不同于分析敏感性:分析敏感性主要指参考方法检测结果为阳性的结果中,用实验方法得到阳性结果的一致性;临床敏感性主要指结果为真阳性的人群中真正罹患某种疾病或异常的比例,强调实验结果与临床诊断的一致性。同样地,临床特异性也不同于分析特异,分析特异性主要指参考方法检测结果为阴性的结果中,用实验方法得到阴性结果的一致性。临床特异性主要指实验结果为真阴性的人群中真正没有罹患某种疾病或异常的比例。也强调实验结果与临床诊断的一致性。值得注意的是在评价某些罕见的疾病,由于阳性病例的数量有限,实验室进行临床敏感性评价存在一定难度,这时可以引用文献报道的临床敏感性和特异性作为理论支撑。正常对照容易收集,比较容易实现临床特异性的评价。

【注意事项】

方法确认应尽可能全面,并通过客观的证据(以性能特征形式)证实满足检验预期用途的要求。实验室应将确认程序制定成文件,并记录确认结果。确认结果应由授权人员审核并记录审核过程。当对确认过的检验程序进行变更时,应将改变所引起的影响形成文件,适当时,应重新进行确认。

第八节　检验结果质量保证(条款号:5.6)

一、室内质量控制总则(条款号:5.6.2.1)

质控物(条款号:5.6.2.2)

定性检测项目,每次实验应设置阴性、弱阳性和(或)阳性质控物。如为基因突变、基因多态性或基因型检测,则应包括最能反映检测情况的突变或基因型样品,每批检测的质控至少应有一种基因突变或基因型,并建议在一定周期内涵盖所有基因突变或基因型。

定量检测项目,每次实验应设置阴性、弱阳性和阳性质控物。

如检测过程中对被检基因组 DNA 质量有规定时,应符合制造商规定的要求,并保留 DNA 质量评价记录。需要时,应对 RNA 的质量进行评价,并选择合适的"管家"mRNA 作为内对照以评价所提取 RNA 的完整性,并保留 RNA 质量评价记录及假阴性率监测记录。

对用于基因突变检测的石蜡包埋样品,应有病理医师从组织形态学对肿瘤细胞的存在与否及其数量进行评价,并决定是否需要对肿瘤细胞进行富集。

当分子诊断结果与临床和其他实验结果不符时,应记录并分析原因,适当时采取纠正措施。

【基本要求】

应制定室内质量控制程序,定量测定可参照 GB/T 20468-2006《临床实验室定量测定室内质量控制指南》。质量控制程序中应有针对核酸检测防污染的具体措施。室内质量控制是由实验室人员采用某一方法,连续评价本实验室的可靠程度,主要是测定实验室常规工作的精密度,最终决定结果的可靠性及能否发出检验报告。临床基因扩增实验室室内质控与其他临床检验室内质控相比,有一个很大的特点,即除设置阳性质控外还应增加监测污染发生的阴性质控的设置。阴性质控的设置及结果不需要采用统计学方法来分析,但对于分子诊断项目检测必不可少。每次检测时,将质控样品按待测样品对待,与受检者样品在同样检测条件下测定。

【具体操作】

质量控制体系是为满足检验报告准确、及时和可靠所具备的有计划和系统的措施,包括室内质量控制(internal quality control,IQC)和室间质量评价(external quality control,EQC)。《医疗机构临床基因扩增检验实验室管理办法》规定临床基因实验室未开展实验室室内质量控制或未参加室间质量评价的应责令其停止开展临床基因扩增检验项目。暂无室间质评计划的项目应定期(每年至少2次)进行比对或用其他方法验证其结果的可靠性。

(1)质控物选择:可以是第三方提供的质控物、厂商提供的质控物或实验室自制质控物。如自制质控物至少满足以下要求:① 基质与待测样品尽可能一致,因不同基质中可能含有不完全一致的基因扩增检测抑制物。② 所含待测物质浓度应接近该项检测的医学水平,这样能更灵敏地反应测定的变异。③ 有很好的稳定性,由于室内质控是连续测定同一质控物以监测实验室测定的重复性,因此要求室内质控样品在适当的储存条件下尽量能长期地保持稳定。④ 靶值或预期结果已知。⑤ 无已知的生物传染危害。

(2)质控物检测的频次、浓度:在每一个分析批长度内至少对质控物作一次检测。临床 PCR 检测规定,从核酸提取到扩增为一个分析批。一般来说,定性测定有一份弱阳性和一份阴性质控物可以满足要求。定量测定则要根据实验的测定范围,可采用高、中、低三种浓度的质控物和一份阴性质控物。使用阴性室内质控主要目的是监测污染,包括实验室以前的扩增产物的污染、实验操作所致的样品之间的交叉污染以及扩增反应试剂的污染等。为了判断扩增过程污染出现的阶段,阴性质控可包括在样品制备的整个过程中所带的空白管、仅有扩增反应液但不含扩增模板的反应管或阴性样品等。另外,板上杂交和膜上斑点印迹杂交的阴性和阳性质控应该在同一板或膜上与受检者样品平行进行分析,这可以排除不同反应中因使用不同杂交条件所致的对结果的错误解释。

(3)质控物的位置:在核酸提取的整个过程中,将室内质控物与待测临床样品等同处理提取核酸。室内质控物每次不能固定在扩增仪的指定位置,而应在每次扩增检测时,进行相应的顺延,以尽可能地监测每一个孔的扩增有效性。

(4) 质控数据:质控规则应确保试验的稳定性和检验结果的可靠性。

1) 定量项目质控规则建议采用多规则控制或 6σ 质控规则。实验室应根据统计学质控方法建立检测项目的控制限。定量检测项目质控图应包括质控结果、质控物名称、浓度、批号和有效期、质控图的中心线和控制界线、分析仪器名称和唯一标识、方法学名称、检验项目名称、试剂和校准物批号、每个数据点的日期和时间、干扰行为的记录、质控人员及审核人员的签字、失控时的分析处理程序和纠正措施等。

实验室应根据实际检测需求选用合适质控规则。定量项目常用的判断结果失控的质控规则有 1_{3s} 和 2_{2s}。1_{3s} 通常指一个质控数据控制值超出 $\overline{X} \pm 3s$ 限值,对随机误差敏感。随机误差产生的因素主要有人员操作误差,试剂或测定条件不稳定,如试剂或反应管中存在气泡、试剂未充分混匀、孵育温度不稳定等,或是一次性耗材偶尔缺损所导致,并非由检测系统所导致,而是偶发事件。2_{2s} 指同一批中两个水平质控数据同方向超出 $\overline{X} + 2s$ 或 $\overline{X} - 2s$ 限值,或同一水平质控品连续 2 次检测值同方向超出 $\overline{X} + 2s$ 或 $\overline{X} - 2s$ 限值,对系统误差敏感。系统误差产生的因素有更换试剂批号、校准品批号、试剂质量不佳或使用不当导致酶失活、仪器光源老化等造成的程序变化。

2) 定性检测项目:阴阳性符合预期。另外,检测项目结果有效性判断除室内质控结果在控外,还应判断相关参数是否满足试剂说明书的要求。使用 NGS 技术,应根据制造商要求建立并执行检测过程中相关数据的质量参考标准。需评价 NGS 性能检测的特征性质量控制参数,包括:覆盖深度、序列覆盖一致性、用于评价碱基识别和比对的质量值等。

【注意事项】

(1) 常见失控原因分析:阳性质控物失控原因:① 核酸提取中的随机误差,如核酸提取中靶核酸丢失、有机溶剂去除不彻底、所用耗材(如离心管等)有 PCR 抑制物存在等。② 仪器问题,如扩增仪、恒温金属浴空间温度的不均一性、孔内温度与所示温度的不一致性等。③ 试剂问题,如 Taq 酶和(或)逆(反)转录酶失活,核酸提取试剂的效率等。阴性质控物失控原因主要为扩增产物的污染和(或)临床样品的核酸提取过程中发生的样品之间的交叉污染。

(2) 失控情况处理:如发现质控数据失控,应及时查找失控原因,采取纠正措施。操作者应填写失控报告单,上交专业主管,由专业主管作出是否发出当批受检者检验报告的决定。

二、实验室间比对(条款号:5.6.3)

【基本要求】

实验室应参加适于相关检验和检验结果解释的实验室间比对计划(如外部质量评价

计划或能力验证计划）。当无实验室间比对计划可利用时,实验室应采取其他方式并提供客观证据证明检验结果的可接受性。

【具体操作】

(1) 参加实验室间比对:应按照 CNAS-RL02《能力验证规则》的要求参加相应的能力验证/室间质评。应保留参加能力验证/室间质评的结果和证书。实验室负责人或指定人员应监控室间质评活动的结果,并在结果报告上签字。本专业室间质评允许误差范围见《各专业质量控制允许误差范围》。

1) 质评样品的接收和保存:质评样品一般应符合以下条件,① 质评样品基质与临床样品应尽量一致,如临床样品为血清,则质控物也应为血清。当然某些体液,如痰、分泌物等,质评样品的基质可能无法做到与其一致,此时可采用生理盐水等作为替代基质。② 质评样品浓度与试验的临床应用相适应,根据临床上最为常见的浓度范围及通常所用方法的测定下限来确定质评样品浓度,避免出现与临床样品浓度相去甚远的情况。③ 保证质评样品的稳定。

2) 质评样品的检测:室间质评样品检测的原则是与受检者样品等同处理。

3) 质评样品结果分析:实验室负责人或指定负责人应监控室间质量评价活动的结果,并在结果报告上签字。应对"不满意"和"不合格"的能力验证/室间质评结果进行分析并采取纠正措施,并记录。

(2) 替代方案:对没有开展能力验证/室间质评的检验项目,应通过与其他实验室(如已获认可的实验室、使用相同检测方法的实验室、使用配套系统的实验室)比对的方式确定检验结果的可接受性,并应满足如下要求:

1) 规定比对实验室的选择原则。

2) 样品数量:至少 5 份,包括正常和异常水平或不同常见基因突变或基因型。

3) 频率:至少每年 2 次。

4) 判定标准:应有≥80%的结果符合要求。分子病理、药物基因组学、产前筛查与诊断应100%符合。

注:比对结果不一致时,应分析原因,并采取有效的纠正措施,及时评估纠正措施的有效性。

三、检验结果的可比性(条款号: 5.6.4)

【基本要求】

实验室使用两套及以上检测系统检测同一项目时,应有比对数据表明其检测结果的一致性,比对频次每年至少 1 次,样品数量不少于 20 份,浓度水平应覆盖测量区间;计算回归方程,系统误差应<±7.5%。应定期(至少每年 1 次,每次至少 5 份临床样品)进行检验人员的结果比对、考核并记录。比对结果至少 4 个样品测量结果偏倚<±7.5%,其中阴性和临界值样品必须符合预期。

使用不同生物参考区间的检测系统间不宜进行比对。

比对记录应由实验室负责人审核并签字,并应保留至少 2 年。

【具体操作】

(1) 相同检验项目在相同检测系统的不同仪器上进行检测时,或在不同的地点使用相同检测系统检测同一检验项目,实验室应定期(至少每 12 个月 1 次)比对检验结果的一致性。

(2) 相同的检测项目在不同检测系统上进行检测时,实验室应在检测系统报告受检者结果前验证不同系统检测结果的一致性;每半年至少做一次比对实验。

1) 定性检测项目:每个项目选择至少 5 份新鲜患者样品(包括高、中、低和阴性),检测结果应 100% 符合。

2) 定量检测项目:每个项目至少 20 个样品,包括高、中、低各种浓度不同检测系统。

(3) 实验室还应定期(至少每年 1 次,每次至少 5 份临床样品)进行检验人员的结果比对、考核并记录。比对结果至少 4 个样品测量结果偏倚 $< \pm 7.5\%$,其中阴性和临界值样品必须符合预期。

【注意事项】

使用不同生物参考区间的检测系统间不宜进行比对。比对记录应由实验室负责人审核并签字,并应保留至少 2 年。

第九节　检验后过程(条款号: 5.7)

一、结果复核(条款号: 5.7.1)

【基本要求】

应制定定性检测项目临界样品的复检制度,复检范围和结果报告规则遵从试剂说明书规定的要求。

NGS 检测显示为影响临床决策的核酸变异结果,在签发报告之前,需要另外采用备选方法(如 Sanger 测序、SNP 芯片等)对其进行确认。

【具体操作】

实验室应制定程序确保检验结果在被授权者发布前得到复核,适当时,应对照室内质控、可利用的临床信息及以前的检验结果进行评估。

如结果复核程序包括自动选择和报告,应制定复核标准、批准权限并文件化实验室应制定定性检测项目临界样品的复检制度,复检范围和结果报告规则遵从试剂说明书规定的要求。

NGS 检测显示为影响临床决策的核酸变异结果,在签发报告之前,需要另外采用备选方法[如 Sanger 测序、单核苷酸多态性(single nucleotide polymorphism,SNP)芯片等]

对其进行确认。

二、临床样品的储存、保留和处置(条款号：5.7.2)

【基本要求】

实验室应制定并执行识别、收集、保留、检索、访问、储存、维护和安全处置临床样品的程序。实验室应规定临床样品保留的时限、应根据样品的性状、检验和任何适用的要求确定保留时间,原始样品、核酸提取物和(或)核酸扩增产物应规定保存期,便于复查。为便于追溯,凝胶图像和斑点杂交条带和(或)通过扫描、拍照等方式保留的结果应作为技术记录保存,保存期限参照相关行业要求。

【具体操作】

样品检测后要进行一段时间的保留,以备必要时复查。当任何一方对检验结果提出质疑时,只有对原始样品进行复查才能说明初次检验是否有误。样品的安全处置应符合地方法规或有关废物管理的建议。

不同类型的样品保存条件和期限：

（1）靶核酸为 DNA 的样品,2~8℃保存 72 小时;靶核酸为 RNA 的样品应−20℃保存;长期保存均应冻存−70℃。

（2）靶核酸为 RNA 的样品：应−20℃保存;长期保存应−70℃保存。

（3）纯化后的 DNA,可在 TE 缓冲液中 2~8℃保存 1 年,−20℃可长期保存。

（4）纯化后的 RNA 应于 TE 缓冲液中−70℃保存;石蜡包埋组织可在 2~8℃长期保存。

（5）石蜡包埋组织：可在 2~8℃长期保存。

（6）DBS 样品：室温保存不超过 2 周;4℃可保存 24 个月。

【注意事项】

对于分子诊断项目的样品在保存前应进行必要的处理,如离心分离血清或必要时进行核酸抽提;对于敏感、重要样品应加锁重点保管;对超过保存时限的样品可进行定期清理以节省资源和空间。

第十节　结果报告(条款号：5.8)

一、总则(条款号：5.8.1)

【基本要求】

（1）每一项检验结果均应准确、清晰、明确并依据检验程序的特定说明报告。

（2）实验室应规定报告的格式和介质(即电子或纸质)及其从实验室发出的方式。

（3）实验室应制定并执行保证检验结果正确转录的程序。

（4）报告应包括解释检验结果所必需的信息。

（5）当检验延误可能影响患者医疗时，实验室应有通知检验申请者的方法。

【具体操作】

为了保证报告的完整和规范，实验室应有清晰的标准操作程序（standard operating procedure，SOP）说明何时以及如何报告等。最终检测报告生成时，它应具有规范性，能够使医疗保健提供者（医生）清楚地了解检测结果，以及检测方法的有效性和局限性。现行的准则中也涉及对分子遗传诊断报告内容的规范。考虑到基因检测遗传性疾病对受检者家庭成员的影响，报告和样品归档也应有适当的程序支持。应建立实验室报告纠错的机制和配套程序。对于定性检测项目，应制定临界样品的复检制度，复检范围和结果报告规则应遵从试剂说明书规定的要求。对最终的检测结果进行审查时，应记录下对结果进行评价的客观标准，其中包括解释数据所需要的信息。

【注意事项】

开展孕妇外周血胎儿游离 DNA 产前筛查与诊断的实验室应规定明确的检验周转时间（turn-around time，TAT）：自采血至发放临床报告时间不超过 15 个工作日，其中发出因检测失败须重新采血通知的时间不超过 10 个工作日。

二、报告内容（条款号：5.8.3）

【基本要求】

临床基因检验诊断报告应该明确、简洁、准确可靠，并具有充分的解释、可信性和权威性。除了通用要求外，适用时，分子诊断报告内容还应包括特定信息：检测方法、检验程度的详细信息、分子遗传学检验项目需提供基因参考序列，涉及肿瘤病理样品需说明肿瘤细胞的百分比信息、方法的局限性、进一步检测的建议、相关咨询人员姓名及联系方式。

临床基因检验诊断报告中术语描述应规范，应使用国际权威组织或数据库发布的最新标准命名。

基因名称应依据人类基因命名委员会（HGNC）的指南原则命名。

对于测序发现的序列变异，应参照当前的人类基因组变异协会（HGVS）指定的规则进行描述。

对于细胞遗传和微阵列芯片，应采用最新版本的人类细胞遗传学国际命名体制（ISCN）的标准命名。

药物治疗相关基因检测项目其报告内容必要时宜有结果解释或用药建议等相关信息。

【具体操作】

根据中国医师协会检验医师分会分子诊断专家委员会发布的《临床基因检验诊断报告模式专家共识》，基因诊断报告内容应至少包含以下内容：

1. 基本要素

(1) 题目与格式：临床基因检验诊断报告应具有醒目的题目，明确标示出检验的靶标。

(2) 受检者信息：报告中明确包含受检者唯一性标识、受检者全名、性别、出生日期、必要时注明种族、籍贯或地域来源。当家族成员多人同时送检时，应有足够信息区分家庭成员的身份，需要时包含家族或谱系信息等。对于家系的说明，表格或谱系所提供的信息更适合连锁分析。

(3) 临床信息：临床医师应在申请检验时提供简要的临床信息，应至少包含疾病的诊断或初步诊断、申请检验目的（指需要明确疾病发病状态或携带者状态等）、家族史或既往史。实验室人员往往需要临床信息对检验结果进行综合分析，必要时根据检验结果提出其他的相关建议。如果未提供任何临床信息，实验室人员应主动向临床咨询。

(4) 样品信息：每个样品应当有唯一性标识，注明样品类型、样品采集时间、样品接受时间、报告时间、需要时注明样品状态（如：已分离的 DNA 或已裂解白细胞等）。胎儿样品（如羊膜穿刺样品、绒毛膜样品等）应与其母亲样品清晰分开，且不可以使用母亲姓名。

(5) 医师和实验室信息：包括申请医师的姓名、实验室名称、实验室地址和联系电话。

(6) 页码：报告单中每一页均应包含页码，页码采用"当前页码/总页码"的格式注明，即使报告单仅有一页，也应当采用此种方式进行标注。报告为多页时，每一页均应注明受检者基本信息和样品唯一标识（如 ID 号）。

2. 特定要素

(1) 注明方法学：报告中应简单注明所采用的方法学，尤其是针对某一检验项目具有多种检验方法时。这对分子检验项目非常重要，因为该受检者的家属可能在其他实验室进行了检验，或者该受检者（尤其是阴性结果）会在今后进行随访检验。

(2) 注明检验程度的详细信息：应明确说明所检验的基因座位或突变位点，这一点在报告阴性结果时至关重要。

(3) 对于分子遗传检验项目，应提供基因参考序列。

(4) 需要时应注明质量控制信息，如涉及肿瘤病理样品应说明肿瘤细胞的百分比等信息。

3. 结果报告

(1) 结果报告方式：临床基因检验诊断报告应采用简洁清晰的报告方式，包含所采用的分析过程及对实验结果的解释，使得检验结果和所包含的信息能有效地传达给临床医师。应准确客观地描述所检验的结果，避免引起歧义。定性试验不应简单的报告为"阴性""阳性"或"不确定"，结果报告中应至少包括检验目标，如："HCV RNA 检验""沙眼衣原体 DNA 检验"，阴性结果应描述为"未检出""低于检验下限"或"未检验到突变"。定量试验的检验结果需提供具体测定数值及参考区间。基因型或基因变异的检验结果需明确描述所检验的基因位点或变异位点。必要时，在报告解释中进行详细说明。

(2) 术语规范描述：检验结果中的术语应使用国际权威组织或数据库发布的最新标

准命名,并在报告解释中注明出处。基因名称应依据人类基因命名委员会(HUGO Gene Nomenclature Committee, HGNC)的指南原则命名。当某个非正式命名被广泛使用时,也可包含此名称,可以用括号将非正式命名放于标准命名的后面;或者将通用的非正式命名称放在结果部分,而将标准命名放在报告解释的方法学部分;或者在报告解释中单独加以说明。对于分子遗传检验,参考序列和命名应当使用当前的人类基因组变异协会(Human Genome Variation Society, HGVS)的标准命名;对于细胞遗传和微阵列芯片,应当采用最新版本的人类细胞遗传学国际命名体制(International System for Human Cytogenetic Nomenclature, ISCN)的标准命名。

(3)注明所采用的数据库:需要注意不同的数据库版本中,基因碱基号码或者密码子的号码可能不同,此时应根据最新的数据库进行标注。

(4)结果报告内容:不应使用含义模糊的词汇,不可使用"+"或"-"符号,因为阴性结果容易被非专业人士误解为"已排除"。如:对于初诊白血病受检者微小残留监测分子标志物筛查,如未检验出融合基因和抗原受体基因单克隆重排,应描述为"未筛查到合适的微小残留监测分子标志物"。如筛查到合适的微小残留监测指标,应描述为"筛查到某某融合基因和某某抗原受体基因重排(如 TCR 基因 $V_{\delta 2}$- $D_{\delta 3}$ 重排),可作为微小残留监测的分子标志物",基因重排分子标志物应进一步注明个体特异性的结合部序列,以便受检者转至其他医疗机构治疗和监测时供参考。对于诱导缓解治疗后及持续治疗中的白血病受检者进行微小残留监测时,监测结果以百分比(白血病细胞占单个核细胞的比例)形式报告监测结果。

(5)多项检验结果报告:多种可能的病理性变异被检出时,应对该变异进行说明。多项检验的结果应该分开报告。

(6)药物治疗相关的报告:应结合受检者的临床资料以及比较全面的药物相关基因信息等给予用药建议。

(7)检验结果与其他结果不符时的报告要求:检验结果与其他实验结果或临床资料不符时,应进行调查并将资料备案,必要时进行验证。

(8)结果录入要求:为避免错误不支持手写报告,应使用计算机录入结果。

(9)报告中实验室自建方法信息:采用实验室自建方法时应注明"该实验性能特性由某某实验室确认,未经过国家药监总局的批准"。

4. 报告解释

针对实验结果的解释,是指将定性或定量的原始实验数据归纳为结论,参考受检者其他临床相关信息以及家属相关资料,将实验结果归纳为一个清晰和全面的解释。

(1)连锁分析:进行连锁分析时,分子遗传疾病的检验报告应包含对假阴性和假阳性的评价和原因分析。

(2)复杂遗传疾病的基因检验:涉及多种突变的检验报告,应说明突变检出率以及某些突变未包含在检验范围内可能导致的潜在风险。如:家族性乳腺癌的致病基因变异在分子水平上具有很强的异质性,可能在不同受检者或家族中存在多种突变,常规分子检验技术很难达到100％的检出率。

（3）阴性结果：阴性并不能完全排除受检者存在基因突变。检验报告应当采用医师可以理解的方式对此进行说明，推荐说明基于该种族的已知人群等位基因频率所得的残余风险值。

（4）阳性结果：由于某些遗传疾病的基因型和表型间的关系较复杂，某种突变位点阳性的报告，可能不能提供该结果所产生临床影响的信息，而临床需要根据这些结果做出是否干预决定。因此，对于这种检验，报告中应该包含针对实验结果局限性的讨论，以及所检出的结果的临床意义，如显性或隐性遗传的情况、复发的风险、外显率、严重性和其他基因型和表型间的相关性。对报告的解释至少要包含相关信息，使医师能够利用现有的文献资源来进行临床判断。实验室应说明目前的解释只是基于现有的知识，将来可能随着研究的发展会有所变化。

（5）咨询建议：适用时报告应包含受检者进行咨询的建议，由专业人士为其解释检验结果的影响、潜在风险和不确定性，由此衍生的对生育或者其他医学干预措施的选择。这主要是因为某些分子基因检验结果较为复杂，有些结果可能仅仅与疾病发病风险有关，而不具有明确的诊断依据。

（6）结果整合分析：如果同一份样品进行了多个项目检验，报告解释时应对结果进行整合分析，为临床提供清晰和简明的解释。

（7）药物治疗相关基因检测项目其报告内容必要时宜有结果解释或用药建议等相关信息。

（8）无创产前诊断检测结果为低风险的孕妇，采血机构应当建议其定期进行常规产前检查；如果同时存在胎儿影像学检查异常，应当对其进行后续咨询及相应产前诊断。对检测结果为高风险的孕妇，产前诊断机构应当尽快通知其到本机构进行后续咨询及相应产前诊断。咨询率应达到100％，产前诊断率应达到95％以上。

对于目标疾病以外的其他异常高风险结果，产前诊断机构应当告知孕妇本人或其家属进行进一步咨询和诊断。

5. 备注说明

备注中应说明检验方法的局限性，检验灵敏度和特异性。如测序方法并不能检验到大的基因缺失和重复等。如果样品的某些特征会影响检验结果的质量，应予以说明。例如，肿瘤组织基因突变的检验受到肿瘤细胞与正常细胞比例的影响，或组织活检的结果受到取材部位的影响等。如果检验前的样品质量不能受到实验室的保证和确认，报告单中应说明该实验结果仅针对所接收到的样品。如果部分检验在其他实验室进行，报告单中应明确说明哪些结果出自哪些实验室，例如本实验室经过相关认证/认可，参与检验的其他实验室未经认证/认可，这一点也需要说明。建议参与检验的其他实验室提供原始报告。个别检验项目的报告单中可能包含多人结果，如同一家庭的多个成员，此时需注明成员之间的血缘或谱系。建议每个个体分开检验，以保证检验结果的机密性。应注明报告结果的咨询方式。

第八章 实验室信息系统检验领域质量管理要求

第一节 文件控制(条款号: 4.3)

【基本要求】

实验室应控制质量管理体系要求的文件,包括采用电子化文件时,应对所授权修改的内容有明显标识,确保电子化文件有效性,防止旧版电子化文件被误用。

【具体操作】

(1)电子化文件应包含修订页,明确指出该文件新版本的修订处。

(2)最新版本的文件明显显示"在控"标签,其他历史版本明显显示"废止"标签。

(3)每次的文件修订均应包含该修订被相关权限负责人的审核通过的记录。

【注意事项】

对于打印出的电子文件,应明确标注其打印时间,以免打印时"在控"的文件由于信息系统内的文件修订而已被废止。

第二节 记录控制(条款号: 4.13)

【基本要求】

实验室应确定信息系统中的患者结果数据和档案信息的保存时限。保存时限和检索方式应征求临床医护人员意见。

【具体操作】

(1)根据本机构的管理规范设定数据保存时限,按照《医疗机构管理条例实施细则》第53条规定:医疗机构的门诊病历的保存期不得少于15年;住院病历的保存期不得少于30年。

（2）搜索功能应根据临床医护人员的意见确定每个账号的权限，限制不同的搜索结果。

【注意事项】

在条件允许的情况下，对于超过保存时限的数据，亦不建议删除，可转存至本机构的数据中心或者信息中心内。

第三节 人员（条款号：5.1）

一、培训（条款号：**5.1.5**）

【基本要求】

实验室应制定使用信息系统的使用人员、新上岗员工以及信息系统应急预案的培训与考核计划。

应对信息系统使用人员进行培训，使其掌握如何使用新系统及修改过的旧系统。

【具体操作】

形成制度，对于新上线系统修改的系统、新上岗人员均应进行培训和考核，并对培训记录和考核记录存档。

【注意事项】

培训和考核可使用不同形式进行（如面授、阅读说明书、实际操作等），以达到让使用者可独立操作系统目的即可。

二、能力评估（条款号：**5.1.6**）

【基本要求】

应对员工的操作能力，至少对信息系统新增功能、信息安全防护和执行信息系统应急预案的能力进行每年1次的评估。

【具体操作】

形成制度，每年定期对所有人员进行一次信息系统新增功能、信息安全防护和执行信息系统应急预案的培训和考核，并对培训记录和考核记录存档。

【注意事项】

对人员能力评估的培训和考核可使用不同形式进行（如面授、阅读说明书、实际操作等），以达到让使用者可独立操作系统目的即可。

第四节　设施和环境条件(条款号：5.2)

设施维护和环境条件(条款号：5.2.6)

【基本要求】

为保证计算机系统正常运作,服务器应部署于至少满足等保二级标准的机房内,计算机及附加设备应保持清洁,放置地点和环境应符合厂商的规定(如通风、静电、温度、湿度)。

计算机的放置应符合消防要求。

应对通行区内的电线和计算机蓝线设备保护措施。

应为实验室信息系统(LIS)服务器和数据处理有关的计算机配备不间断电源(UPS),以防止 LIS 中数据的损坏或丢失。

【具体操作】

(1) 放置信息系统服务器,包括 LIS 服务器的机房应满足 GB50174 - 2008《电子信息系统机房设计规范》和《卫生行业信息安全等级保护工作的指导意见》内对于信息系统定级的要求。

(2) 机房应满足机房内放置的所有设备的运行环境的特殊要求,如温湿度、振动烈度、噪声标准等。

【注意事项】

应对机房环境做到日常巡检,做好巡检记录,及时排除隐患项。

第五节　实验室设备、试剂和耗材(条款号：5.3)

设备维护与维修(条款号：5.3.1.5)

【基本要求】

在每次备份或恢复数据文件后,应检查系统有无意外改变。

应对系统硬件及软件进行的更改进行准确识别并记录。应对系统硬件及软件进行的更改进行验证,以确保可以接受。

【具体操作】

(1) 对于系统数据的备份和恢复或系统硬件的更新,应有完整的操作规程,并记录操作前的状态、操作后的状态及操作后是否有意外的改变(如数据丢失、模块损坏等),如发生意外,进行了哪些处理对策等。

(2) 在条件允许的情况下,建议部署备用服务器,同时应定期进行备份服务器切换和启用的培训和演练工作,并做好记录。

【注意事项】

对于任何服务器硬件设备和软件环境的更换、升级,应充分做好预估,如升级不成功可快速回滚至原状态。

第六节　检验过程(条款号:5.5)

检验程序文件化(条款号:5.5.3)

【基本要求】

应建立计算机系统程序手册和作业指导书,可以是电子版,便于所有授权的计算机用户使用,并应可在活动实施地点获得。

应明确说明计算机程序的用途、运行方式和它与其他计算机程式的互动。其详细程度应足以支持计算机信息系统管理员做相关故障排除、系统或程序修改。

计算机系统程序手册应由实验室负责人或授权人员定期评审和批准;所使用的计算机系统程序手册应现行有效。

应制定程序,在火灾、软件或硬件损坏时,有措施保护数据、信息和计算机设备。

【具体操作】

计算机系统程序手册和作业指导书应包含下列内容:

(1)对于所有模块的使用说明。

(2)对于常见错误的排查和修复方法。

(3)程序技术问题客服的联系方式。

【注意事项】

(1)在信息系统建立和升级改造进行验收时,应注意操作手册是否完整,满足实际操作的要求。

(2)应建立信息系统的软硬件热备份制度,应做到数据的每日备份。如条件允许,应对数据进行异地备份。

第七节　结果报告(条款号:5.8)

一、总则(条款号:5.8.1)

【基本要求】

应定期核查 LIS 内的最终检验报告结果与原始输入数据是否一致,应有防止数据传输错误的程序文件和记录。应定期核查数据在处理及存储过程中是否出现错误。

（1）定期核查医生、护士工作站等检验结果查询系统中的数据与原始数据是否一致。

（2）新仪器接入 LIS 时要进行一定数量的仪器与 LIS 数据的比对。

【具体操作】

（1）定期进行检验样品原始数据与系统内数据进行比对，形成制度和记录。

（2）新增仪器应进行数据传输有效性比对及功能模块的测试（如危急值报警等），测试无误后方可用于出具正式报告。

（3）对于系统或者仪器增加或升级功能模块，也应进行数据传输的数据一致性比对，保证数据一致性。

【注意事项】

当系统进行过程序修改，于正式运行前必须进行一次数据比对。

二、报告内容（条款号：5.8.3）

【基本要求】

LIS 中的报告格式应能提供结果解释等备注的功能。

实验室负责人应对 LIS 中实验室报告的内容和格式进行审核、批准，并征求临床医护人员的意见。

【具体操作】

实验室负责人应在征求过临床医护人员的意见后，对 LIS 中实验室出具报告的内容和格式进行编制，当制作完成后进行审核并批准发布，并对该格式负责。

【注意事项】

实验室应与临床沟通，对于报告中所列出的检验项目在获得充分的临床信息后作出相应的结果解释。

第八节　结果发布（条款号：5.9）

一、总则（条款号：5.9.1）

【基本要求】

LIS 应有程序能在计算机发出报告前发现危急值结果并发出预警。应通过相关程序及时通知临床（如医师、护士工作站闪屏）并记录（包括患者相关信息，危急值的接受者、接受的日期和时间，以及实验室通知者、通知的日期和时间）。

【具体操作】

在系统开发时提出此项需求。

【注意事项】

对于危急值报警须留下日志供今后调阅查看。

二、结果的自动选择和报告(条款号：5.9.2)

【基本要求】

LIS宜有程序能在计算机发出报告前发现不合理或不可能的结果,患者数据修改后,原始数据应能显示。LIS中应能显示患者的历史数据,以备检验人员在报告审核时进行监测数据的比较。

【具体操作】

在系统开发时提出需求,每个项目的检验结果均需要设置上下限值,超过限值须人工审核,其他数据可自动审核通过并发布。对于需要人工审核的数据,系统应可显示该患者在系统内的历史检测数据供审核人员参考。

【注意事项】

应在LIS中根据用户权限设置提供给部分用户报告数据修改功能,但应显示原数据、修改后的数据及修改原因(可不填),供报告审核人进行判断。

第九节　实验室信息管理(条款号：5.10)

【基本要求】

LIS系统的等级保护的登记应与该医疗机构其他信息系统等级一致。

【具体操作】

按《中华人民共和国网络安全法》及《信息安全等级保护管理办法》规定定期展开等级保护评测工作。

【注意事项】

如包含受检者敏感数据,应按照《中华人民共和国个人信息保护法(草案)》的要求执行。

一、总则(条款号：5.10.1)

【基本要求】

实验室信息系统应能满足临床医生检验医嘱和报告单查询,以及实验室检验前和检验中与检验后的信息化、质量监测指标分析等需求。

【具体操作】

在系统开发时提出此项需求,并对以下方面具体规范。

检验前(样品采集、运送、接收等)。

检验中(检测时间、复测复查、质控、检测系统相关信息、定标曲线等)。

检验后(报告时间、打印时间,打印次数等)。

机构质量检测指标应至少包含且不限于《临床检验专业医疗质量控制指标》2015 年版内的质量指标指标。

【注意事项】

系统开发前进行充分调研,且需要 LIS 开发商持续跟进本机构的系统使用日常工作,按需进行二次开发。

二、信息系统管理(条款号: 5.10.3)

【基本要求】

(1) 应对 LIS 的使用进行授权。LIS 的授权应详细,应对接触患者资料、输入患者结果、更改结果、更改账单或改变计算机程序等人员进行授权;所有授权进入实验室 LIS 系统的人员应维护所有计算机和信息系统中患者信息的机密性。

(2) 安全保护以防止第三方篡改或丢失数据。

1) 实验室及网络管理中心应确保:建立和实施程序,始终保护所有计算机和信息系统中数据的完整性;

计算机程序和其他方法足以保护检验数据和信息的收集、处理、记录、报告、储存或恢复,防止意外或非法人员获取,修改或破坏。

2) 不应在实验室计算机中非法安装软件。USB 接口和光驱使用宜有授权等控制措施。

3) 如果其他计算机系统(如药房或病历记录)的信息科通过实验室的计算机系统获得,应设有适当的计算机安全措施防止非授权获得这些信息。

4) 应设有适当的计算机安全措施,防止通过其他计算机系统(如药房或病历记录)非授权获得任何患者实验室信息及非授权进行更改。

5) 应保护机构内部和外部通过网络传输的数据,以免被非法接受或拦截。

6) LIS 应能识别及记录接触或修改过患者数据、控制文件或计算机程序的人员信息。

7) 实验室应建立有效的备份措施防止硬件或软件故障导致患者数据丢失。定期检查备份的有效性。

8) 实验室应规定备份周期及保存期限。

9) 应记录系统备份期间检测到的错误以及所采用的纠正措施,并报告实验室责任人。

10) 应监控计算机的报警系统(通常是主计算机的控制台,监控硬件和软件性能),并定期检查确保正常运作。

11) LIS 应具备质量统计指标的功能,对于制定的统计类目生成相应时间段的统计表。

12）LIS内所有可能影响患者医护的更改如报告重审应经过审核及得到批准，并记录。

（3）在符合供应商规定的环境下操作，或对于非计算机系统，提供保护人工记录和转录准确性的条件。

1）手工或自动方法将数据输入计算机或其他信息系统时，在计算机最终验收及报告前，应检查核对输入数据的正确性。

2）若可能，结果录入应根据特定检验所预定的数值范围进行检查，以便在最终验收和报告前检测不合理或不可能的结果。

3）在程序初次安装时、改变或修改后，应对其正常运行进行检查，并记录。

4）当计算机用于收集、处理、记录、报告、储存或恢复检验数据时，实验室应确保对计算机软件，包括建立仪器或系统所用的通用软件（例如文字处理或数据表应用程序），进行验证。

5）首次安装时，按计划改变或修改后，应对程序进行验证后才可正常运行。

（4）进行维护以保证数据和信息完整，并包括系统失效的记录和适当的应急和纠正措施。

1）应定期核查在不同系统中维护的表格的多个副本（例如实验室信息系统和医院信息系统中的生物参考区间表），以确保在使用过程中所有副本的一致性。应有适当的复制和对照程序，并定期核查。

2）实验室应对计算机处理患者数据的过程及结果进行定期审核，并记录。

注：处理患者数据的过程及结果是指任何根据录入数据对患者记录所做的修改，包括数值计算、逻辑函数和自动核对结果、添加备注。

3）LIS应可以完全复现存档的检验结果及其他必要的附加信息，包括测量不确定度、生物参考区间、检验结果所附的警示、脚注或解释性备注。

4）如果没有其他方式，应可在规定的时限内"在线"检索患者和实验室数据。

5）应建立程序文件对数据存储媒体正确标识、妥善保存，防止数据存储媒体被未授权使用。

6）LIS应对患者结果数据进行备份。

7）应有程序规定关闭和重启所有或部分系统的要求，以确保数据的完整性，尽量减少对实验室提供服务的影响，并确保重启后系统正常运行。

8）应对定期维护、服务和维修的记录文档进行保护，以便操作人员追踪到任何计算机所做过的工作。

9）应制定文件对计算机出现的故障采取纠正措施，并记录。

10）应制定应对计算机系统突发事件的书面处理方案。

11）应制定程序处理其他系统停机（例如医院信息系统），以确保患者数据的完整性。应制定验证其他系统恢复和数据文件更换或更新的程序。

12）应记录所有意外停机、系统降级期（如反应时间减慢）和其他计算机问题，包括故障的原因和所采取的纠正措施。实验室应将所有严重的计算机故障迅速报告给指定人员。

13）应制定书面应急计划以应对某些事件，确保在发生计算机或其他信息系统故障时，能快速有效地发出患者结果报告。

14）应制定专人在计算机出现明显故障时可立即向其汇报，并记录。

15）实验室应建立程序定期检测所有计算机硬件。应有定期维护的计划表。

16）任何系统硬件或软件的改动都应验证其适用性，以便确认所有改动都是可行的，并记录。应记录所有增加或修改软件的人员信息。

【具体操作】

在系统开发前应在充分听取临床一线医护的需求和建议，在符合安全规范的条件下尽量写入开发方案。

【注意事项】

（1）系统开发前进行充分调研，且需要 LIS 开发商持续跟进本机构的系统使用日常工作，按需进行二次开发。

（2）注意与其他信息系统的数据传输共享等接口的正常运行，当其他信息系统无法工作时，LIS 系统应可独立维持相应的工作流。

参 考 文 献

[1] 王伟佳,黄福达,温冬梅.ISO15189 医学实验室认可质量手册与程序文件[M].北京:科学出版社,2020.
[2] 尚红,王毓三,申子瑜.全国临床检验操作规程[M].4 版.北京:人民卫生出版社,2015.
[3] 王华梁,吕元,钟建明.检验医学实验室质量管理指南[M].上海:上海科学技术文献出版社,2014.
[4] 中国合格评定国家认可委员会.医学实验室质量和能力认可准则:CNAS-CL02/ISO 15189[S].北京:中国合格评定国家认可委员会,2012:9.
[5] 中华人民共和国卫生部.临床实验室质量指标:WS/T 496-2017[S].北京:中国标准出版社,2017:1.
[6] 中国合格评定国家认可委员会.实验室和检验机构管理评审指南:CNAS-GL012[S].北京:中国合格评定国家认可委员会,2018:3.
[7] 中国合格评定国家认可委员会.实验室和检验机构内部审核指南:CNAS-GL011[S].北京:中国合格评定国家认可委员会,2018:3.
[8] 王青,宿苏明,郭小龙,等.浅谈医学实验室质量管理体系文件控制与改进[J].中华医学杂志,2015,95(22):1719-1721.
[9] 程红革,韦汝珍,陈晓丽,等.医学实验室质量管理体系文件的控制[J].国际检验医学杂志,2014,35(4):507-509.
[10] 胡晓波,项明洁,李莉.临床检验一万个为什么检验质量管理分册[M].北京:人民卫生出版社,2017:281-284.
[11] 杨振华,王治国.临床实验室质量管理[M].北京:人民卫生出版社,2003:110-114.
[12] 杨惠,王成彬.临床实验室管理[M].北京:人民卫生出版社,2015.
[13] 于江,谷文昊.浅谈实验室管理体系中的纠正和纠正措施[J].医疗装备,2014,6(6):85-86.
[14] 沈宇雯,金勇.预防措施在实验室质量管理领域的应用[J].中国计量,2011(8):43-44.
[15] 丛玉隆,王成彬,等.现代医学实验室管理与认可实践(第2版)[M].北京:人民军医出版社,2011.
[16] 王华梁,周靖.如何理解与实施实验室质量管理持续改进[J].中华临床实验室管理电子杂志,2014,11(4):5-10.
[17] 上海市市场监督管理局.上海市检验检测条例[S].上海:上海市市场监督管理局,2017.1.
[18] 霍本方.电子记录的控制[J].现代测量与实验室管理,2011(3):46-48.
[19] CLINICAL AND LABORATORY STANDARDS INSTITUTE(CLSI). Laboratory Quality Control Based on Risk Management; approved guideline. CLSI document EP23-A[S]. Wayne, PA: CLSI; 2011.

[20] 中华人民共和国国家质量监督检验检疫总局.中国国家标准化管理委员会.医学实验室安全要求：GB 19781-2005/ISO 15190：2003[S].北京：中国标准出版社,2005：6.

[21] 中华人民共和国国家质量监督检验检疫总局.中国国家标准化管理委员会.实验室生物安全通用要求：GB 19489-2008[S].北京：中国标准出版社,2008：12.

[22] 胡晓波,李莉.临床实验室质量管理基础[M].北京：人民卫生出版社,2018.

[23] 樊绮诗,于嘉屏.临床检验样品分析前质量保证手册[M].上海：上海科学技术出版社,2009.

[24] 石凌波,崔伟历,张凤川.检验医学分析前质量控制[M].北京：人民军医出版社,2008.

[25] CLINICAL AND LABORATORY STANDARDS INSTITUTE (CLSI). Procedures for the collection of diagnostic blood specimens by venipuncture; approved standard-sixth edition. CLSI document H3-A6[S]. Wayne, PA：CLSI, 2010.

[26] 中华人民共和国卫生部.尿液标本的收集及处理指南：WS/T 348-2011[S].北京：中国标准出版社,2011：9.

[27] CLINICAL AND LABORATORY STANDARDS INSTITUTE (CLSI). Urinalysis; approved guideline-third edition. CLSI document GP16-A3[S]. Wayne, PA：CLSI, 2009.

[28] 中华人民共和国国家和计划生育委员会.临床实验室质量指标：WS/T 496-2017[S].北京：中国标准出版社,2017：1.

[29] CLINICAL AND LABORATORY STANDARDS INSTITUTE(CLSI). Training and Competence Assessment (QMS03-A3)；Approved Guideline-Third Edition[S]. Wayne, PA：CLSI, 2009.

[30] CLINICAL AND LABORATORY STANDARDS INSTITUTE(CLSI). Autoverification of Clinical Laboratory Test Results；Approved Guideline[S]. CLSI AUTO 10-A. Wayne, PA：CLSI, 2006.

[31] 中国合格评定国家认可委员会.医学实验室质量和能力认可准则在实验室信息系统的应用说明：CNAS-CL35[S].北京：中国合格评定国家认可委员会,2012：9.

[32] 公安部 国家保密局 国家密码管理局 国务院信息工作办公室.关于印发《信息安全等级保护管理办法》的通知：公通字〔2007〕32号[S].公安部 国家保密局 国家密码管理局 国务院信息工作办公室,2007：6.

[33] 中华人民共和国卫生部.卫生行业信息安全等级保护工作的指导意见：卫办发〔2011〕85号[S].北京：中华人民共和国卫生部,2011：12.

[34] 中华人民共和国国家质量监督检验检疫总局.中国国家标准化管理委员会.医学实验室质量和能力的专用要求：GB/T 22576-2008[S].北京：中国标准出版社,2008：12.

[35] 中华人民共和国国家质量监督检验检疫总局,中国国家标准化管理委员会.临床实验室定量测定室内质量控制指南：GB/T 20468-2006[S].北京：中国标准出版社,2006：12.

[36] 中华人民共和国卫生部.临床血液学检验常规项目分析质量要求：WS/T 406-2012[S].北京：中国标准出版社,2012：12.

[37] 中华人民共和国卫生部.血细胞分析的校准指南：WS/T 347-2011[S].北京：中国标准出版社,2011：9.

[38] 中华人民共和国卫生部.血浆凝固实验血液标本的采集及处理指南：WS/T 359-2011[S].北京：中国标准出版社,2011：12.

[39] 中华人民共和国卫生部.临床化学检验血液标本的收集与处理：WS/T 225-2002[S].北京：中国标准出版社,2002：4.

[40] 中华人民共和国卫生部.临床化学设备线性评价指南：WS/T 408-2012[S].北京：中国标准出版社,2012：12.

[41] 中华人民共和国卫生部.血细胞分析参考区间：WS/T 405-2012[S].北京：中国标准出版社,

2012：12.

[42] 中华人民共和国卫生部.医疗机构内定量检验结果的可比性验证指南：WS/T 407 - 2012[S].北京：中国标准出版社,2012：12.

[43] 中华人民共和国卫生部.白细胞分类计数参考方法：WS/T 246 - 2005[S].北京：人民卫生出版社,2006：5.

[44] CLINICAL AND LABORATORY STANDARDS INSTITUTE(CLSI). Validation, Verification, and Quality Assurance of Automated Hematology Analyzers；Approved Standard-Second Edition. H26 - A2 - 2010[S]. WEBSITE：www.clsi.org. ISBN 1 - 56238 - 728 - 6.

[45] CLINICAL AND LABORATORY STANDARDS INSTITUTE(CLSI). Urinalysis. GP16 - A3 - 2009[S]. WEBSITE：www.clsi.org. ISBN 1 - 56238 - 687 - 5.

[46] INTERNATIONAL COUNCIL FOR STANDARDIZATION IN HAEMATOLOGY(ICSH).ICSH recommendations for the standardization of nomenclature and grading of peripheral blood cell morphological features[J]. 2015 John Wiley & Sons Ltd, Int Jnl.Lab.Hem.2015, 37：287 - 303.

[47] EUROPEAN CONFEDERATION OF LABORATORY MEDICINE(ECLM). European Urinalysis Guidelines[S]. Scand J Clin Lab Invest, 2000, 60：1 - 96.

[48] 中国合格评定国家认可委员会.医学实验室质量和能力认可准则在体液学检验领域的应用说明：CNAS - CL41[S].北京：中国合格评定国家认可委员会,2012：9.

[49] 中国合格评定国家认可委员会.医学实验室质量和能力认可准则在临床血液学检验领域的应用说明：CNAS - CL43[S].北京：中国合格评定国家认可委员会,2012：9.

[50] CLINICAL AND LABORATORY STANDARDS INSTITUTE (CLSI). Protocol for the Evaluation, Validation,and Implementation of Coagulometers；Approved Guideline. H57 - A - 2010[S]. WEBSITE：www.clsi.org.ISBN 1 - 56238 - 656 - 5.

[51] CLINICAL AND LABORATORY STANDARDS INSTITUTE(CLSI). Defining, Establishing, and Verifying Reference Intervals in the Clinical Laboratory； Approved Guideline—Third Edition. EP28 - A3c - 2010[S]. WEBSITE：www.clsi.org. ISBN 1 - 56238 - 682 - 4.

[52] 中华人民共和国主席令[第十七号].中华人民共和国传染病防治法,2004.

[53] 中华人民共和国国务院.医疗废物管理条例[S].北京：中华人民共和国国务院,2003 - 06 - 16.

[54] 中华人民共和国卫生部.可感染人类的高致病性病原微生物菌(毒)种或样本运输管理规定[卫计委令第 45 号].北京：中华人民共和国卫生部,2005 - 12 - 28.

[55] 中华人民共和国卫生部.病原微生物实验室生物安全通用准则：WS 233 - 2017[S].北京：中国标准出版社,2017：7.

[56] 中华人民共和国国务院.《病原微生物实验室生物安全管理条例》,北京：中华人民共和国国务院,2018 - 03 - 19.

[57] 中华人民共和国卫生部.人间传染的病原微生物名录(卫科教发[2006]15 号).北京：中华人民共和国卫生部,2006 - 01 - 11.

[58] 上海市卫生和计划生育委员.上海市二级生物安全防护实验室管理规范：沪卫科教[2012]42 号.2012.

[59] 中华人民共和国国家卫生和计划生育委员会.病原微生物实验室生物安全标识：WS 589 - 2018 [S].北京：中国标准出版社,2018：3.

[60] 中华人民共和国国家质量监督检验检疫总局.中国国家标准化管理委员会.实验室生物安全通用要求：GB 19489 - 2008 [S].北京：中国标准出版社,2008：12.

[61] 中国合格评定国家认可委员会.医学实验室质量和能力认可准则在临床微生物学检验领域的应用

说明：CNAS-CL02-A005［S］.北京：中国合格评定国家认可委员会,2018：3.

［62］中国合格评定国家认可委员会.临床微生物检验程序验证指南：CNAS-GL028［S］.北京：中国合格评定国家认可委员会,2018：3.

［63］CLINICAL AND LABORATORY STANDARDS INSTITUTE(CLSI). Performance Standards for Antimicrobial Susceptibility Testing. 30th ed. CLSI supplement M100［S］. Wayne, PA：CLSI, 2020.

［64］中国工程建设标准化协会.医学生物安全二级实验室建筑技术标准：T/CECS 662-2020［S］.北京：中国工程建设标准化协会,2020：2.

［65］中华人民共和国国家质量监督检验检疫总局.中国国家标准化管理委员会.移动实验室通用要求：GB/T 29479-2012［S］.北京：中国标准出版社,2012：12.

［66］中华人民共和国卫生部.医疗机构消毒技术规范：WS/T 367-2012［S］.北京：中国标准出版社,2012：4.

［67］中华人民共和国国家卫生健康委员会.新型冠状病毒实验室生物安全指南(第二版)［S］.北京：国家卫生健康委办公厅,2020：1.

［68］中华人民共和国国家质量监督检验检疫总局.中华人民共和国出入境检验检疫行业标准.食品微生物检验方法确认技术规范：SN/T 3266-2012［S］.北京：中国标准出版社,2012：10.

［69］中国合格评定国家认可委员会.能力验证提供者认可准则在微生物领域的应用说明：CNAS-CL03-A001［S］.北京：中国合格评定国家认可委员会,2018：3.

［70］中华人民共和国国家卫生健康委员会.抗菌药物敏感性试验的技术要求：WS/T 639-2018［S］.北京：中国标准出版社,2018：12.

［71］Porto G, Brissot P, Swinkels DW, et al. EMQN best practice guidelines for the molecular genetic diagnosis of hereditary hemochromatosis（HH）［J］.Eur J Hum Genet, 2016, 24(4)：479-495.(PMID：26153218)

［72］Mrózek K, Marcucci G, Nicolet D, et al. Prognostic significance of the European Leukemia Net standardized system for reporting cytogenetic and molecular alterations in adults with acute myeloid leukemia［J］. J Clin Oncol, 2012, 30(36)：4515-4523.(PMID：22987078)

［73］Field N, Cohen T, Struelens MJ, et al. Strengthening the Reporting of Molecular Epidemiology for Infectious Diseases（STROME-ID）：an extension of the STROBE statement［J］. Lancet Infect Dis, 2014, 14(4)：341-352.(PMID：24631223)

［74］Burgunder JM, Schöls L, Baets J, et al. EFNS guidelines for the molecular diagnosis of neurogenetic disorders：motoneuron, peripheral nerve and muscle disorders［J］. Eur J Neurol, 2011, 18(2)：207-217.(PMID：20500522)

［75］Mack SJ, Milius RP, Gifford BD, et al. Minimum information for reporting next generation sequence genotyping（MIRING）：Guidelines for reporting HLA and KIR genotyping via next generationsequencing［J］. Hum Immunol, 2015, 76(12)：954-962. (PMID：26407912)

［76］Scheuner MT, Hilborne L, Brown J, et al. A report template for molecular genetic tests designed to improve communication between the clinician and laboratory［J］. Genet Test Mol Biomarkers, 2012, 16(7)：761-769. (PMID：22731646)

［77］Claustres M, Kožich V, Dequeker E, et al. Recommendations for reporting results of diagnostic genetic testing（biochemical, cytogenetic and molecular genetic）［J］. Eur J Hum Genet, 2014, 22(2)：160-70.(PMID：23942201)

［78］CLINICAL AND LABORATORY STANDARDS INSTITUTE(CLSI). Quality Management for Molecular Genetic Testing；Approved Guideline［R］. CLSI document MM20-A. Wayne, PA：

CLSI，2012.

[79] CLINICAL AND LABORATORY STANDARDS INSTITUTE (CLSI). Quality Assurance for Design Control and Implementation of Immunohistochemistry Assays；Approved Guideline-Second Edition[R]. CLSI document I/LA28‐A2. Wayne，PA：CLSI，2011.

[80] CLINICAL AND LABORATORY STANDARDS INSTITUTE(CLSI). Nucleic Acid Amplification Assays for Molecular Hematopathology[R]. CLSI document MM05‐A2. Wayne，PA：CLSI，2012.

[81] CLINICAL AND LABORATORY STANDARDS INSTITUTE (CLSI). Molecular Diagnostic Methods for Infection Diseases；Approved Guideline-Second Edition[R]. CLSI document MM03‐A2. Wayne，PA：CLSI，2006.

[82] Kalman LV，Agúndez JA，Appell ML，et al. Pharmacogenetic Allele Nomenclature：International Workgroup Recommendations for Test Result Reporting[J]. Clin Pharmacol Ther，2016，99(2)：172‐185. (PMID：26479518).

[83] CLINICAL AND LABORATORY STANDARDS INSTITUTE (CLSI). Molecular Methods for Clinical Genetics and Oncology testing；Approved Guideline-Third Edition[R]. CLSI document MM01‐A3. Wayne，PA：CLSI，2012.

[84] Dorschner MO，Amendola LM，Shirts BH，et al. Refining the structure and content of clinical genomic reports[J]. Am J Med Genet C Semin Med Genet，2014，166C(1)：85‐92.(PMID：24616401)

[85] Gulley ML，Braziel RM，Halling KC，et al. Clinical laboratory reports in molecular pathology[J]. Arch Pathol Lab Med，2007，131(6)：852‐863. (PMID：17550311)

[86] CLINICAL AND LABORATORY STANDARDS INSTITUTE(CLSI). Diagnostic Nucleic Acid Microarrays；Approved Guideline[R]. CLSI document MM12‐A. Wayne，PA：CLSI，2006.

[87] OECD Guidelines for Quality Assurance in Molecular Genetic Testing.

[88] CLINICAL AND LABORATORY STANDARDS INSTITUTE (CLSI). Fluorescence In situ Hybridization Methods for Clinical Laboratories；Approved Guideline-Second Edition[R]. CLSI document MM07‐A2. Wayne，PA：CLSI，2013.

[89] CLINICAL AND LABORATORY STANDARDS INSTITUTE (CLSI). Newborn Blood Spot Screening for Severe Combined Immunodeficiency by Measurement of T‐cell Receptor Excision Circles；Approved Guideline[R]. CLSI document NBS06‐A. Wayne，PA：CLSI，2013.

[90] 中国医师协会检验医师分会分子诊断专家委员会.临床基因检验诊断报告模式专家共识[J].中华医学杂志,2016,96(14)：1087‐1090.

[91] 潘世扬.临床分子诊断学(精)[M].北京：人民卫生出版社,2013.

[92] 李艳.个体化医疗中的临床分子诊断[M].北京：人民卫生出版社,2013.

[93] 中华人民共和国国家卫生和计划生育委员会.医疗机构管理条例实施细则[S].北京：中华人民共和国国家卫生和计划生育委员会，2017：4.

[94] 中华人民共和国住房和城乡建设部.电子信息系统机房设计规范：GB 50174‐2008[S].北京：中华人民共和国住房和城乡建设部,2008.

[95] 中华人民共和国卫生部.卫生行业信息安全等级保护工作的指导意见：卫办发〔2011〕85 号[S].中华人民共和国卫生部,2011.

附录 常用术语缩略词英汉对照

英文缩写	英 文 全 称	中 文
ACTH	adreno-cortico-tropic-hormone	促肾上腺皮质激素
AMR	analytic measurement range	分析测量范围
AOAC	Association of Official Analytical Chemists	美国分析化学家协会
ATCC	American Type Culture Collection	美国菌种保藏中心
BSL - 2	biosafety laboratory Ⅱ	二级生物安全实验室
CFDA	China Food and Drug Administration	国家食品药品监督管理局
CLSI	Clinical and Laboratory Standards Institute	美国临床和实验室标准协会
CNAS	China National Accreditation Service for Conformity Assessment	中国合格评定国家认可委员会
COI	cut-off Index	临界值
CRE	carbapenems resistant enterococcus	碳青霉烯耐药肠杆菌
EQA	external quality assessment	外部质量评价
EQC	external quality control	室间质量评价
FDA	Food and Drug Administration	美国食品药品监督管理局
GB	National Standards of People's Republic of China	中华人民共和国国家标准
HGNC	HUGO Gene Nomenclature Committee	人类基因组命名委员会
HGVS	Human Genome Variation Society	人类基因组变异协会
HIV	human immunodeficiency virus	人类免疫缺陷病毒
IQC	internal quality control	室内质量控制
ISCN	International System for Human Cytogenetic Nomenclature	人类细胞遗传学国际命名体制
ISH	in situ hybridization	原位杂交
IOS	International Organization for Standardization	国际标准化组织
IUPAC	International Union of Pure and Applied Chemistry	国际理论和应用化学联合会
LDT	laboratory-developed test	实验室自建方法
LDMTs	laboratory-developed molecular tests	分子诊断自建项目
LIS	laboratory information management system	实验室信息管理系统
LoD	limit of detection	最低检测限

（续表）

英文缩写	英 文 全 称	中 文
LoQ	limit of quantitation	定量限
MDL	medicine decide level	医学决定水平
MIC	minimal inhibitory concentration	最低抑菌浓度
MRSA	methicillin-resistant staphylococcus aureus	甲氧西林耐药金黄色葡萄球菌
NGS	next generation sequencing	下一代测序
NMPA	national medical products administration	国家药品监督管理局
PCR	polymerase chain reaction	临床基因扩增
POCT	point-of-care testing	即时检验
RCF	relative centrifugal force	相对离心力
SNP	single nucleotide polymorphism	单核苷酸多态性
SOP	Standard Operating Procedure	标准作业程序
TAT	turn-around time	周转时间
UPS	uninterrupted power supply	不间断电源
VRE	vancomycin resistant enterococcus	万古霉素耐药肠球菌
WHO	World Health Organization	联合国世界卫生组织